事例展開でわかる
看護診断をアセスメント

黒田 裕子●編集

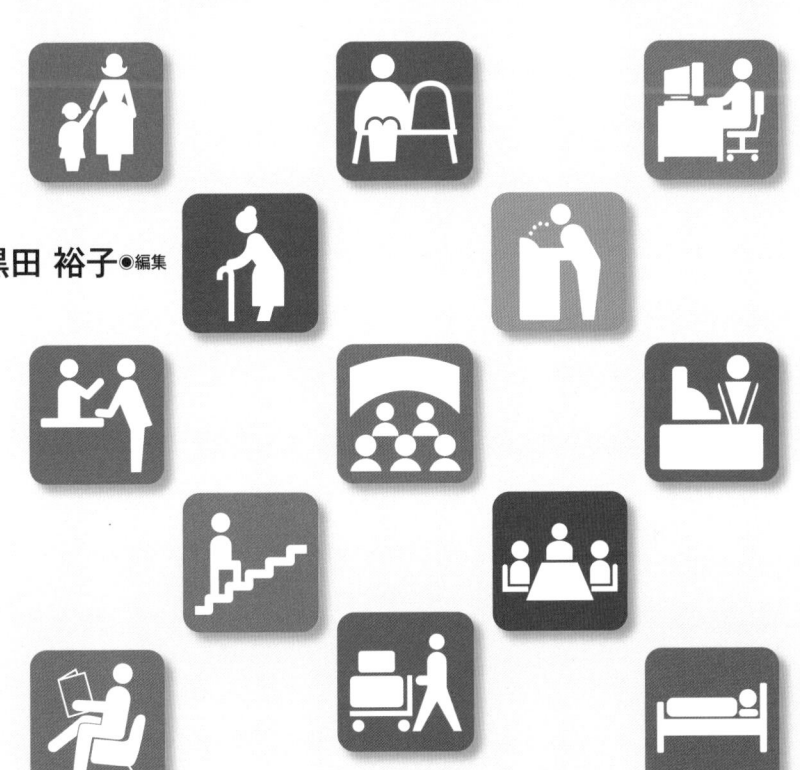

医歯薬出版株式会社

〈執筆者一覧〉

● 編　集

黒田　裕子（くろだ　ゆうこ）　徳島文理大学大学院看護学研究科（前・北里大学看護学部）

● 執　筆（五十音順）

石橋ひろ子（いしばし　ひろこ）　愛知医科大学病院看護部	髙原　靜子（たかはら　せいこ）　日本私立学校振興・共済事業団東京臨海病院看護部
石原喜代美（いしはら　きよみ）　東邦大学医療センター大森病院看護部	照沼　理（てるぬま　おさむ）　東邦大学医療センター佐倉病院看護部
大久保理惠（おおくぼ　りえ）　医療法人弘仁会南和病院看護部	中野由美子（なかの　ゆみこ）　社会福祉法人聖隷福祉事業団総合病院聖隷浜松病院安全管理室
大沼扶久子（おおぬま　ふくこ）　財団法人自警会東京警察病院看護部	中藤三千代（なかふじ　みちよ）　日本私立学校振興・共済事業団東京臨海病院看護部
岡村奈緒美（おかむら　なおみ）　社会福祉法人聖隷福祉事業団総合病院聖隷浜松病院看護部	古川　秀敏（ふるかわ　ひでとし）　関西看護医療大学臨床看護学講座Ⅱ准教授
海津真里子（かいづ　まりこ）　自衛隊中央病院看護部	前川　恭子（まえかわ　やすこ）　北里大学東病院看護部
上澤　悦子（かみさわ　えつこ）　福井大学医学部看護学科教授	益田亜佐子（ますだ　あさこ）　NTT東日本関東病院看護部
黒田　裕子（くろだ　ゆうこ）　編集に同じ	宮城智賀子（みやぎ　ちかこ）　東邦大学医療センター大森病院看護部
五藤　陽子（ごとう　ようこ）　北里大学病院看護部	柳谷　博幸（やなぎや　ひろゆき）　日本私立学校振興・共済事業団東京臨海病院看護部
齊藤　珠美（さいとう　たまみ）　日本私立学校振興・共済事業団東京臨海病院看護部	山口真有美（やまぐち　まゆみ）　大阪大学大学院医学系研究科保健学専攻博士前期課程
榊　由里（さかき　ゆり）　日本医科大学付属病院高度救命救急センター	横山　秀司（よこやま　ひでじ）　都立松沢病院看護部
佐藤　照江（さとう　てるえ）　前 財団法人自警会東京警察病院看護部	依田　安代（よだ　やすよ）　舞浜倶楽部富士見サンヴァーロ
塩屋　浩一（しおや　こういち）　東邦大学医療センター佐倉病院看護部	
下舞紀美代（しもまい　きみよ）　関西看護医療大学臨床看護学講座Ⅰ准教授	
隅田　菜穂（すみだ　なお）　横須賀共済病院看護部	

This book was originally published in Japanese under the title of :

JIREITENKAI-DE WAKARU
KANGOSHINDAN-O ASESUMENTO
(Understanding Nursing Diagnosis : A Case Study Approach)

Editor :

KURODA, Yuko, RN, PhD
　Professor, Graduate School of Nursing, Tokushima Bunri University

© 2011 1st ed.

ISHIYAKU PUBLISHERS, INC.
　7-10, Honkomagome 1 chome, Bunkyo-ku,
　Tokyo 113-8612, Japan

序

　臨床現場の看護師を中心とする約30名から組織されている看護診断研究会(Nursing Diagnosis Conference，以下NDC．代表：黒田裕子)は，看護診断に関する事例検討会や研究，そして看護診断セミナーなどの活動を，1993年から18年にわたって継続し実施している．本書はNDCで実践してきた事例検討の積み重ねによって生みだされた成果である．

　この18年の間には，数えてみれば60事例を超える事例検討を継続して行ってきた．事例を検討しながら看護診断の定義や診断指標，関連因子，危険因子の理解が少しずつなされてきたように思う．また，年1回開催しているNDC公開セミナーにおいては，事例を使った看護診断に関するグループ討議において，NDCのメンバーがファシリテータを担当し，参加者主体の事例検討を進めてきた．

　さて，本書の執筆者のほとんどは現場の看護師である．現場で看護師として体験した困難な事例，失敗した事例，成功した事例などからヒントを得ながら，本書執筆にあたっては倫理的な配慮をし(本書収載の事例はすべて架空化している)，アセスメントをはじめ，看護診断，NOC，NIC，そして中範囲理論の解説に務めた．

　本書の第1章ではNANDA-I看護診断とともにNOCおよびNICの基本的な解説をしている．看護診断を一から学びたい人，また学びなおしたい人に役立つことだろう．第2章においては6つの事例のNANDA-I看護診断を選定するまでのアセスメントのプロセスを丁寧にたどる．アセスメントにあたっては特定の中範囲理論を用いている．具体例からの中範囲理論の理解にもつながるだろう．第3章は，NANDA-I看護診断，NOC，NICを内蔵した看護支援システムの構築と監査について解説している．現在，現場でNANDA-I看護診断，NOC，NICを導入している方々はもちろんのこと，今後導入したいと考えている方々にも，ぜひ活用していただきたい内容である．

　一方，看護教育でNANDA-I看護診断，NOCおよびNICを教えている方々にも，本書の解説は有効に使っていただけるものと思っている．

　最後に執筆者を代表して，本書の刊行をしていただいた医歯薬出版株式会社に，また社外から本書の編集をたいへん丁寧に粘り強く携わっていただいた新居功三氏に心より感謝したい．

　2011年7月

黒田裕子

目次

第1章 看護診断の基本

1. 看護診断とは何か　　　　　　　　　　　　　　　　　　　　　　　　　　　黒田裕子　2

看護診断の起こり ……………………………………………………………………… 2
　それはゴードン博士の呼びかけからはじまった・2／アメリカでの看護診断の発展・3／看護診断の分類構造・3

なぜ，看護診断を使う必要があるのか ……………………………………………… 9
　看護診断との出会い—筆者の場合・9／共通言語としての看護診断・10

NANDA-I看護診断の理解のために ………………………………………………… 11
　採択されている看護診断・11／身体的な側面の看護診断・11／心理・社会・行動・統合的な側面の看護診断・11／看護診断をどう理解するか・12

NANDA-I看護診断は積み木でわかる ……………………………………………… 13
　積み上げられた結果が看護診断となる・13／診断指標で患者の行動を見る・13／関連因子を捉える・14／看護診断の種類・15

NANDA-I看護診断の開発 …………………………………………………………… 16
　看護診断の根拠レベル・16／開発の方向性を示す看護診断の多軸構造・16

NANDA-I看護診断を使った看護過程の展開 ……………………………………… 17
　情報収集とアセスメント・18／全体像の描写・18／看護計画の立案，そして実施，評価へ・18

2. 看護成果と看護介入　　　　　　　　　　　　　　　　　　　　　　　　　　黒田裕子　20

看護成果と看護介入の用語とは ……………………………………………………… 20

NOCに分類されている患者成果とは ……………………………………………… 21
　患者成果とは何か・21／NOCの分類構造・22

NICに分類されている看護介入とは ……………………………………………… 24
　看護介入とは何か・24／NICの分類構造・24／NICを臨床で使うための注意点・26

看護過程の展開：実施と評価を含めた全貌 ………………………………………… 27

コラム：心理学的ストレス：認知的評価と対処 …………………………………… 28

第2章 看護診断をアセスメント

1. 外傷性脊髄損傷の患者の看護診断—急性期の事例

　　　　　　　　　　　　　　　　石橋ひろ子　石原喜代美　榊 由里　岡村奈緒美
　　　　　　　　　　　　　　　　佐藤照江　大沼扶久子　山口真有美　海津真里子　30

〈領域9：コーピング／ストレス耐性〉のアセスメント ………………………… 35
　「レジリエンスの過程」「危機理論」の適用

全体像描写のための関連図の作成 …………………………………………………… 41

全体像の描写 …………………………………………………………………………… 44

健康問題に対する反応をNANDA-I看護診断で表現する ………………………… 45

看護成果（NOC）と看護介入（NIC） ……………………………………………… 48

2. 特発性間質性肺炎の患者の看護診断──慢性期の事例

　　　　　　　　　　　　　　　照沼 理　塩屋浩一　髙原靜子　大久保理恵　隅田菜穂　50

　〈領域9：コーピング／ストレス耐性〉のアセスメント ……………………………… 56
　　「心理学的ストレス・コーピング理論」の適用
　全体像描写のための関連図の作成 ……………………………………………………… 59
　全体像の描写 ……………………………………………………………………………… 62
　健康問題に対する反応をNANDA-I看護診断で表現する ……………………………… 63
　看護成果（NOC）と看護介入（NIC） …………………………………………………… 66

3. 高齢の乳がん患者の看護診断──終末期（緩和ケア）の事例

　　　　　　　　　　　　　　　　　　　依田安代　宮城智賀子　益田亜佐子　中野由美子　67

　〈領域10：生活原理〉のアセスメント …………………………………………………… 70
　〈領域9：コーピング／ストレス耐性〉のアセスメント ……………………………… 72
　　フロイトの「自我の防御機制」の適用
　全体像描写のための関連図の作成 ……………………………………………………… 77
　全体像の描写 ……………………………………………………………………………… 79
　健康問題に対する反応をNANDA-I看護診断で表現する ……………………………… 80
　看護成果（NOC）と看護介入（NIC） …………………………………………………… 84

4. 統合失調症の患者の看護診断──精神神経科の事例

　　　　　　　　　　　　　　　　　　　　　　　　　横山秀司　前川恭子　五藤陽子　85

　〈領域5：知覚／認知〉のアセスメント ………………………………………………… 87
　〈領域13：成長／発達〉のアセスメント ………………………………………………… 89
　　エリクソンの「発達理論」の適用
　〈領域6：自己知覚〉のアセスメント …………………………………………………… 95
　全体像描写のための関連図の作成 ……………………………………………………… 98
　全体像の描写 ………………………………………………………………………………100
　健康問題に対する反応をNANDA-I看護診断で表現する ………………………………102
　看護成果（NOC）と看護介入（NIC） ……………………………………………………103

5. ハイリスク妊婦の看護診断──母性領域の事例　　　　　　　上澤悦子　106

　妊婦E氏の経過 ……………………………………………………………………………108
　〈領域9：コーピング／ストレス耐性〉のアセスメント ………………………………109
　　アギュララの「危機理論」の適用
　〈領域8：セクシュアリティ〉のアセスメント …………………………………………112
　〈領域7：役割関係〉のアセスメント ……………………………………………………114
　　ロイの「適応看護モデル」の適用
　〈領域10：生活原理〉のアセスメント ……………………………………………………116
　　「ローカス・オブ・コントロール理論」の適用
　全体像描写のための関連図の作成 ………………………………………………………117
　全体像の描写 ………………………………………………………………………………121

健康問題に対する反応をNANDA-I看護診断で表現する ················· 123
　　看護成果（NOC）と看護介入（NIC） ····························· 123

6. 急性糸球体腎炎の患児の看護診断──小児領域の事例
　　　　　　　　　　　　　齊藤珠美　髙原靜子　柳谷博幸　中藤三千代　127
　　〈領域13：成長／発達〉のアセスメント ····························· 130
　　　　エリクソンの「発達理論」の適用
　　〈領域9：コーピング／ストレス耐性〉のアセスメント ················· 135
　　〈領域7：役割関係〉のアセスメント ······························· 135
　　全体像描写のための関連図の作成 ································· 138
　　全体像の描写 ··· 143
　　健康問題に対する反応をNANDA-I看護診断で表現する ················· 144
　　看護成果（NOC）と看護介入（NIC） ····························· 148

第3章　NANDA-I看護診断・NOC・NICを用いた看護支援システムの構築と監査

1. 看護支援システムの構築　　　　　　　　　　　　　　中藤三千代　150
　　システムの構築に向けて ··· 150
　　ベンダ企業との関係とNNN使用時の手続き ························· 151
　　NNNシステム化の実際 ·· 152
　　　　入院時初期情報の入力・152 ／全体像の描写・153 ／ NNNの選択・153
　　システム構築後の円滑な運用のために ····························· 155
　　　　新入職員への教育・155 ／指導者の配置と支援・155

2. 看護記録の監査法　　　　　　　　　　　　　　　　　中野由美子　156
　　NNNと監査 ··· 156
　　監査とは ··· 156
　　　　医療監査・156 ／保健診療における監査・157 ／施設内部で行う自主監査・157 ／監査の対象となる記録・157
　　看護記録の監査とは ·· 157
　　　　看護記録監査の目的・158 ／看護記録監査における倫理的配慮・158
　　NNN監査とは ··· 158
　　　　形式的監査と質的監査・158 ／自主監査と他者監査・159 ／ NNN監査の目的・159
　　NNN監査の実際 ··· 159
　　　　監査チェックリストの作成・159 ／監査の場・161 ／監査の指導者育成・161 ／監査の継続と効果・162 ／ NNN監査の課題・162

● 看護診断を提案する方法　　　　　　　　　　　　古川秀敏　下舞紀美代　163
　　索引……166

編集協力：新居功三
表紙・カバーデザイン：小島トシノブ＋齋藤四歩（NON design）
本文イラストレーション：きたもりちか
DTP制作：レディバード

第1章

看護診断の基本

　本章では、看護診断とは何か、NOC, NICとは何かという疑問に答える形で、NANDA-I看護診断を理解するための基本となる解説をしている。

　看護診断を使うことで、私たちの看護実践はどうなるのか、それまでと何がどう異なるのかを考え、さらに現在開発されているNANDA-I看護診断を、身体的、心理的、社会的、行動的、統合的な側面から分類し、私たちの看護実践のあり方を看護診断から読み解く。

　また看護診断によるアセスメントを行ううえでの中範囲理論の必要性を説き、NANDA-I看護診断による看護過程の展開のしかたも解説している。

　本章で看護診断の基礎的な理解をしたうえで、続く第2章の具体的な事例展開による看護診断の理解に進むことをお勧めする。

| 1. 看護診断とは何か ································· 2
| 2. 看護成果と看護介入 ······························ 20

1 看護診断とは何か

黒田 裕子

看護診断の起こり

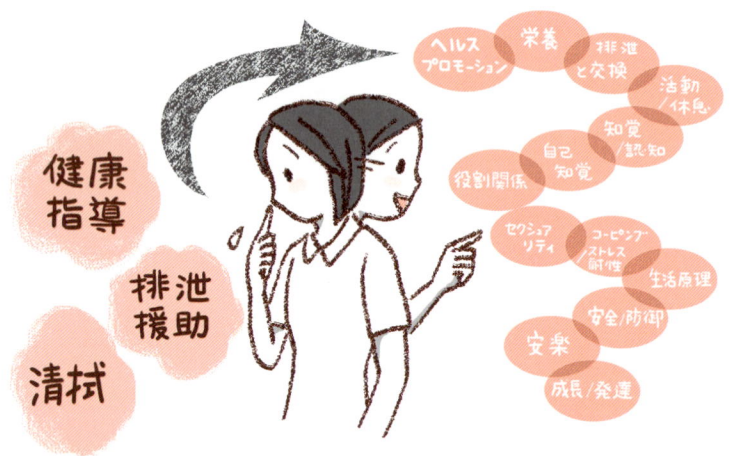

それはゴードン博士の呼びかけからはじまった

　1973年，マジョリー・ゴードン（Marjory Gordon）博士は，米国のミズリー州セントルイス市に，全米の看護実践家1,000名以上を集め，全米看護診断分類会議の第1回目を開催した．これが看護診断開発のはじまりとされる．

　ゴードン博士は「私たち看護師は日々患者に何を行っているのだろうか，行っていることを整理しよう！」と呼びかけた．看護師たちは，まちまちに「私は清拭を行っている」「私は健康教育指導を行っている」「私は排泄介助を行っている」などと答え，結果として多様な看護実践の内容が山積みになった．その山積みになった実践内容を整理し分類していくと，それらはすべて患者問題に対する看護援助であり，看護師が看護的な視点で捉えた問題である「看護上の問題」に対する援助だった．つまり，看護師の援助を必要とする患者現象に対して，看護師は肯定的な変化をめざした援助を行っていたのである．

　行っていることを整理しよう，分類しよう，そうでないと誰にも私たち看護師が行っていることをわかってもらえないし，認めてももらえない，という動機から看護診断の分類会議がはじまったのだった．

アメリカでの看護診断の発展

第1回目の全米看護診断分類会議の後，全米看護診断研究会（National Conference Group）が元となり，1982年にはカナダを含めて北米看護診断協会（North American Nursing Diagnosis Association）が創立された．その後，2002年からは北米看護診断協会インターナショナル（North American Nursing Diagnosis Association International，以下NANDA-I）となり，国際的な組織として拡大発展を続けてきている（Herdman，2008／日本看護診断学会・中木，2009，p.497）．

この間，2年に1回の大会が開催され続け，各大会で新しい看護診断が採択されたり，すでに採択されていた看護診断が削除されたり，看護診断名・診断指標・関連因子・危険因子に修正がされたりしてきた．これらの活動は，現在も進行中であり，NANDA-Iという組織が存続する限り，拡大発展を続けていくことだろう．

看護診断の分類構造

2011年の時点で看護診断は合計202個が採択されている（Herdman，2008／日本看護診断学会・中木，2009）．その分類構造は領域と，各領域の下位におかれている類からなっている．202個の看護診断名すべてが13領域のどこかに配列され，また各領域の下位に位置する類に配列されている（表1）．この13領域はNANDA-Iの理事会で「多い」との議論がされていると聞いている．将来的には，よりコンパクトになる可能性もあるが，現時点では明らかではない．

ところで，私たち看護師は看護診断を使わなくても，いっこうに構わない．看護診断を使わなくても看護実践は提供できるだろう．看護診断を使わないと看護が提供できないとか，だめであるという法的規制などもない．それでは，なぜ看護診断を使わなければならないのだろう．いや，使ったほうがいいのだろうか．このあたりのことを，次に考えてみよう．

表1　13領域の類と看護診断

領域と定義	類と定義	看護診断
領域1：ヘルスプロモーション 安寧状態または機能の正常性の自覚，およびその安寧状態または機能の正常性のコントロールの維持と強化のために用いられる方略	類1：健康自覚 正常機能と安寧状態の認知	
	類2：健康管理 健康と安寧状態を維持するための活動を明らかにし，コントロールし，実行し，統合すること	栄養促進準備状態 家事家政障害 非効果的健康維持 非効果的自己健康管理 自己健康管理促進準備状態 非効果的家族治療計画管理 セルフネグレクト 免疫能促進準備状態（領域11の類1および類5にも分類されている）

領域と定義	類と定義	看護診断
領域2：栄養 組織の維持と修復，およびエネルギーの産生の目的で，栄養素を摂取し，同化し，利用する活動	類1：摂取 食物や栄養素を体内に摂取すること	栄養摂取消費バランス異常：必要量以下 栄養摂取消費バランス異常：必要量以上 栄養摂取消費バランス異常リスク状態：必要量以上 嚥下障害 非効果的乳児哺乳パターン
	類2：消化 食品を吸収や同化に適した物質に変換する物理的・化学的活動	
	類3：吸収 身体組織を通過させて栄養素を吸収する活動	
	類4：代謝 原形質の生成と利用，およびエネルギーと老廃物の産生のために，細胞や生体内で起こっているあらゆる生命過程のためのエネルギーの放出を伴う化学的および物理的過程	新生児黄疸 肝機能障害リスク状態 血糖不安定リスク状態
	類5：水化 水電解質の摂取と吸収	体液量過剰 体液量不足 体液量不足リスク状態 体液量平衡異常リスク状態 体液量平衡促進準備状態 電解質平衡異常リスク状態
領域3：排泄と交換 身体からの老廃物の分泌と排出	類1：泌尿器系機能 尿の分泌，再吸収，そして排出の過程	溢流性尿失禁 機能性尿失禁 切迫性尿失禁 切迫性尿失禁リスク状態 反射性尿失禁 腹圧性尿失禁 尿閉 排尿障害 排尿促進準備状態
	類2：消化器系機能 消化の最終産物の吸収と排出の過程	消化管運動機能障害 消化管運動機能障害リスク状態 下痢 便失禁 便秘 便秘リスク状態 知覚的便秘
	類3：外皮系機能 皮膚を通過する分泌と排出の過程	
	類4：呼吸器系機能 ガス交換および代謝の最終産物の除去の過程	ガス交換障害 非効果的気道浄化（領域11の類2にも分類されている） 自発換気障害（領域4の類4にも分類されている）

領域と定義	類と定義	看護診断
領域4：活動／休息 エネルギー資源の産生，保存，消費，またはバランス	類1：睡眠／休息 眠り，休養，安静，くつろぎ，無活動状態	睡眠促進準備状態 睡眠剥奪 睡眠パターン混乱 不眠
	類2：活動／運動 身体の一部を動かすこと（可動性），働くこと，またはしばしば（しかしながら常にではなく）抵抗に抗して活動を行うこと	移乗能力障害 車椅子移動障害 床上移動障害 身体可動性障害 気分転換活動不足 術後回復遅延 不使用性シンドロームリスク状態 歩行障害 坐位中心ライフスタイル
	類3：エネルギー平衡 資源の摂取と消費の調和の動的状態	エネルギーフィールド混乱 消耗性疲労
	類4：循環／呼吸反応 活動／休息を支える循環・呼吸のメカニズム	活動耐性低下 活動耐性低下リスク状態 非効果的呼吸パターン 自発換気障害（領域3の類4にも分類されている） 出血リスク状態 ショックリスク状態 人工換気離脱困難反応 心拍出量減少 心臓組織循環減少リスク状態 非効果的消化管組織循環リスク状態 非効果的腎臓組織循環リスク状態 非効果的脳組織循環リスク状態 非効果的末梢組織循環
	類5：セルフケア 自分の身体，および身体機能をケアするための活動を実施する能力	セルフケア促進準備状態 更衣セルフケア不足 摂食セルフケア不足 入浴セルフケア不足 排泄セルフケア不足
領域5：知覚／認知 注意，見当識，感覚，知覚，認知，コミュニケーションなど，ヒトの情報処理システム	類1：注意 気がつくため，または観察するための精神的レディネス	片側無視
	類2：見当識 時間，場所，および人の自覚	状況解釈障害性シンドローム 徘徊
	類3：感覚／知覚 触覚・味覚・嗅覚・視覚・聴覚・運動覚を通して情報を受け入れること，そして感覚データの理解から命名し，連想し，そして／またはパターン認識すること	感覚知覚混乱（感覚を特定する：視覚・聴覚・運動覚・味覚・触覚・嗅覚）
	類4：認知 記憶，学習，思考，問題解決，抽象化，判断，洞察，知的能力，計算，言語の使用	意思決定促進準備状態（領域10の類3にも分類されている） 記憶障害 非効果的活動計画 急性混乱 急性混乱リスク状態 慢性混乱 知識獲得促進準備状態 知識不足

領域と定義	類と定義	看護診断
	類5：コミュニケーション 言語的および非言語的な情報を送り，受けとること	言語的コミュニケーション障害 コミュニケーション促進準備状態
領域6：自己知覚 自己についての自覚	類1：自己概念 総体としての自己についての知覚	孤独感リスク状態 自己概念促進準備状態 自己同一性混乱 絶望 希望促進準備状態（領域10の類1および類2にも分類されている） 人間の尊厳毀損リスク状態 パワー促進準備状態 無力 無力リスク状態
	類2：自己尊重 自分の価値，能力，重要性，および成功の評価	自己尊重状況的低下 自己尊重状況的低下リスク状態 自己尊重慢性的低下
	類3：ボディイメージ 自分の身体についての精神的なイメージ	ボディイメージ混乱
領域7：役割関係 人と人の間，またはグループとグループの間の肯定的および否定的な結合や連携，そして，そうした結合が表す意味	類1：介護役割 ヘルスケア専門職の資格をもたないでケアを提供している人の社会的に期待される行動パターン	家族介護者役割緊張 家族介護者役割緊張リスク状態 ペアレンティング障害 ペアレンティング障害リスク状態 ペアレンティング促進準備状態
	類2：家族関係 生物学的に関連のある，または選択によって関連のある人のつながり	愛着障害リスク状態 家族機能障害 家族機能促進準備状態 家族機能破綻
	類3：役割遂行 社会的に期待される行動パターンにおける機能の質	社会的相互作用障害 効果的母乳栄養 非効果的母乳栄養 母乳栄養中断 親役割葛藤 パートナーシップ促進準備状態 非効果的役割遂行
領域8：セクシュアリティ 性同一性，性的機能，および生殖	類1：性同一性 セクシュアリティ，そして／またはジェンダーにおいて固有の人物である状態	
	類2：性的機能 性的活動に参加する力量または能力	性的機能障害 非効果的セクシュアリティパターン
	類3：生殖 新しい個体（人）が産み出されるあらゆる過程	出産育児行動促進準備状態 母親／胎児二者関係混乱リスク状態
領域9：コーピング／ストレス耐性 人生の出来事／生活過程に取り組むこと	類1：身体的／心的外傷後反応 身体的または心理的トラウマ（外傷）の後に起こる反応	移転ストレスシンドローム 移転ストレスシンドロームリスク状態 心的外傷後シンドローム 心的外傷後シンドロームリスク状態 レイプ―心的外傷シンドローム

領域と定義	類と定義	看護診断
	類2：コーピング反応 環境ストレスを管理する過程	恐怖 リスク傾斜健康行動 非効果的コーピング コーピング促進準備状態 家族コーピング妥協化 家族コーピング無力化 家族コーピング促進準備状態 非効果的地域社会コーピング 地域社会コーピング促進準備状態 防御的コーピング ストレス過剰負荷 慢性悲哀 悲嘆 悲嘆複雑化 悲嘆複雑化リスク状態 非効果的否認 不安 死の不安 レジリエンス障害 レジリエンス低下リスク状態 レジリエンス促進準備状態
	類3：神経行動ストレス 神経および脳機能を反映した行動的反応	自律神経反射異常亢進 自律神経反射異常亢進リスク状態 頭蓋内許容量減少 乳児行動統合障害 乳児行動統合障害リスク状態 乳児行動統合促進準備状態
領域10：生活原理 真実である，または本質的に価値が高いと見なされる行動や習慣，あるいは制度に関する道徳上の振る舞い，思考，および行動の基礎をなす原理	類1：価値観 好みの行為様式または最終状態の同定と序列づけ	希望促進準備状態（領域6の類1および領域10の類2にも分類されている）
	類2：信念 真実である，または本質的に価値が高いと見なされる行動や習慣，あるいは制度についての意見，期待，または判断	希望促進準備状態（領域6の類1および領域10の類1にも分類されている） 霊的安寧促進準備状態
	類3：価値観／信念／行動の一致 価値観や信念，および行動との間で達成される調和またはバランス	意思決定促進準備状態（領域5の類4にも分類されている） 意思決定葛藤 信仰心障害 信仰心障害リスク状態 信仰心促進準備状態 道徳的苦悩 ノンコンプライアンス 霊的苦悩 霊的苦悩リスク状態
領域11：安全／防御 危険や身体損傷または免疫システムの傷害がないこと，喪失からの保護，そして安全と安心の確保	類1：感染 病原体の侵入に続発する宿主の反応	感染リスク状態 免疫能促進準備状態（領域1の類2および領域11の類5にも分類されている）

領域と定義	類と定義	看護診断
	類2：身体損傷 身体上の危害または傷害	非効果的気道浄化（領域3の類4にも分類されている） 血管外傷リスク状態 口腔粘膜障害 誤嚥リスク状態 歯生障害 身体外傷リスク状態 身体損傷リスク状態 周手術期体位性身体損傷リスク状態 組織統合性障害 窒息リスク状態 非効果的抵抗力 転倒リスク状態 乳児突然死症候群リスク状態 皮膚統合性障害 皮膚統合性障害リスク状態 末梢性神経血管性機能障害リスク状態
	類3：暴力 身体損傷または虐待を起こすための過剰な腕力や能力の行使	自己傷害 自己傷害リスク状態 自殺リスク状態 対自己暴力リスク状態 対他者暴力リスク状態
	類4：危険環境 周辺にある危険の発生源	汚染 汚染リスク状態 中毒リスク状態
	類5：防御機能 非自己から自己を自分で守る過程	ラテックスアレルギー反応 ラテックスアレルギー反応リスク状態 免疫能促進準備状態（領域1の類2および領域11の類1にも分類されている）
	類6：体温調節 有機体を守る目的で体内の熱とエネルギーを調節する生理的過程	高体温 低体温 体温平衡異常リスク状態 非効果的体温調節機能
領域12：安楽 精神的，身体的，社会的な安寧または安息の感覚	類1：身体的安楽 身体的な安寧または安息の感覚	安楽障害（領域12の類2および類3にも分類されている） 安楽促進準備状態（領域12の類2にも分類されている） 悪心 急性疼痛 慢性疼痛
	類2：環境的安楽 自分の環境のなかで安寧または安息の感覚/自分の環境に安寧または安息の感覚	安楽障害（領域12の類1および類3にも分類されている） 安楽促進準備状態（領域12の類1にも分類されている）
	類3：社会的安楽 自分の社会的な状況に安寧または安息の感覚	安楽障害（領域12の類1および類2にも分類されている） 社会的孤立
領域13：成長／発達 身体面や臓器系統，そして／または発達指標の獲得の，年齢に即した増大	類1：成長 身体面や臓器系統の成熟	成人気力体力減退 成長発達遅延（領域13の類2にも分類されている） 成長不均衡リスク状態
	類2：発達 発達指標の獲得または喪失，あるいは獲得したものの喪失	成長発達遅延（領域13の類1にも分類されている） 発達遅延リスク状態

※看護診断の空欄は現在開発中のもの．
(Herdman,T.H.編(2008)／日本看護診断学会監訳・中木高夫訳(2009)．NANDA-I看護診断—定義と分類 2009-2011．医学書院．より許可を得て転載)

なぜ，看護診断を使う必要があるのか

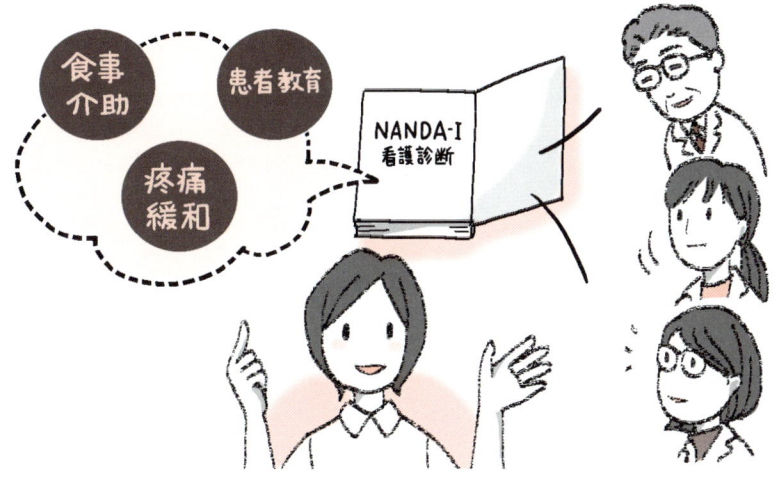

看護診断との出会い——筆者の場合

　筆者も1980年代の臨床の看護師時代には看護診断を使っていなかった．当時，日本に看護診断が紹介されていなかったこともある．看護診断に関する翻訳書も目にすることがなかった．また，看護診断を推奨する日本の雑誌も見なかった．要するに，当時，日本には看護診断がどのようなものであって，その有用性は何かなどの議論はまったくなかったように思う．

　はじめて看護診断を目にしたのは，筆者が大学教員となって実習に赴いたときだった．ある学生が看護診断の本を持ってきて「先生，これ使えないのでしょうか？」と質問してきた．そのとき，こんなに整理された言葉があることに驚いたが，どう使えばよいかが見えてこなかった．看護診断の全体的な構造がつかめず，学生には参考図書として見るにはいいが，それを使うことを積極的にすすめなかった．

　筆者が看護診断に興味をもちはじめたのは，あの赤い本が出たときだった．それは，北米看護診断協会の定義集の初の日本語版である（North American Nursing Diagnosis Association（1992）／中木高夫訳（1995）．NANDA看護診断〈1992-1993〉——定義と分類．医学書院）．それ以来，いろいろな看護診断の書物を集めては「これはすごい！」と思った．

　もともと筆者は看護過程に興味をもっていた．看護過程を学生にどのように教授すればよいか試行錯誤し，筆者なりの方法を考えてもいた（黒田，1994）．そのとき大いに刺激を受けたのは，中西睦子氏の看護過程論だった（中西，1987）．中西氏の講義を何度も聞いて，その考えかたに共感し，それが今でも教授法のルーツになっている．

　さて当初，筆者は自由な言葉で看護上の問題を表現することを主張していた．しかし，いつの間にか自由な言葉で表現するよりも，共通言語で表現したほうが客観的に表現できるのではないか，共通理解が深まるのではないか，と考えるようになっていた．その1つのきっかけは日本看護診断学会にあった．当時はまだ研究会だったが，

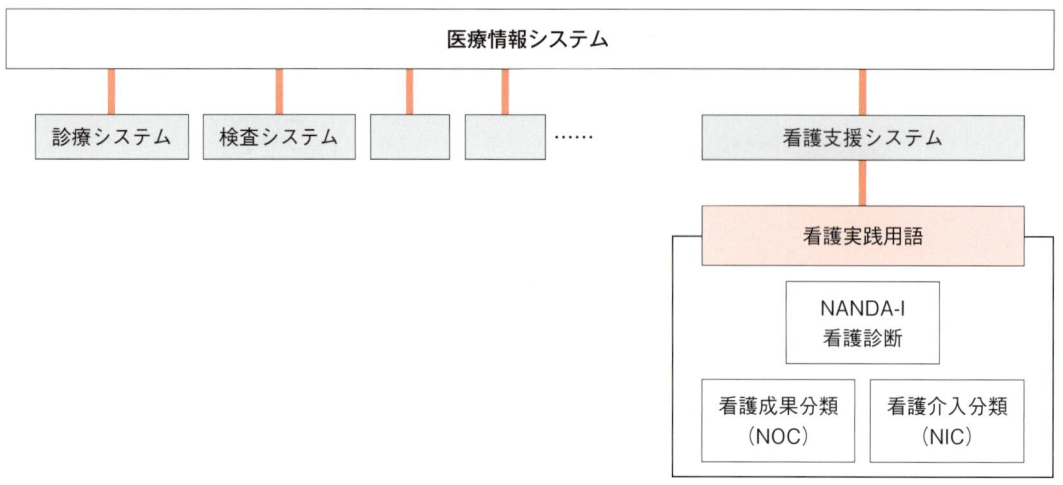

図1 医療情報システムと看護実践用語

松木光子氏や中木高夫氏の活動に注目していた．そして現在に至るまで，看護診断の全体構造を筆者なりに理解し，看護診断を実践に使う有用性に挑戦するようになった．

共通言語としての看護診断

　私たち看護師は，日々いろいろなことを行っている．点滴の準備だったり，患者の清拭や洗髪だったり，時には術前教育だったりする．同じ病気の患者でも多様なケアが求められ，そのたびに，それに応えようと無我夢中である．看護師として病院に勤務しているとき，このような臨床経験をその日暮らしで続けていることに限界を感じていたこともある．何らかの証明をしないと，看護師は浮かばれないとも感じた．

　証明や検証を気にしはじめたときに「形にすること」「人に客観的に伝えるようにすること」「医師や薬剤師などの他職種に看護師が行っていることをわかりやすく伝えること」の必要性を痛切に感じた．

　共通言語，しかも標準化され，洗練された言語であるNANDA-I看護診断を使っていれば，それを使ってケアをしている世界中の看護師と患者のことについてコミュニケーションが可能となる．看護診断の使用頻度を統計的な数値で表現できるし，比較することもできる．エビデンス（根拠）を追究し，研究の集積をしていくこともできるようになるだろう．

　一方で，筆者らの調査によれば2003年をピークとして，日本においては電子カルテによる医療情報システムが急展開で増加してきた（Kuroda, Kashiwagi, Hayashi, et al., 2007）．この影響で看護師も看護支援システムとして使える看護実践用語が必要となってきた．そこで取り入れられたのがNANDA-I看護診断である．さらに，詳しくは後述するが，看護成果分類（Nursing Outcomes Classification，以下NOC）であり，看護介入分類（Nursing Interventions Classification，以下NIC）である（図1）．

　これら，すでに長い年月をかけて開発され，標準化された言語を看護支援システムに取り入れて使用できるという大きなメリットのため，急速に日本でこれらの言語が普及してきた経緯がある．

NANDA-I看護診断の理解のために

採択されている看護診断

現時点(2011年)でNANDA-I看護診断は202個が採択されている(Herdman, 2008/日本看護診断学会・中木, 2009). 202個の看護診断は13領域とその下位の類に配置される. 重複配置の看護診断があるため看護診断数はのべ212個となる(表1).

身体的な側面の看護診断

13領域の中で身体的な側面の領域に該当するのは〈領域2:栄養〉〈領域3:排泄と交換〉〈領域4:活動/休息〉〈領域5:知覚/認知〉〈領域11:安全/防御〉の5つである. これら5領域に含まれる看護診断名の個数は表2のようになる. 看護診断の実在型, リスク型, ウエルネス型もしくはヘルスプロモーション型などの種類については後述する.

身体的な側面であるこれら5つの領域に分類されている看護診断の総数は113個であり, 全体の53.3%である. 212個の看護診断のうち約半数は身体的な側面の看護診

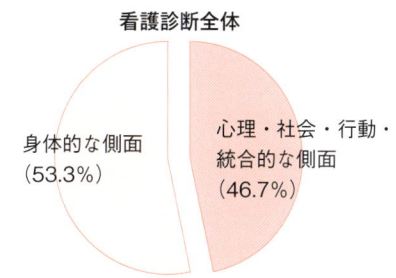

図2　看護診断数の割合

断名であることになる. すなわち, 私たち看護師の援助を必要とする患者現象の約半分は, 患者の身体的な側面であることが推測される(図2). とりわけ〈領域4:活動/休息〉と〈領域11:安全/防御〉は共に33個と多い. ここからも私たち看護師の身体的な側面の看護援助の多くが, 患者の「活動/休息」および「安全/防御」に関連するものであることがうかがえる.

心理・社会・行動・統合的な側面の看護診断

一方, 13領域の中で心理的な側面の領域は〈領域6:自己知覚〉で, 社会的な側面の領域は〈領域7:役割関係〉, 行動的な側面の領域は〈領域1:ヘルスプロモーショ

表2　身体的な側面の領域である5つの領域に含まれている看護診断名の個数

領域	実在型	リスク型	ウエルネス型もしくはヘルスプロモーション型	合計
2:栄養	7	6	1	14
3:排泄と交換	15(2)	3	1	19(2)
4:活動/休息	24(1)	7	2	33(1)
5:知覚/認知	10	1	3(1)	14(1)
11:安全/防御	12(1)	19	2(2)	33(3)
合計	68(4)	36	9(3)	113(7)

( ):重複分類されている看護診断名の個数
※シンドローム型看護診断は, 実在型, リスク型, ウエルネス型もしくはヘルスプロモーション型と異なる次元であるため, またシンドローム型であって実在型, リスク型, ウエルネス型もしくはヘルスプロモーション型でもある看護診断もあり, ここでは混乱を避けるために示していない.

ン〉〈領域9：コーピング／ストレス耐性〉〈領域10：生活原理〉である．心理的，社会的，行動的というように部分に分けづらい，それ自体が心身を統合していると考えられる側面の領域がある．ここでは，それを統合的な領域と考えた．統合的な領域には〈領域8：セクシュアリティ〉〈領域12：安楽〉〈領域13：成長／発達〉の3つがある．

これら計8領域について含まれている看護診断名の個数を，身体的な側面と同様に示した（表3）．この8つの領域に含まれている看護診断名の合計は99個であり，全体数の46.7％になる．看護診断の半分弱が心理・社会・行動・統合的な側面の領域であることがわかる．とりわけ患者の行動的な側面に関するものは52個（24.5％）と，約1／4を占めていた．つまり，私たち看護師が患者の行動的な側面の問題現象に対して，頻度が高く援助していることが示されている．これを受けて，行動的な側面を表している看護診断の理解を高めることが，私たち看護師に必要であることがわかる．

看護診断をどう理解するか

看護師にとって身体的な側面は，医学的な知識，経験などによって臨床的な学びができるだろう．しかし，心理・社会・行動・統合的な側面は基礎教育で学習する機会が少なく，理解するのは，なかなか容易なことではないかもしれない．看護系4年制大学が増える中で，看護学の教育課程に人間の心理・社会・行動・統合的な側面を理解するための理論的な学習内容が含まれるようになってきたが，まだ十分ではなく，また臨床実践の中で生かされる知識にまでなっていないのが実状ではないだろうか．

そこで本書では，人間の心理・社会・行動・統合的な側面を理解する方法を，中範囲理論を紹介しながら，わかりやすく解説することとした．

中範囲理論については，看護アセスメントのための理論の選定と活用を，第2章から具体的に解説していく．

表3 心理・社会・行動・統合的な側面の領域である8つの領域に含まれている看護診断名の個数

領域	側面	実在型	リスク型	ウエルネス型もしくはヘルスプロモーション型	合計
6：自己知覚	心理的 13/212；6.1%	6	4	3(1)	13(1)
7：役割関係	社会的 16/212；7.5%	9	3	4	16
1：ヘルスプロモーション	行動的 52/212；24.5%	5	0	3(1)	8(1)
9：コーピング／ストレス耐性		21	6	5	32
10：生活原理		5	2	5(3)	12(3)
8：セクシュアリティ	統合的 18/212；8.5%	2	1	1	4
12：安楽		7(3)	0	2(2)	9(5)
13：成長／発達		3(2)	2	0	5(2)
合計	99/212；46.7%	58(5)	18	23(7)	99(12)

（　）：重複分類されている看護診断名の個数
※シンドローム型看護診断は，実在型，リスク型，ウエルネス型もしくはヘルスプロモーション型と異なる次元であるため，またシンドローム型であって実在型，リスク型，ウエルネス型もしくはヘルスプロモーション型でもある看護診断もあり，ここでは混乱を避けるために示していない．

NANDA-I看護診断は積み木でわかる

積み上げられた結果が看護診断となる

　看護診断は「看護診断名」だけではない．看護診断名だけを使っていても「看護診断を使っている」とは言えない．看護診断名だけを使っていることを家の構造で例えると，外見だけの映画のセットのような張りぼての家になる．それでは家としての何の機能も持たないことだろう．

　看護診断は，看護診断名，定義，診断指標，関連因子もしくは危険因子，そして文献と，積み木のように組み立てられている（図3）．この構造を理解し適切に使っていかないと，看護診断を使っていることにはならない．これら積み木の1つ1つは『NANDA-I看護診断—定義と分類』に提示されている．また看護支援システムに内蔵されてもいることだろう．十分に理解して使う必要がある．

　看護診断名で言い表そうとしているのは，私たち看護師の援助を必要とする患者現象，家族現象である．たとえば看護診断名"死の不安"を取り上げてみよう（表4）．

　この看護診断名の定義を見ると，存在の脅威を知覚し，動揺していて，不快な感情や恐怖の感情が表出されている状態におかれている患者現象を示していることがわかる．しかし定義だけでは，十分に患者現象を理解することはできない．そこで診断指標を見ることになる．

診断指標で患者の行動を見る

　診断指標で患者の行動を具体的に理解することになる．たとえば，診断指標にあげられている「深い悲しみの訴え」「早すぎる死に対する恐怖の訴え」「死の過程に対する無力感の訴え」などから，患者の行動をアセスメントするのである．つまり，看護診断名や定義が，実際の患者現象に該当するかどうかを考えるのではなく，まず診断指標にあげられている1つ1つの行動が，患者に該当するかどうかをアセスメントすることが重要である．

　そして診断指標の項目のどれもが患者に該当しなければ，"死の不安"以外の看護診断を検討する必要がある．別の看護診断を検討する場合も，同じように，看護診断名や定義ではなく，まずは診断指標をチェックする．

　もっとも"死の不安"の診断指標を見ても，1つ1つの項目で言い表そうとしている行動は，かなり抽象的である．そのため患者の行動が，この項目に該当するのではないかと考えること，つまりアセスメントすることが極めて重要である．考えに考え，そして推論しなければならない．

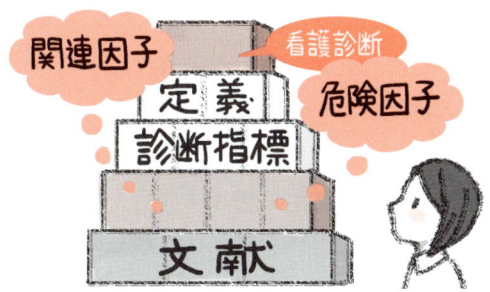

図3　看護診断の積み木

表4 看護診断名"死の不安"の定義，診断指標，関連因子

看護診断名	死の不安
定義	現実にある存在に対する脅威，または想像された存在に対する脅威を知覚することによって生じる漠然とした，動揺した，不快な感情または恐怖の感情
診断指標	□介護者を働かせすぎる心配の訴え □深い悲しみの訴え □終末期に進行することに対する恐怖の訴え □死の過程にあるときに精神能力を喪失することに対する恐怖の訴え □死の過程に関連した疼痛に対する恐怖の訴え □早すぎる死に対する恐怖の訴え □死の過程に対する恐怖の訴え □死の過程が遅延することに対する恐怖の訴え □死の過程に関連した苦痛に対する恐怖の訴え □死の過程に対する無力感の訴え □死そのものと死の過程に関連した否定的な考えの訴え □自分自身の死が重要他者に与える影響に関する悩みの訴え
関連因子	□全身麻酔の有害な結果を予期すること □死が他者に与える影響を予期すること □疼痛を予期すること □苦痛を予期すること □終末期疾患の現実に直面すること □死をテーマにした話し合い □臨死体験 □死の過程を経験すること □自分自身の死ぬ運命を受容できない □死に関連した観察によって得られたもの □死が近いことの知覚 □崇高なものとの出会いの不確かさ □崇高なものの存在についての不確かさ □死後の生についての不確かさ □予後の不確かさ

(Herdman,T.H.編(2008)／日本看護診断学会監訳・中木高夫訳(2009)．NANDA-I看護診断—定義と分類 2009-2011(pp.321-322)．医学書院．より許可を得て転載)

関連因子を捉える

関連因子は英語で"related factors"と表現されるが，看護診断名と関係している要因，つまり看護診断名"死の不安"という患者現象を引き起こしていると推測できる要因のことである．

関連因子にあげられている「終末期疾患の現実に直面する」は理解しやすいだろう．しかし「死に関連した観察によって得られたもの」とは，具体的にどういうことを意味しているのだろうか．これは，患者の看護診断が"死の不安"だと考えられるとき，これを引き起こしているだろう要因を看護チームで話し合い，患者の行動のアセスメントをする必要があるだろう．

「そういえば，患者が父親が亡くなるときのことを，看護師に話していた」というスタッフがいるかもしれない．あるいは「親しかった同室者の死に直面したことを悲しんでいた」ということを思い出すスタッフがいるかもしれない．

いずれにしても，表4に示した看護診断名"死の不安"1つを見ても，その定義を理解し，診断指標，関連因子をアセスメントすることは極めて難しい．また，あげられ

ている診断指標，関連因子の1つ1つの項目を理解することも困難であり，しかも，それが患者現象を指しているかどうかを見極めていかなければならない．当該患者の看護診断として，これが本当に正確かどうかを考えることは「容易ではない」ということを知っておく必要がある．

看護師は，患者に看護診断名を当てはめ，安易なラベル貼りをしているわけではないことを理解しておきたい．

看護診断の種類

ここで例としてあげた看護診断名"死の不安"は，現に今存在している患者の問題であり"実在型看護診断"といわれる．

一方で，今は存在していないが，その危険性が高いものを"リスク型看護診断"という．リスク型看護診断の場合は，診断指標や関連因子はなく，危険因子があげられる．しかし考えかたは，まったく同じであり，診断名や定義を見る前に，危険因子の1つ1つの項目をチェックすることが必要である．

その他に，"ウエルネス型看護診断"もしくは"ヘルスプロモーション型看護診断"，"シンドローム型看護診断"もある（表5）．

表5　看護診断の種類

種類	原語	意味	例
実在型看護診断	actual nursing diagnosis	現に今存在している看護診断を表す．開発レベルが進んでいれば，診断指標，関連因子，文献があげられる．	汚染 信仰心障害 体液量不足
リスク型看護診断	risk nursing diagnosis	現在は存在していないが，今後存在する危険性が高い看護診断を表す．開発レベルが進んでいれば，危険因子，文献があげられる．	汚染リスク状態 信仰心障害リスク状態 体液量不足リスク状態
ウエルネス型看護診断（もしくは）ヘルスプロモーション型看護診断	wellness nursing diagnosis health-promotion nursing diagnosis	現在は良好な状態であるが，より強化される可能性のある看護診断を表す．多くの場合，「診断概念＋促進準備状態」という表記がされる．開発レベルが進んでいれば，診断指標，関連因子，文献があげられる．	睡眠促進準備状態 信仰心促進準備状態 体液量平衡促進準備状態
シンドローム型看護診断	syndrome nursing diagnosis	診断指標としてあげられている症状，徴候，行動などの項目が，群になって一時に存在する場合を表す．	状況解釈障害性シンドローム 移転ストレスシンドローム

（Herdman,T.H.編(2008)／日本看護診断学会監訳・中木高夫訳(2009)．NANDA-I看護診断―定義と分類 2009-2011(pp.491-492)．医学書院．を参考に，筆者の解釈を含めて作成している）

NANDA-I看護診断の開発

看護診断の根拠レベル

新規に提案される看護診断や，改訂が提案される看護診断に対しては，NANDA-Iによって開発のレベル，つまり妥当性を裏づけるエビデンス(根拠)による段階づけがなされている(Herdman, 2008／日本看護診断学会・中木, 2009, p.482)．このためNANDA-Iは，その根拠レベルを提示している(表6)．

現在，NANDA-Iにより提示されている看護診断のうち，2002年以降に採択されたり，修正が加えられた看護診断のすべてには根拠レベルが明示されている．現段階で根拠レベルが明示されていない看護診断についても，今後は改訂がなされる際に明示されていくと思われる．

根拠レベルを見ることで，その看護診断のエビデンス度が理解できる．この情報は重要で，看護支援システムに看護診断を内蔵する際にも必要である．

現段階で明示されている看護診断の根拠レベルは，次の3つの看護診断以外はすべて2.1である．"急性混乱リスク状態"(根拠レベル：2.2)，"ストレス過剰負荷"(根拠レベル：3.2)，一番根拠レベルが高い"乳児突然死症候群リスク状態"(根拠レベル：3.3)である．

開発の方向性を示す看護診断の多軸構造

現在のNANDA-I看護診断の分類法Ⅱは，多軸形態をとっている．多軸とは軸が多いことをいい，現在は第1軸から第7軸まである(図4)．この形態をとることで，用語体系としての柔軟性が改善され，追加や修正が容易になったとされている(Herdman, 2008／日本看護診断学会・中木, 2009, p.425)．

たとえば看護診断名"非効果的コーピング"の場合，第1軸の診断概念は「コーピング」で，第2軸の診断対象は「個人」で，第3軸の判断は「非効果的」である．第4軸の部位は該当せず，第5軸の年齢，第6軸の時間も特定されないので該当しない．第7軸の診断状態は「実在型」である．このように，

表6　NANDA-Iが提示している根拠レベルの判断基準の概要

1：開発に向けての受理	1.1 診断ラベルだけ
	1.2 診断ラベルと定義
	1.3 診断ラベル，定義，診断指標または危険因子
2：NANDA-I分類法への公示と包括の採択	2.1 診断ラベル，定義，診断指標または危険因子，関連因子，文献
	2.2 概念分析
	2.3 診断についての熟達看護師による合意(コンセンサス)研究
3：臨床的な裏づけ(妥当性の確認と検証)	3.1 文献の統合
	3.2 診断についての臨床研究．ただし，対象集団について一般化できない
	3.3 標本サイズの小さい研究デザインがしっかりした研究
	3.4 あらゆる対象集団に一般化するのに十分な大きさの無作為抽出標本による研究デザインがしっかりした研究

(Herdman,T.H.編(2008)／日本看護診断学会監訳・中木高夫訳(2009)．NANDA-I看護診断—定義と分類 2009-2011(pp.488-490)．医学書院．より作成)

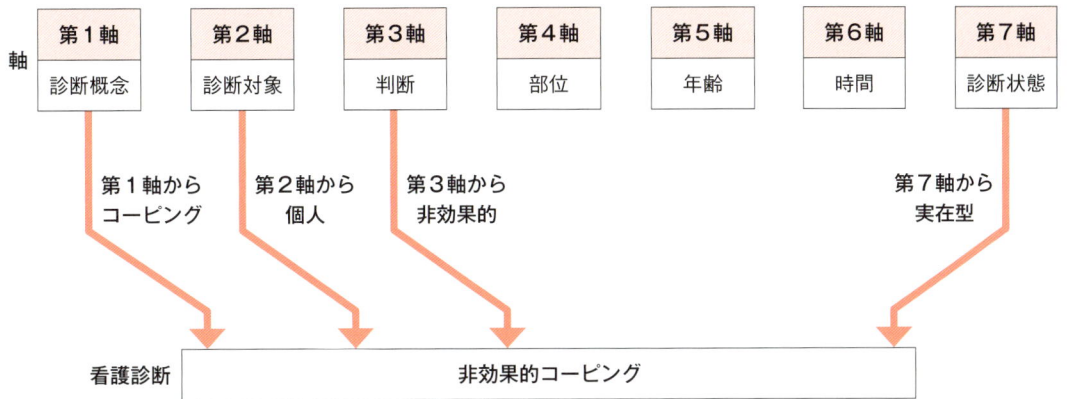

図4　多軸構造による看護診断"非効果的コーピング"の例証

表7　第1軸から第7軸の評価値

軸	評価値
第1軸 診断概念	活動耐性低下，許容量，気道浄化，不安，誤嚥，愛着，自律神経反射異常亢進　など (診断概念の詳細は「NANDA-I看護診断─定義と分類2009-2011」pp.427-432に提示されている)
第2軸 診断対象	個人，家族，集団，地域社会
第3軸 判断	複雑化，毀損，減少，防御的，不足，遅延，無力化，統合障害，不均衡，混乱，機能障害，効果的，促進，過剰，平衡異常，障害，非効果的，中断(または破綻)，低下，知覚的，促進準備状態，状況的
第4軸 部位	聴覚，膀胱，腸，心臓，心肺，脳，消化器，味覚，頭蓋内，運動覚，粘膜，神経血管性，口腔，嗅覚，末梢性神経血管性，末梢血管，泌尿器，皮膚，触覚，組織，血管，言語，視覚，尿
第5軸 年齢	胎児，新生児，乳児，幼児，前学童期，学童期，青年期，成人，高齢者
第6軸 時間	急性，慢性，間欠的，持続的
第7軸 診断状態	実在，ヘルスプロモーション，ウェルネス，リスク

(Herdman,T.H.編(2008)／日本看護診断学会監訳・中木高夫訳(2009)．NANDA-I看護診断─定義と分類 2009-2011(pp.427-435)．医学書院．を元に作成)

第1軸から第7軸の組み合わせによって「非効果的コーピング」という看護診断が成立する(図4)．

各軸の評価値については，可能な限り表7に示した．

NANDA-I看護診断を使った看護過程の展開

　一般に看護過程は，①情報収集，②アセスメント，③全体像，④計画立案，⑤実施，⑥評価，の6つの段階を踏むこととなっている．そして，アセスメントには何らかの枠組みが使われていることが多い．

　アセスメントの枠組みには，看護的な視点で人間を全体論的に捉えるために，ロイ看護理論が使用されたり，オレム看護理論が使われたりする．では，NANDA-I看護診断の場合には，何を使うのだろうか．

情報収集とアセスメント

NANDA-I看護診断を"患者の健康問題に対する反応"に使用するならば，NANDA-I看護診断の分類構造である13領域と各類の視点でアセスメントをしたほうがよいと筆者は考えている．しかし，この13領域はあくまで分類構造であって，アセスメントの枠組みではないという主張や意見があるのも事実である．筆者も，その考え方に反対しているわけではない．

しかし，NANDA-I看護診断の分類構造である13領域と各類が紹介されたとき，「これはアセスメント枠組みとして使える」と筆者は考えた．また，この13領域と各類の開発の土台は，マジョリー・ゴードン博士のアセスメントの枠組みである「11の機能的健康パターン」とされている．そして，この2つは類似しているのである．

ここでは情報収集の枠組みとともに，アセスメントの枠組みとしてもNANDA-I看護診断の13領域と各類を使うことにしたい．13領域と各類によって，人間の身体的・心理的・社会的・行動的・統合的な側面を捉えることができる．看護的な視点は人間全体を捉える必要があり，この意味でも十分にアセスメントに使用可能である．具体的には第2章の事例展開を参照されたい．

全体像の描写

NANDA-I看護診断の分類構造である13領域と各類の視点で情報収集とアセスメントをしたあとの展開は，全体像の描写となる．

この全体像を描写しなければ，患者は13領域に分けられたままの"分断した人間"になってしまう．1人の人間として統合されないと，どのような看護援助を，それを必要とする患者現象に優先してかかわっていくべきなのか，さらに患者のどのような状態をめざして看護援助する必要があるのかが見えにくくなってしまう．全体像を描写することで，優先するべき問題を特定し，望ましい患者の状態を明らかにした看護計画の立案が可能となる．

ここまでの看護過程の展開を，図5に示した．

看護計画の立案，そして実施，評価へ

全体像の描写ができたら，次は看護計画の立案の段階へと入る．看護計画の構成要素の1つがNANDA-I看護診断である．これは，私たち看護師の看護援助を必要とする患者現象であり，複数のものが考えられる．そのため優先順位を考え，優先度の高いものから選定していく．

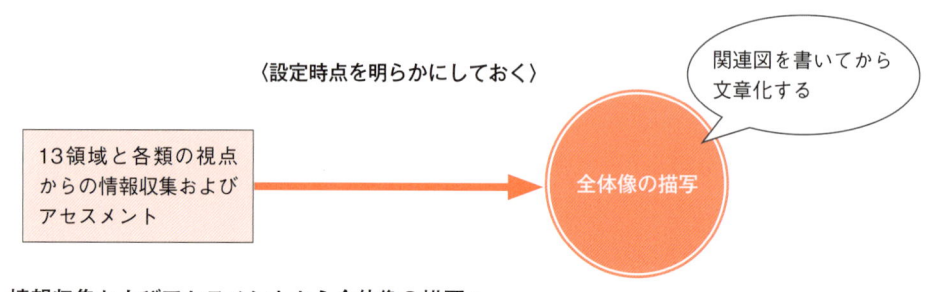

図5　情報収集およびアセスメントから全体像の描写へ

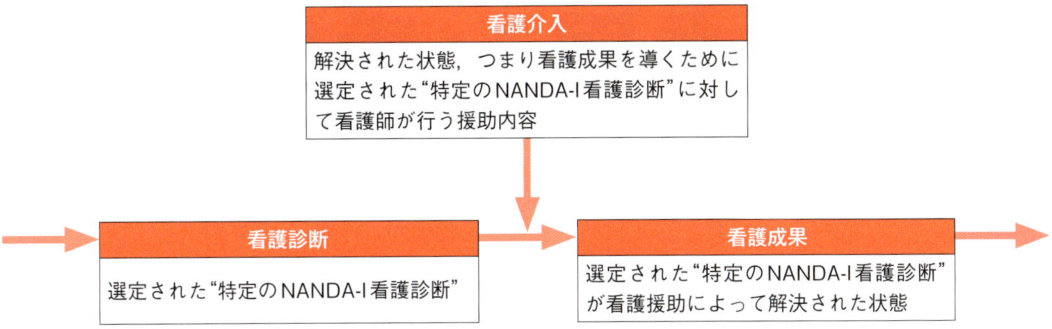

```
          ┌─────────────────────────┐
          │        看護介入          │
          │ 解決された状態，つまり看護成果を導くために │
          │ 選定された"特定のNANDA-I看護診断"に対し │
          │ て看護師が行う援助内容    │
          └───────────┬─────────────┘
                      │
┌──────────────────┐  │  ┌──────────────────┐
│     看護診断      │──┴─▶│     看護成果      │
│ 選定された"特定の  │     │ 選定された"特定のNANDA-I看護診断" │
│ NANDA-I看護診断"  │     │ が看護援助によって解決された状態 │
└──────────────────┘     └──────────────────┘
```

図6　看護計画の構成要素であるNANDA-I看護診断，看護成果，看護介入の関係

　本書はNANDA-I看護診断を選定するアセスメントに，中範囲理論を使う点を強調する．そのために，身体的な側面の領域に分類されているものではなく，心理的・社会的・行動的・統合的な側面の領域に分類されているNANDA-I看護診断を選定する．したがって，第2章で取り上げている事例に身体的な側面の領域に分類されている看護診断が該当しないのではないことを断っておきたい．本書では，あえて心理的・社会的・行動的・統合的な側面の領域に分類されているNANDA-I看護診断を選定し，選定までのアセスメントにふさわしい中範囲理論を適用する．また心理的・社会的・行動的・統合的な側面の領域は，読者の多くが看護診断を使う上で困難感を覚える点でもあるだろう．

　ところで，看護計画の構成要素の1つであるNANDA-I看護診断について解説してきたが，看護計画の構成要素である，あと2つの要素については，次に詳しく説明していきたい．その1つは，選定された"特定のNANDA-I看護診断（例："死の不安"など）"が看護師の援助によって解決された状態を表す看護成果である．そして，もう1つは，この解決された状態，つまり看護成果に導くために選定された"特定のNANDA-I看護診断"に対して看護師が行う援助内容，つまり看護介入である．この関係を図式化した（**図6**）．

文献

Herdman,T.H.編(2008)／日本看護診断学会監訳・中木高夫訳(2009)．NANDA-I看護診断―定義と分類 2009-2011．医学書院．

黒田裕子(1994)．わかりやすい看護過程．照林社．

Kuroda,Y., Kashiwagi,K., Hayashi,M., Nakayama,E., Oda,M., Yamase,H., Nakaki,T.(2007). A nation wide investigation of the rate diffusion of computerized medical records as reported by nursing staff. *Japan Journal of Nursing Science*, 4(2), 79-84.

中西睦子(1987)．方法としての看護過程―成立条件と限界．ゆみる出版．

2 看護成果と看護介入

黒田 裕子

看護成果と看護介入の用語とは

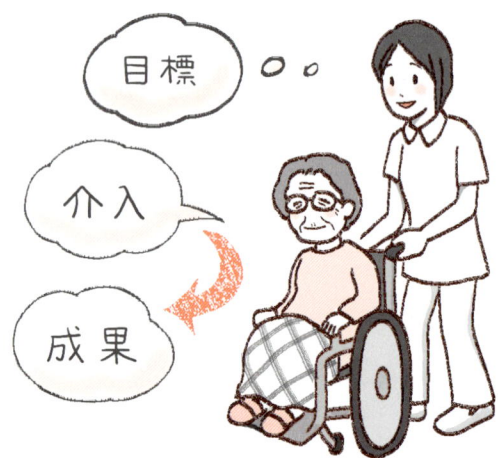

　NANDA-I看護診断が分類構造をもった標準化された用語であることは，すでに解説してきた．看護成果と看護介入についても，看護成果分類(Nursing Outcomes Classification，以下NOC)，看護介入分類(Nursing Interventions Classification，以下NIC)があり，これらも分類構造をもった標準化された用語である．これらは共に米国アイオワ大学看護学部の有志による研究プロジェクトチームが開発をはじめ，現在はNIC-NOCセンター(Center for Nursing Classification and Clinical Effectiveness)が設立されて開発が継続されている．

　現時点で最も新しいNOCは邦訳第4版である(Moorhead, Johnson, Maas, Swanson, 2008／江本, 2010)．一方，現時点で最も新しいNICは邦訳原著第5版である(Bulechek, Butcher, Dochterman, 2008／中木・黒田, 2009)．

　これらを看護計画の構成要素としてNANDA-I看護診断と同様に選定していくことで，看護計画を完成させていくことになる．

　ここでは，まずNOCについて，もっと詳細な説明をしておこう．

NOCに分類されている患者成果とは

患者成果とは何か

"患者成果"(patient outcome)というのは省略された用語であり,正確には"看護感受性患者成果"(nursing-sensitive patient outcome)という.「感受性」という言葉は,看護介入に対して感受的に,敏感に反応するという意味で使われている.

看護感受性患者成果とは「看護介入に対する反応で,個人や家族,地域の状態や行動,知覚であり,連続線上に測定される」とされている.また,看護感受性患者成果には「それぞれ指標があり,これは成果の点から患者の状態を判定するのに使われる」という(Moorhead, Johnson, Maas, Swanson, 2008／江本,2010, p.59).成果はあくまで患者に観察された状態や行動,知覚である.したがって,ここでは「患者成果」と略して解説する.

ここで看護感受性患者成果について,いえることを整理しておこう.

①成果(outcome)は看護介入に対する反応として位置づけられている,つまり看護介入の結果としての成果である.
②NANDA-I看護診断も個人,家族,地域社会が対象となっていたが,成果についても同様に個人,家族,地域社会が対象となっている.
③成果は状態,行動,知覚を表すものであり,したがって一定程度の抽象度が保持されている.
④成果は連続線上で測定できる.

しかし,この定義だけでは十分には理解できない.そこで例をあげて説明しよう.

NANDA-I看護診断の例として"死の不安"を提示したので,これが解決された状態として選定できる成果として"穏やかな死"を考える(表1).

表1に示しているのは"穏やかな死"という成果の定義と指標の一部である.成果の定義が示されているが,これは"穏やかな

表1 成果"穏やかな死"の指標の一部

成果	穏やかな死					
定義	生の終わりが差し迫っている際の身体的,精神的,霊的,社会・文化的,環境的な安楽					
成果目標	＿＿＿に維持する＿＿＿まで上げる					
穏やかな死 総合評価	重度に 障害 1	かなり 障害 2	中程度に 障害 3	軽度に 障害 4	障害 なし 5	
指標(一部)						
静かで穏やかな情緒の状態	1	2	3	4	5	NA
物理的な環境	1	2	3	4	5	NA
室温	1	2	3	4	5	NA
心理的なウェルビーイング	1	2	3	4	5	NA
気道の閉塞	1	2	3	4	5	NA
体温	1	2	3	4	5	NA

(Moorhead, S., Johnson, M., Maas, M.L., Swanson, E.編(2008)／江本愛子監訳(2010).看護成果分類(NOC)—看護ケアを評価するための指標・測定尺度 第4版(p.267).医学書院.より許可を得て一部を転載)

"死"という成果全体を意味している．

"穏やかな死"には指標が複数あげられており，それぞれ1〜5の5段階の測定尺度[*1]，すなわち測定可能な数量化できる数値が並んでいる．先に述べた「連続線上で測定される」という表現は，すべての指標が5段階の測定尺度で測定されることを意味している．

測定尺度の「1：重度に障害」は最も悪い状態であり，「5：障害なし」は最もよい状態である．また，「NA」というのは"no applicable"（該当なし）のことである．つまり当該患者に，この指標はふさわしくないという場合は「NA」をチェックする．

先に成果には「それぞれ指標があり，指標は成果の点から患者の状態を判定するのに使われる」とあったが，これは成果の定義が指し示す意味内容は"穏やかな死"という成果全体を示しており，各指標はその意味だけで考えるのではない．つまり"穏やかな死"に含まれている指標の1つ1つは，"穏やかな死"の全体を意味する定義の観点から，患者の状態を判断しなくてはならないのである．各指標を，その指標のみの意味で解釈してはならないのである．

NOCは第4版から標準化を意識して作成されたといい，それ以前の版に比べて指標に使用されている言葉も，一貫性や厳格性が加わってきていると考えられる．

ここでは"穏やかな死"という成果の例を見たが，成果の数は増加してきており，第4版に成果は385個おさめられている．さて，これら385個はどのような分類構造によって配置されているのだろうか．

NOCの分類構造

NANDA-I看護診断の分類構造は，13領域と各領域の下位の類という配置であった．NOCの分類構造も，最も抽象度が高いものから「領域→類→成果」という配置になっており，成果には先の例で見たように，定義，測定尺度，指標がある．

NOCの分類構造の7領域と各領域の下位の類を図に示した（**図1**）．各領域および各類はすべて定義されているので，領域と類の下位に配置されている成果の1つ1つの意味を把握する場合は，領域の定義および類の定義を確認しながら，一貫性を捉えることが必要である．

これら7領域を見ると，**表2**に示したとおり〈領域Ⅰ：機能的健康〉と〈領域Ⅱ：生理的健康〉は身体的な側面であり，とりわけ〈領域Ⅰ：機能的健康〉は日常生活活動に関係した健康の成果が含まれている．〈領域Ⅱ：生理的健康〉は生体機能に関係した健康の成果が含まれている．

〈領域Ⅲ：心理社会的健康〉は心理・社会的な側面であり，心理・社会的な健康の成果が含まれている．

〈領域Ⅳ：健康知識〉と〈領域Ⅴ：健康意識〉は健康行動的な側面であり，認知や認識も含み，行動的な健康の成果が含まれている．

〈領域Ⅵ：家族の健康〉は家族の健康に関係した成果が，〈領域Ⅶ：地域の健康〉は地域社会に関係した成果が含まれている．

以上，NOCに分類されている成果の意味と，その分類構造について解説した．次はNICの解説にうつろう．

[*1] 測定尺度：成果「穏やかな死」は，「1：重度に障害」から「5：障害なし」までの5段階の測定尺度が使用されているが，成果の指標には，これ以外に合計14種類の5段階の測定尺度がある．すべてが邦訳されており，そのまま使用しなくてはならない．また1つの成果に5段階の測定尺度が2種類あるものも存在する．

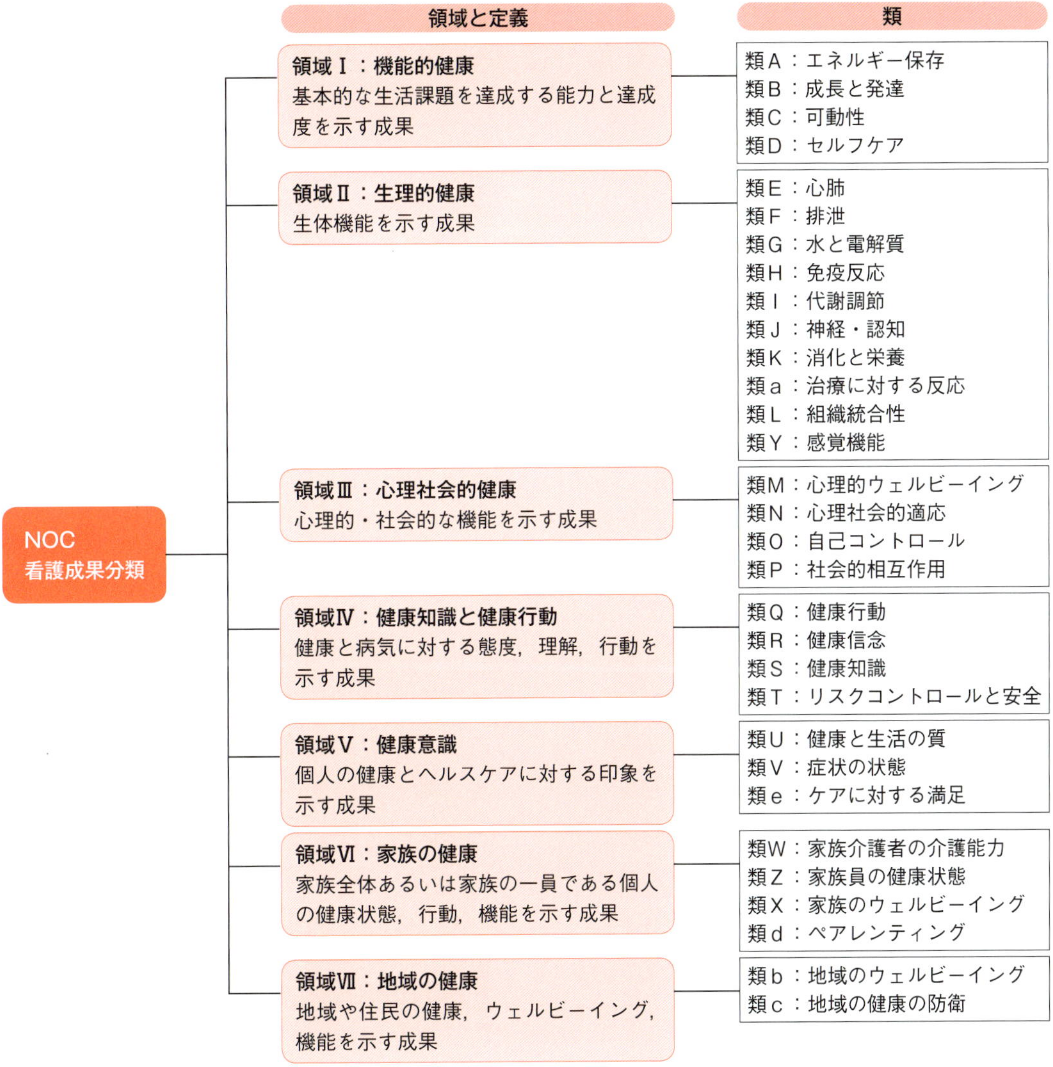

図1 NOC（看護成果分類）の分類構造

NOC 看護成果分類

領域と定義	類
領域Ⅰ：機能的健康 基本的な生活課題を達成する能力と達成度を示す成果	類A：エネルギー保存 類B：成長と発達 類C：可動性 類D：セルフケア
領域Ⅱ：生理的健康 生体機能を示す成果	類E：心肺 類F：排泄 類G：水と電解質 類H：免疫反応 類I：代謝調節 類J：神経・認知 類K：消化と栄養 類a：治療に対する反応 類L：組織統合性 類Y：感覚機能
領域Ⅲ：心理社会的健康 心理的・社会的な機能を示す成果	類M：心理的ウェルビーイング 類N：心理社会的適応 類O：自己コントロール 類P：社会的相互作用
領域Ⅳ：健康知識と健康行動 健康と病気に対する態度，理解，行動を示す成果	類Q：健康行動 類R：健康信念 類S：健康知識 類T：リスクコントロールと安全
領域Ⅴ：健康意識 個人の健康とヘルスケアに対する印象を示す成果	類U：健康と生活の質 類V：症状の状態 類e：ケアに対する満足
領域Ⅵ：家族の健康 家族全体あるいは家族の一員である個人の健康状態，行動，機能を示す成果	類W：家族介護者の介護能力 類Z：家族員の健康状態 類X：家族のウェルビーイング 類d：ペアレンティング
領域Ⅶ：地域の健康 地域や住民の健康，ウェルビーイング，機能を示す成果	類b：地域のウェルビーイング 類c：地域の健康の防衛

（Moorhead,S., Johnson,M., Maas,M.L., Swanson,E.編（2008）／江本愛子監訳（2010）．看護成果分類（NOC）―看護ケアを評価するための指標・測定尺度 第4版．医学書院．より許可を得て転載）

表2 7領域に含まれている成果の概要

領域＼対象	個人	家族・地域社会
領域Ⅰ：機能的健康	身体的な側面 とりわけ，日常生活活動に関係した健康	
領域Ⅱ：生理的健康	身体的な側面 とりわけ，生体機能に関係した健康	
領域Ⅲ：心理社会的健康	心理・社会的な側面	
領域Ⅳ：健康知識と健康行動	健康行動的な側面	
領域Ⅴ：健康意識		
領域Ⅵ：家族の健康		家族
領域Ⅶ：地域の健康		地域社会

（Moorhead,S., Johnson,M., Maas,M.L., Swanson,E.編（2008）／江本愛子監訳（2010）．看護成果分類（NOC）―看護ケアを評価するための指標・測定尺度 第4版（pp.194-212）．医学書院．より作成）

NICに分類されている看護介入とは

看護介入とは何か

NIC（看護介入分類）に分類されている看護介入は「患者／クライエントの成果（アウトカム）を高めるために看護師が実施する，臨床判断や知識に基づいた，あらゆる治療」であると定義されている(Bulechek, Butcher, Dochterman, 2008／中木・黒田, 2009, p.xxv)．ここでは「治療」という言葉が使用されているが，看護師はライセンスを有する自律した専門職であり，一定程度の理論的知識や経験的知識をもち，高度な臨床判断ができるということから，看護師が行う介入を治療と位置づけていることが理解できる．さらに，看護介入が成果と密接な関連性をもっていることも，定義から読みとることができる．つまり，成果を高めるための看護介入であるということである．

先にNOCの成果例として"穏やかな死"を取り上げたが，ここでもNICの看護介入の例として，NANDA-I看護診断"死の不安"，NOCの成果"穏やかな死"と一貫して使用することができる看護介入として"ダイイング・ケア（死に向かうためのケア）"を取り上げ説明していこう（**表3**）．

"ダイイング・ケア（死に向かうためのケア）"の定義は，"ダイイング・ケア"という看護介入全体を意味している内容である．

"ダイイング・ケア"には行動が複数あげられている．これら行動の1つ1つは"ダイイング・ケア"の全体を意味する定義の観点から，その内容を考えなくてはならない．各行動をその行動のみの意味で解釈してはならないのである．

さて"ダイイング・ケア"という看護介入の例を見たが，看護介入の数は増加してきており，原書第5版に看護介入は542個おさめられている．これら542個はどのような分類構造によって配置されているのだろうか．

NICの分類構造

先に述べたNOCの分類構造は7領域と各類から成り立っていたが，NICも同様に7領域と各類から構成されている．これを

表3　看護介入"ダイイング・ケア（死に向かうためのケア）"の定義と行動の一部

介入	ダイイング・ケア（死に向かうためのケア）
定義	人生の最期の段階において，身体の安楽と精神の平安を促進すること
行動 （一部）	□患者の体調が悪いとき，または疲れているときには，認知機能に対する負荷を減少させる □不安について患者をモニターする □気分の変化をモニターする □死について話し合いたいということを伝える □死に対する気持ちを分かち合う（共有する）ように患者と家族を指導する □悲嘆の各段階を通して患者と家族を支援する □疼痛をモニターする □可能な場合，不快を最小に抑える □嚥下に問題が生じたときには，別ルートで与薬する

(Bulechek,G.M., Butcher,H.K., Dochterman,J.M.編(2008)／中木高夫・黒田裕子訳(2010)．看護介入分類(NIC) 原書第5版(p.582)．南江堂．より許可を得て一部を転載)

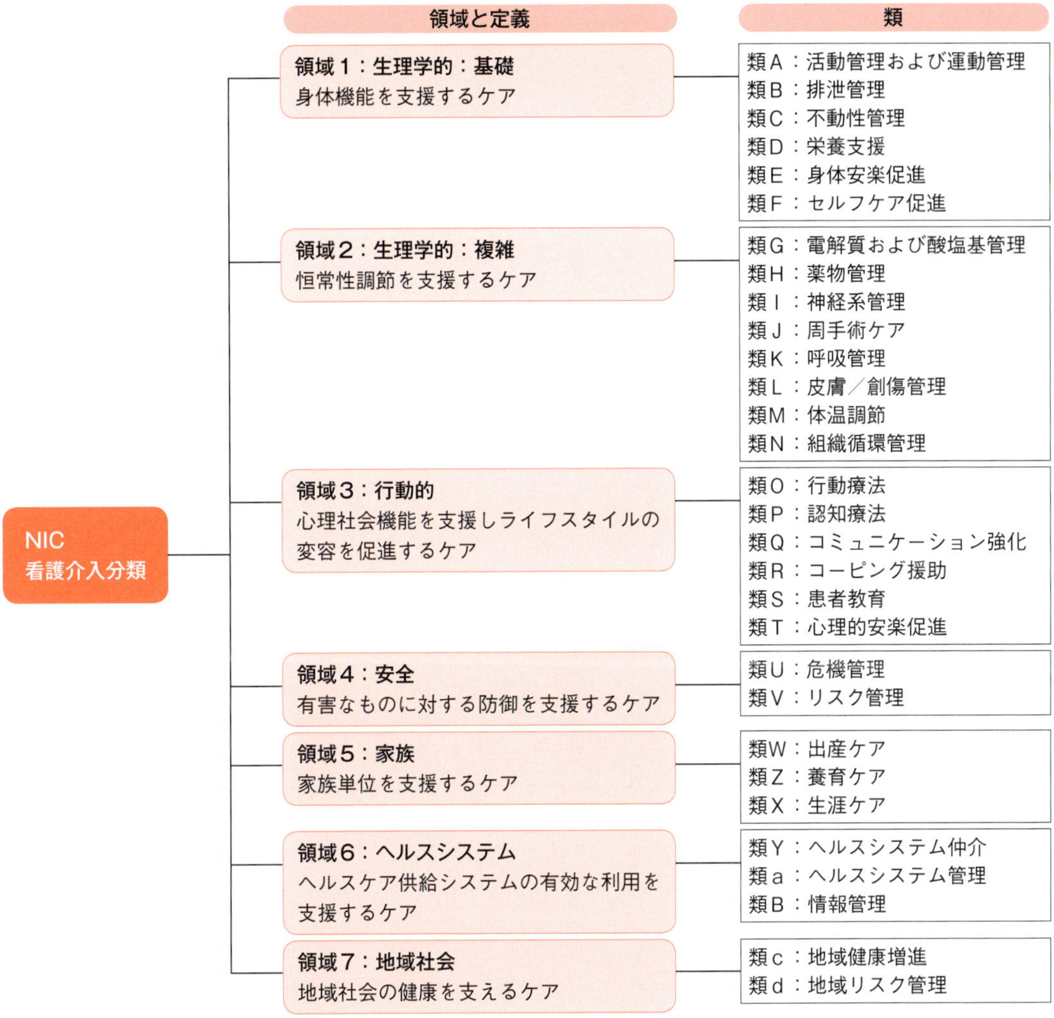

領域と定義	類
領域1：生理学的：基礎 身体機能を支援するケア	類A：活動管理および運動管理 類B：排泄管理 類C：不動性管理 類D：栄養支援 類E：身体安楽促進 類F：セルフケア促進
領域2：生理学的：複雑 恒常性調節を支援するケア	類G：電解質および酸塩基管理 類H：薬物管理 類I：神経系管理 類J：周手術ケア 類K：呼吸管理 類L：皮膚／創傷管理 類M：体温調節 類N：組織循環管理
領域3：行動的 心理社会機能を支援しライフスタイルの変容を促進するケア	類O：行動療法 類P：認知療法 類Q：コミュニケーション強化 類R：コーピング援助 類S：患者教育 類T：心理的安楽促進
領域4：安全 有害なものに対する防御を支援するケア	類U：危機管理 類V：リスク管理
領域5：家族 家族単位を支援するケア	類W：出産ケア 類Z：養育ケア 類X：生涯ケア
領域6：ヘルスシステム ヘルスケア供給システムの有効な利用を支援するケア	類Y：ヘルスシステム仲介 類a：ヘルスシステム管理 類B：情報管理
領域7：地域社会 地域社会の健康を支えるケア	類c：地域健康増進 類d：地域リスク管理

NIC 看護介入分類

図2　NICの分類構造
(Bulechek,G.M., Butcher,H.K., Dochterman,J.M.編(2008)／中木高夫・黒田裕子訳(2010). 看護介入分類(NIC)原書第5版. 南江堂. より許可を得て転載)

表4　NICの7領域に含まれている介入の概要

領域＼対象	個人	ヘルスシステム・家族・地域社会
領域1：生理学的：基礎	身体的な側面に関するケア とりわけ，日常生活活動に関係したケア	
領域2：生理学的：複雑	身体的な側面に関するケア とりわけ，生体機能に関係したケア	
領域3：行動的	心理・社会的な側面に関するケア	
領域4：安全	安全の側面に関するケア	
領域5：家族		家族
領域6：ヘルスシステム		ヘルスシステム
領域7：地域社会		地域社会

(Bulechek,G.M., Butcher,H.K., Dochterman,J.M.編(2008)／中木高夫・黒田裕子訳(2010). 看護介入分類(NIC)原書第5版(pp.80-81). 南江堂. より作成)

図2に示した．NOCと同じように，各領域および各類はすべて定義されているので，領域と類の下位に配置されている介入の1つ1つの意味を把握する場合は，領域の定義および類の定義を確認しながら，一貫性を捉えることが必要である．

これら7領域を見ると表4に示したとおり，〈領域1：生理学的：基礎〉と〈領域2：生理学的：複雑〉は身体的な側面であり，とりわけ〈領域1：生理学的：基礎〉は日常生活活動に関係したケアである介入が含まれている．〈領域2：生理学的：複雑〉は生体機能に関係したケアである介入が含まれている．

〈領域3：行動的〉は心理・社会的な側面を含んだ行動の側面であり，心理・社会的なケアである介入が含まれている．

〈領域4：安全〉は安全の側面に関するケアである介入が，〈領域5：家族〉は家族に関係したケアである介入が含まれている．

〈領域6：ヘルスシステム〉はヘルスシステムに関するケアである介入が，〈領域7：地域社会〉は地域社会に関係したケアである介入が含まれている．

NICを臨床で使うための注意点

NICによる看護介入の種類を表5に示した．

表3の"ダイイング・ケア"の例で示した通り，看護介入の中には複数の行動（看護行動）があげられている．看護行動は「介入を実施するために看護師が行い，期待される成果へ向けて患者／クライエントが進むことができるよう援助する特定の行動または行為のことである．看護行動とは，具体性のある行動のレベルのことである．1つの介入を実施するためには，一連の行動が必要になる」と定義されている（Bulechek, Butcher, Dochterman, 2008／中木・黒田, 2010, p.xxv）．

しかし，これらの看護行動は，アセスメント，モニタリング，指導，ケアそのもの，話し合い，教育など，あらゆるカテゴリーに分かれており，これらが分類整理されないままにあげられている．したがって，看護行動を臨床で使うためには，何らかのカテゴリー化が必要である．これはNICを看護支援システムとして使う医療機関では，看護部が中心となり必ず行うべき作業

表5 看護介入の種類

種類	解説
直接ケア介入	患者もしくは家族との相互作用を通して実施される治療のことである． 〈領域1〉〜〈領域5〉に含まれている介入のすべてである．
間接ケア介入	患者から離れて実施されるが，患者のためになされる治療のことである．たとえば申し送りや検体管理など，〈領域6〉のヘルスシステムに含まれている介入である．
地域社会介入	集団の健康増進，健康維持，疾病予防を強調し，その集団が居住する社会的，政治的環境に取り組む方略を含んでいる．〈領域7〉の地域社会に含まれている介入である．
看護師主導型治療	看護診断に対応して看護師がイニシアティブをとって行う介入である． たとえば排便管理やポジショニングなど，〈領域1〉に含まれる多くの介入が該当する．
医師主導型治療	医学診断に対応して医師がイニシアティブをとって行う介入であるが，医師の指示を受けて看護師が実施する介入である． たとえば，与薬や神経系モニタリングなど，〈領域2〉に含まれる多くの介入が該当する．

（Bulechek,G.M., Butcher,H.K., Dochterman,J.M.編（2008）／中木高夫・黒田裕子訳（2010）．看護介入分類（NIC）原書第5版（p.xxv）．南江堂．を元に筆者作成）

である.

　また，NICに分類されている看護介入の中には，わが国の制度上，看護師が実施してはならないもの，わが国の文化的土壌に馴染まないものも含まれている．NICを現場で利用する際には，この点にも注意が必要である．

　以上，NOCとNICについて解説してきた．看護計画の3つの構成要素であるNANDA-I看護診断，NOC，NICについて理解いただけただろうか．次には看護過程の展開の実施と評価を含めた全貌を取り上げる．

看護過程の展開：実施と評価を含めた全貌

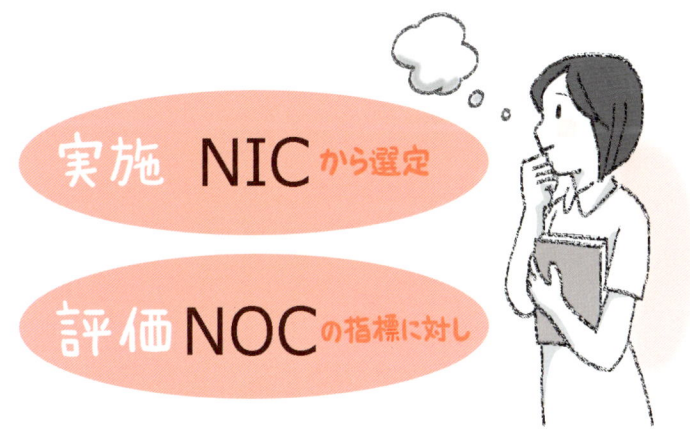

　看護計画が立案されたあとは，これを臨床の場で患者や家族に対して実施し，評価していく．

　実施していく際には，NIC（看護介入分類）の看護介入から選定した，いくつかの行動を患者や家族の個別性を踏まえながら行っていくことになるだろう．

　そして評価は，患者や家族の看護介入後の反応を捉えながら，NOC（看護成果分類）の成果として選定した，いくつかの指標に対して5段階の測定尺度を用いて「1」から「5」のいずれか，該当する数値にチェックをしていくことになるだろう．

　看護介入の成果という意味合いからも，「1」から「5」の方向への肯定的な変化が期待される．「1」から「5」だった数値が変化しないで維持されることはあるだろうが，「5」から「1」の方向への否定的な変化であってはならない．このような否定的な変化が生じた場合は，計画された立案内容の見なおしをはじめ，NANDA-I看護診断の13領域のアセスメントや全体像の見なおしも必要となるだろう．

　これらを含めてNANDA-I看護診断，NOC，NICを使用した看護過程の全貌を図3に示した．

　第2章で具体的な事例展開で看護過程をみていこう．

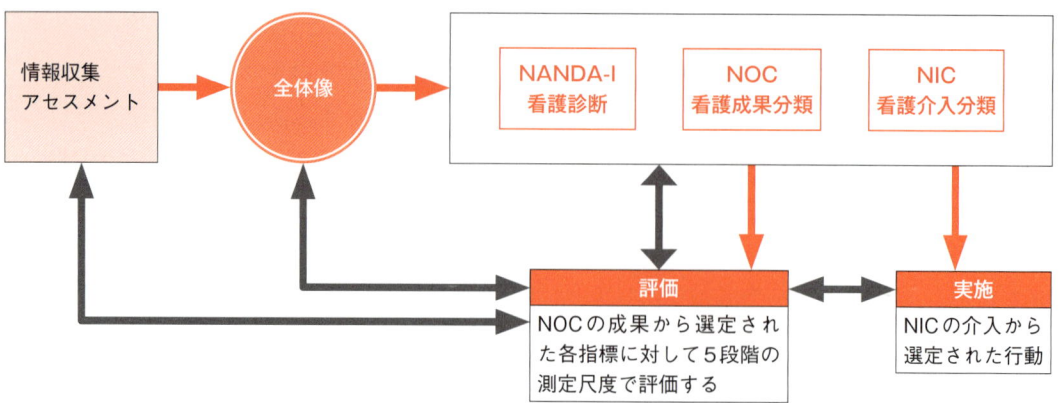

図3 NANDA-I看護診断，NOC，NICを使用した看護過程の全貌

文献

Bulechek,G.M., Butcher,H.K., Dochterman,J.M.編（2008）／中木高夫・黒田裕子訳（2010）．看護介入分類（NIC）原書第5版．南江堂．

Moorhead,S., Johnson,M., Maas,M.L., Swanson,E.編（2008）／江本愛子監訳（2010）．看護成果分類（NOC）―看護ケアを評価するための指標・測定尺度 第4版．医学書院．

コラム　心理学的ストレス：認知的評価と対処

　ハンス・セリエ（Hans H.B.Selye, 1907-1982）が，生理学的な意味でストレスの概念を述べていることは，よく知られている．ここではアメリカの心理学者であるリチャード・ラザルス（Richard S.Lazarus, 1922‐2002）とスーザン・フォルクマン（Susan Folkman）が提唱している心理学的な意味でのストレスの概念を解説する．

　ストレスの概念は，長いあいだ"刺激"あるいは"反応"という位置づけで捉えられてきた．しかしラザルスらは，生体と環境との関係性からストレスを定義している（Lazarus, Folkman, 1984／本明・織田・春木，1991）．つまり，人がある特定状況におかれたときに，その特定状況をその個人がどのように捉えるのか，これを「認知的評価」と呼ぶ．

　認知的評価には，1次評価と2次評価がある．特定状況をその個人がどのように捉えるのかが1次評価である．そのあとに「それでは，どうするのか」と考えるのが2次評価である．

　ラザルスらは，1次評価を，①無関係，②無害―肯定的，③ストレスフル（害―喪失・脅威・挑戦）に分けている．2次評価は，1次評価で，③ストレスフル（害―喪失・脅威・挑戦）と評価された場合の対処の選択肢に対する評価である．

　1次評価，2次評価のあとに対処が続く．ラザルスらは「対処」を端的に"ストレスを処理しようと意識的に行われる認知的行動的努力"としている．この対処によって，直後および長期の適応的な結果を導くこととなる（p.50を参照，事例に適用している）．

文献

Lazarus,R.S., Folkman,S.（1984）／本明寛・織田正美・春木豊訳（1991）．ストレスの心理学―認知的評価と対処の研究．実務教育出版．

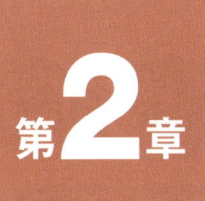

看護診断を
アセスメント

　本章では看護診断を選定するアセスメントに焦点を当てた事例展開を行っている．特に心理・社会的な側面のアセスメントに，適用可能な中範囲理論を用いているが，初学者にもわかりやすい解説を心がけた．看護診断の選定ののち，成果をNOCから，介入をNICから選定し，表にまとめている．多様性に富んだ分野の異なる6つの事例展開は，現場での理解と実践に貢献できるのではないかと思う．

　看護師は日常の看護実践のなかで核となる考え方の根拠を経験知から導き出していることが多い．しかし，看護の経験知は，他者に伝わる言葉としての力をもたなければ，その看護実践の根拠を示すことができない．看護は"実践の科学"といわれているが，看護師の行う看護実践が経験知として止まっていては，看護は概念化することができず，科学化していくこともできないだろう．経験知を基礎に据えつつ，そこから看護を科学化していくためには，中範囲理論を事例のアセスメントに適用するという試みが必要と考える．中範囲理論を用いてアセスメントをすることで，患者の回復過程で，健康問題に対する反応の，どのようなところに，どのようなことをめざして看護師が具体的に介入する必要があるのかが見えてくる．

1. 外傷性脊髄損傷の患者の看護診断―急性期の事例 ……………………………… 30
2. 特発性間質性肺炎の患者の看護診断―慢性期の事例 …………………………… 50
3. 高齢の乳がん患者の看護診断―終末期（緩和ケア）の事例 …………………… 67
4. 統合失調症の患者の看護診断―精神神経科の事例 ……………………………… 85
5. ハイリスク妊婦の看護診断―母性領域の事例 …………………………………… 106
6. 急性糸球体腎炎の患児の看護診断―小児領域の事例 …………………………… 127

＊本章の事例は，実際の事例を参考に創作したもので，実在のものではありません．

1 外傷性脊髄損傷の患者の看護診断

石橋ひろ子　石原喜代美　榊 由里　岡村奈緒美　佐藤照江　大沼扶久子
山口真有美　海津真里子

事例紹介

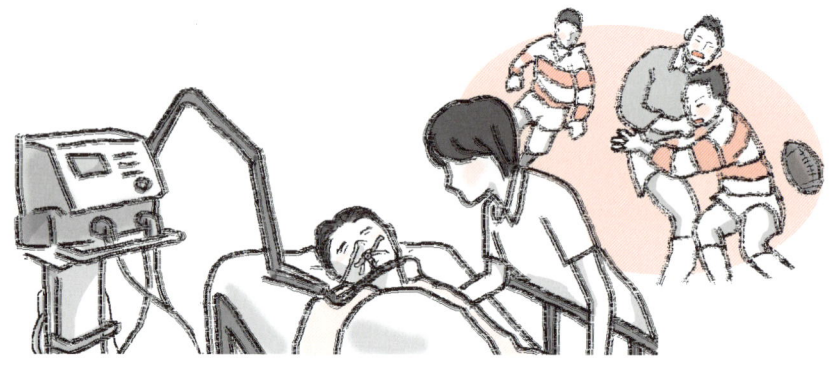

　A氏，19歳，男性である．医学診断名は，第4頸椎（C4）前方脱臼，第5頸椎（C5）以下脊髄損傷で，アセスメントを行う設定時点は，入院から7日目の午前11時とした．

　急性期にある患者は病態が重篤であり，かつ不安定で刻々と変化する．そのため急性期は病態など身体的側面に注目しがちだが，同時に心理・社会的側面への看護ケアのニーズも高くなる．一般に看護師は身体的側面へのケアは積極的・計画的に実施していくが，心理・社会的側面へのケアは手探りのことが多い．

　A氏は高校に入学して以来，ラグビーに打ち込み，大学生となってからもラグビー部に所属していた．ラグビーの試合中のアクシデントで今回の受傷にいたった．

　入院6日目に，医師より脊髄損傷により四肢が動かないこと，人工呼吸器のサポートが必要な状態であると説明された．A氏は告知された翌日の看護師との会話（読唇による）で，長男である自分の将来への不安を語るものの，大きく取り乱すなどの感情の表出はなかった．

　本事例にとって重要と考えた〈領域9：コーピング／ストレス耐性〉のアセスメントに中範囲理論の「危機理論」を適用することとした．また，このアセスメントで「レジリエンス」という新しい診断概念（Herdman，2008／日本看護診断学会・中木，2009）が有用であると考えた．A氏のNANDA-I看護診断には"レジリエンス低下リスク状態"を選定し，これに対する成果をNOCから，介入をNICから選定した．

アセスメントの着眼点 ①レジリエンス

●「レジリエンス」とは

診断概念としての「レジリエンス」は『NANDA-I 看護診断―定義と分類2009-2011』で，はじめて採択された．看護診断"レジリエンス障害"の定義は「有害な状況または危機に対して肯定的な反応パターンを保持する能力の低下」とされている（Herdman, 2008／日本看護診断学会・中木，2009）．

レジリエンスを辞典で調べると「①跳ね返り，跳びかえり，弾力，弾性．②元気の回復力」とある（国広・堀内・安井，2002）．もともとは弾力を示す物理学用語であった（石井・藤原・河上他，2007）．

そこでMEDLINE（医学文献データベース）でレジリエンス（resilience）をキーワードに含む文献を期間や条件を設定せず検索すると，1,296件あった（2011年2月26日17時調べ）．古いものでは1948年に"The amazing resilience of children"という文献がある（Audric, 1948）．その後は，細胞レベルで腱反射のレジリエンスを動物で調べたものなど（Cuming, Alexander, Jayes, 1978），基礎医学の分野の文献がある．

1980年代に入り，心理学領域の研究論文を中心に文献数が増えはじめる．その多くは，子ども，または思春期の青年，親子関係が対象とされていた．その背景には，当時の欧米における貧困体験や被虐待体験をもつ子どもの存在があったことが推測される．そういった過酷な環境の中でも良好な成長発達を示す子どもが存在し，それをレジリエンスという概念を用いて説明しようとしている（庄司，2009）．その後，レジリエンスの測定用具に関する文献の増加がみられ，レジリエンスをより客観的に評価しようとする傾向が現われている．

2005年以降では，対象を限定した研究（たとえば文化・人種，経済状態など）が目立つ．また，実際の介入に焦点を当てた研究が増えている．これは，レジリエンスという概念が，ある程度明確になってきた中で，特定の集団に適用してみる，または介入の成果を考察する段階に入ってきたと考えられる．

一方，分野を看護に限定して期間を特定せず再検索すると，その数は128件であった（2011年2月26日17時調べ）．一番古いものは1986年のものだった（Byrne, Love, Browne, et al., 1986）．1990年代以前の文献は2件のみで，1990年代のものは17件に増える．心理学領域での研究動向に一致し，概念分析や測定用具に関したものが多く，対象としても，やはり子ども，親子関係を含めた家族，精神疾患をもった個人などがほとんどだった．

急性期看護に関するものは，2005年に発生したカトリーナハリケーン災害後のアフリカ系アメリカ人女性のレジリエンスに関したものがある（Laditka, Murray, Laditka, 2010）．この中で著者らは，被災後，他の集団よりアフリカ系アメリカ人女性が，精神障害の発症やストレスの度合が高かったこと，信仰および家族関係が強まったこと，文化的価値観を保持することを重要視していることを明らかにしている．

Jacobyは過去の文献レビューから，重症外傷後の高齢者は若い世代に比べ死亡率が高く，外傷の重症度，受傷部位の数，合併症の数が，悪い予後と関係があるとし，レジリエンスに関しては，これらの変数を考慮した研究が必要であると述べている（Jacoby, Ackerson, Richmond, 2006）．

　日本においては，Nishiらが，交通事故後のPTSD（posttraumatic stress disorder, 心的外傷後ストレス障害）に関してレジリエンスの概念から分析している．質問紙を使用し，交通事故という人生上の驚異的な体験後のポジティブな心理学的変化を示すPTG（posttraumatic growth, 受傷後の成長の可能性）とレジリエンスの間には正の相関があることを示している（Nishi, Matsuoka, Kim, 2010）．

　レジリエンスの定義に関しては，現段階では統一したものがないといわれている（庄司, 2009, Earvolino-Ramirez, 2007, Jacelon, 1997）．文献を概観すると，レジリエンスとは，リスクの存在や逆境にもかかわらず，よい社会適応をするという意味合いであるが，それがその個人のもつ特性であるというのが，初期の研究の多くで用いられる定義であった（Byrne, Love, Browne, et al., 1986, Wagnild, Young, 1990）．しかし，2000年以降は，個人の固定した特性ではなく，逆境からの回復過程（プロセス）であるとの見かたにシフトしてきており，現在は多くの文献でプロセスという見かたが示されている（Atkinson, Martin, Rankin, 2009, Earvolino-Ramirez, 2007）．

　これは研究が進むなか，レジリエンスを固定した個人の性格や，生まれもった特性とするのではなく，むしろ環境要因に影響され，ダイナミックに変化していくものであることが明らかにされてきたためと考えられる．

● Lutharによるレジリエンスの考えかた

　NANDA-I看護診断にあげられ，多くの文献でも主研究としてあげられているLutharによるレジリエンスの定義は「個人が，重大な逆境やトラウマの経験にもかかわらず，良好な適応を示すダイナミックな過程」というものである（Luthar, Cicchetti, 2000, 訳は筆者ら）．

　この中で，Lutharはレジリエンスという言葉は，個人の特性や本来備わった属性ではなく，むしろ"逆境への暴露"および"良好な適応の表明"という2つの側面を備えた構造であるという．

　Lutharは，またvulnerability factor（脆弱性因子），protective factor（保護因子）の2つの因子を提示している．脆弱性因子とは危険な状況へネガティブに影響する因子，保護因子は危機にポジティブに影響する因子である．そして介入の基本は，保護因子を強化もしくは脆弱性因子を除外することであるとしている．また，子どもに適用しがちなレジリエンスの概念であるが，これは他のどんな発達段階にある場合でも用いられるともいう（Luthar, Cicchetti, 2000）．

　Lutharの考えを基に，レジリエンスの過程を図1にまとめた．

●「レジリエンスの過程」を適用する

　レジリエンスの過程（Luthar, Cicchetti, 2000）をA氏のアセスメントに適用してみる．A氏は，もともとラグビーに打ち込んできて，有望選手として周囲からの

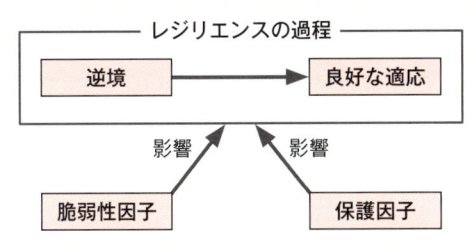

図1 レジリエンスの過程

期待を受け，充実した生活を送っており，さらに家族からの支援も十分受けてきた．このように，A氏には多くの保護因子があげられる．

一方，麻痺に伴う合併症のハイリスク（VAP；人工呼吸器関連肺炎，褥瘡，拘縮，疼痛）など，身体的な変容に伴う脆弱性因子は認められるが，これまでの生育歴・既往歴から，明らかな環境的脆弱性因子は確認されない（表1）．

これらを概観すると，レジリエンスが

表1　A氏のレジリエンスの過程

項目	A氏の状況
逆境	● 突然の受傷による頸髄損傷およびそれに伴う麻痺という障害
良好な適応	● 将来的には，障害をもちながらも生活が送れ，残っている機能を生かし，意欲をもって何らかの社会的活動に参加することができる ● 短期的には，自分の病態・身体状況が理解でき，受け入れられる
脆弱性因子	● 麻痺に伴う合併症のハイリスク（VAP，褥瘡，拘縮，疼痛など） ● これまでの生育歴・既往歴からは，明らかな環境的脆弱性因子は確認されない
保護因子	● 家族のサポート，高度医療が受けられている ● これまでラグビーに打ち込んできた強靭な精神，若さ，本来健康な身体（既往歴がない）がある

外傷の急性期で重篤な障害をもった青年期の患者をアセスメントする上で，十分有用な概念であることがわかる．

アセスメントの着眼点　②危機理論

● 「危機理論」とは

キャプランは，危機を「人が大切な人生の目標に向かうとき障害に直面したが，それが習慣的な問題解決の方法を用いても克服できないときに発生する．混乱の時期，つまり動転する時期が続いて起こる．その間はさまざまな解決をしようとする試みがなされるが失敗する．結果的にはある種の順応が成しとげられ，それはその人と彼の仲間にとって，もっともためになるかもしれないしそうでないかもしれない」と定義づけている（Caplan，1961／山本，1982）．

A氏は，高校生のときよりラグビーの名門校で主将をするほどラグビーに打ち込んできた．大学生になってもラグビーを続けていくことは，1つの大きな目標であったといえる．さらに19歳という若さであり，今後の人生に大きな期待や夢があり，長男として実家の家業を継ぐという目標もあった．

ラグビーの試合中の予期しない出来事から，重篤な障害を残す脊髄損傷を負い，四肢麻痺の状態となった．呼吸筋への障害もあり，現在人工呼吸器を装着中である．入院直後は鎮静薬と鎮痛薬により意識が混沌としていたが，入院後5日目に薬剤が中止となり，自分のおかれている状況に意識が向けられるようになった．「管はいつ抜ける？」「何でこうなっているの？」という質問のあった翌日（入院6日目）に，医師より脊髄損傷による四肢

時間		自己体験	現実認知	感情体験	認知構造	身体的障害
↓	①ショック	現存する構造への脅威	圧倒的なものとしての認知	パニック 不安 無力感	認知構造の崩壊 計画と思考能力, 状況理解力の低下	十分なケアを必要とする急性の身体的障害
	②防御的退行	それまでの構造を維持する試み	現実逃避 希望的な思い 否認 抑圧	無関心あるいは多幸感(挑戦を予測したり, 怒りを感じたりするとき) 軽度の不安感	防御的な再構築 変化に対する抵抗	急性期からの身体的回復 身体機能の最大限可能なレベルへの回復
	③承認	現に存在する構造をあきらめる 自己卑下	現実への直面 自己に強いられる事実の認知	無感情と動揺を伴う抑うつ状態 苦しみ, 悲哀, 強い不安 圧倒されると自殺を企てる	防御的な崩壊 ①認知構造の崩壊 ②変化した現実認知に関する再構築	身体的平衡状態 大きな変化のない穏やかな状態
	④適応と変化	新しい構造(新たな価値観)の構築	新しい現実への試練	次第に満足な体験が多くなる 不安は軽減する	現存する資源と能力に関する再構築	身体的障害に変化がみられない

図2 フィンクの危機モデルの4段階と5次元

麻痺と, 人工呼吸器のサポートが必要であることを告げられた.

この受傷と告知は, 19歳であるA氏にとって, これまで経験したことのない人生の大きな障害であり, これまでの方法では克服できない圧倒的な出来事であるといえる. キャプランの述べる「習慣的な問題解決の方法を用いても克服できないとき」である(Caplan, 1961／山本, 1982). A氏の現状は, 危機的状況であり, まさに危機理論が適用されると考えられた.

●フィンクの危機モデル

危機理論の中で, わが国の急性期看護に比較的多く用いられているものに, フィンクの危機モデルがある(Fink, 1967). フィンクは, 永久的な障害をもった外傷性脊髄損傷で苦しむ人々の臨床的研究と喪失に関する文献研究を基盤としたモデル化を行っている. したがって本事例の

表2 フィンクの危機段階の特徴

段階	特徴
①ショック	最初の心理的衝撃の時期
②防御的退行	個人が危機の意味に対し, 自分自身を守り, 現実から逃避する時期
③承認	個人が危機の現実に向き合う時期
④適応と変化	人が建設的な方法で積極的に対処する時期

アセスメントでも有用であると考えた.

フィンクの危機モデルは, 危機のプロセスとして, 4段階と5次元を説いているので, それを図にまとめた(図2). この図は出来事の起こる道筋を表している. 垂直方向に時間軸があり, 4つの段階は重大な出来事に横たわる連続した心理的変化を示している.

各段階の特徴を表2にまとめた(Fink, 1967).

●「危機理論」を適用する

医師より病状説明されたA氏は, その後も, いつも通り「痰とって」「向き変え

て」「足の位置変えて」などという訴えはあるが，病状についての質問や，不安の訴えや，パニックになることもなく一夜を過ごした．翌日には，実家の跡取りである長男としての役割に対する言動は聞かれるが，不安の表出は断片的であり，具体的な想像はできていない状況であると推測できた．これはフィンクの危機モデルでいう防御的退行の段階にあり，将来を有望視されたラグビー選手，長男であるという自己の存在が脅威にさらされていると知覚し，この危機的状況に対し現実逃避という防御機制を用いて自分を守ろうとしていることが考えられる．

ここで，再度，危機理論にもどって考えてみると，そもそも危機とは「人が大切な人生の目標に向かうとき障害に直面したが，それが習慣的な問題解決の方法を用いても克服できないときに発生する」のであり，その成り行きは「結果的にはある種の順応が成しとげられ，それはその人と彼の仲間にとって，もっともためになるかもしれないしそうでないかもしれない」のである（Caplan, 1961／山本, 1982）．これは，危機が人を精神的に病的な状態へ陥れる可能性があると同時に，人を成長へと導くポジティブな側面をもつと解釈できる．

フィンクも，身体障害をもった個人の承認は身体の変化がなくなることを経験することではじまり，身体と向き合うことで適応段階がはじまる．現状の資源および将来の潜在的資源においての考え・計画が組織化されると，考えは未来志向となり，しばしば危機にポジティブな光をあてるという（Fink, 1967）．

危機に陥ったからといって，すべての人が破滅に至るのではなく，その状況から元の自分以上のレベルへ成長することも可能なのである．

〈領域9：コーピング／ストレス耐性〉のアセスメント

領域9：コーピング／ストレス耐性

類1：身体的／心的外傷後反応
類2：コーピング反応
類3：神経行動ストレス

コーピング／ストレス耐性のアセスメントのポイント

この事例の重要な領域は〈領域9：コーピング／ストレス耐性〉である．

アセスメントに必要な情報を，入院時初期情報のデータベース（表3）および入院してからの関連する情報を抜粋し各類のアセスメントをした（表4）．

コーピング／ストレス耐性のアセスメントのまとめ

発症より6日後，鎮痛薬，鎮静薬の投与中止翌日，「何でこうなっているのか」という本人からの質問をきっかけに，家族の了承を得て，医師より脊髄損傷で四肢麻痺があること，人工呼吸器によるサポートが必要なことを説明された．告知後，行動の混

乱やパニック状態ということはなかった．翌日，看護師との会話で「長男として家業のことが心配」であると話しているが，19歳，大学生，ラグビー選手というごく身近な自分のことに目が向けられていない状態が推測され，これはフィンクの危機モデルでいう防御的退行の段階にあり，将来を有望視されたラグビー選手，長男であるという自己の存在が脅威にさらされていると知覚し，この危機状況に対し現実逃避という防御機制を用いて自分を守ろうとしていることが推測される．

このようなときには，コーピング方略を用いることが困難であることが推測される．しかしながら，もともとラグビーに打ち込んできて，有望選手として周囲からの期待も受け，自分もその状況の中で充実した生活を送っており，さらに家族からの支援も十分受けてきたことなどから，レジリエンスの保護因子を多くもつと考える．一方，麻痺に伴う合併症のハイリスク(VAP，褥瘡，拘縮，疼痛)など，身体的な変容に伴う脆弱性因子は認められるが，これまでの生育歴・既往歴から，明らかな環境的な脆弱性因子は確認されない．

ラグビー試合中の突然の受傷により脊髄損傷で四肢麻痺の状態となったため，今後受傷時の状況がよみがえり身体的／心的外傷後反応が出現する可能性はあるが，現在は認めていない．

A氏の検温表を**表5**に，検査データを**表6**に示した．また，〈領域9：コーピング／ストレス耐性〉以外の領域の関連情報と類のアセスメントを**表7**に示した．

表3　コーピング／ストレス耐性のアセスメントに必要な情報

| 入院時のデータベース | ストレスだと感じていること：有(何でこうなっている(動かない)のか)
両親より：ストレスを表出するということもこれまでなく，今回が本人にとって，はじめてのストレスなのではないか．
不安や悩み：有
疾患と入院について医師から両親への説明(入院1日目19時)：頸部の痛み，呼吸が浅く，四肢が動かず，脊髄損傷です．現在，人工呼吸器管理しています．MRIで4番目の骨が脱臼し食い込み脊髄を損傷していることがわかりました．脱臼は今後整復します．神経のダメージを抑える薬を使っていますが，最初の神経へのダメージが強く，歩くことはできないと思います．呼吸することさえ難しい状態なので，走ったり手を動かす状態にもどるのは難しい．寝たきりに近く，人工呼吸器をとることは将来可能かもしれないが，今は無理です．
父親：今後どのような入院生活になりますか？
医師：合併症の可能性があります．肺炎，褥瘡，エコノミー症候群のリスクがあります．そのため早めに離床したいが，今はまだ首が固定されていないため，すぐに離床できません．
父親：ある程度は手が動きますか？
医師：ピクピクは動きますが，自力で食べるなどは難しい．
母親：今しっかり意識はあるんですよね？　知ってしまったときが心配です．
医師：そうですね．こちらから，はっきりと本人へは告知していません．しかし今後は本人へも話していかないといけない．
父親：命は大丈夫ですか？
医師：合併症を起こすと命も危険です．
父親：ベッドの横にずっといられますか？
医師：ある程度制限はありますが，大丈夫です．今後はハローベストを装着して安定を待つか，手術して固定するか，すぐは決められません．数週間は見ないと何ともいえません．
父親：リハビリでよくなることは？
医師：リハビリは残存機能を生かすものなので回復はしません．
母親：今は痛み止めを使っているから眠たい状態？
医師：1〜2日は痛みが強いので，麻薬に近い薬でコントロールしています． |

| 経過記録 | 〈入院5日目　14：00〉
「管はいつ抜ける？」「何でこうなっているの？」と患者より質問があり，現状を医師に話してもらうか聞いたところ「話してほしい」との返答．そのむね母親に伝えたところ「本人が知りたいなら説明してください」と返答あり，医師より明日説明することになる．
〈入院6日目　14：30〉
（ベッドサイドにて母親同席のもと，医師より患者に説明）
医師：首の骨が脱臼している．
患者：（うなずく）
医師：骨の中には，太い神経が通っている．脱臼のせいで，その太い神経が傷ついた．今，手や足が動かないのは，そのせいです．
患者：（うなずく）
医師：呼吸をするのも，その神経が関係しているので，今呼吸器でサポートしている．そのためこの太い管（挿管チューブ）が入っているんです．
患者：（うなずく）
医師：まだしばらく入院が必要で，これからはリハビリをしていかなきゃならない．それで少しずつ車椅子に乗ったりとか，だんだんしていきたいと思っている．
患者：（うなずく）
看護師からの「先生のお話わかりましたか？」の問いに，うなずく．
〈入院6日目　18：00〉
自分の病状に関する質問はない．「痰とって」「向き変えて」「足の位置変えて」という訴えが多い．
〈入院7日目　11：00〉
受け持ち看護師が訪室．「昨日の先生の話はわかりましたか」と問う．数秒考えるようなしぐさのあと，うなずく．口の動きだけ（読唇）で，一語一語確認しながら看護師と話す．
患者：うちが……．店をやっているので……．うちのことが……．
看護師：うちのことが心配？
患者：（うなずく）子どもが……．男の子どもが……．ぼくだけ……．
看護師：Aさんが男の子ひとりだから？長男だからってこと？
患者：（うなずく）
看護師：心配なんですね．でも今は自分の体のことを一番に考えてもいいと思います．お母さんもそう思っていると思いますよ．
患者：（うなずく） |

表4　コーピング／ストレス耐性の類のアセスメント

類	アセスメント
身体的／心的外傷後反応	ラグビー試合中の突然の受傷により脊髄損傷で四肢麻痺の状態となったため，今後受傷時の状況がよみがえり身体的／心的外傷後反応が出現する可能性はあるが，現在は認めていない．
コーピング反応	発症より6日後，鎮痛薬，鎮静薬の投与中止の翌日，「何でこうなっているのか」という本人からの質問をきっかけに，家族の了承を得て，医師より脊髄損傷で四肢麻痺があること，人工呼吸器によるサポートが必要なことを説明された．告知後，行動の混乱やパニック状態ということはなかった．翌日，看護師との会話で「長男として家業のことが心配」であると話しているが，19歳，大学生，ラグビー選手というごく身近な自分のことに目が向けられていない状態が推測される．これはフィンクの危機モデルでいう防御的退行の段階であり，将来を有望視されたラグビー選手，長男であるという自己の存在が脅威にさらされていると知覚し，この危機的状況に対し現実逃避という防御機制を用いて自分を守ろうとしていることが推測される． このようなときには，コーピング方略を用いることが困難であることが推測される．しかしながら，もともとラグビーに打ち込んできて，有望選手として周囲からの期待も受け，自分もその状況の中で充実した生活を送っており，さらに家族からの支援も十分受けてきたことなどから，レジリエンスの保護因子を多くもつと考えられる．一方，麻痺に伴う合併症のハイリスク（VAP，褥瘡，拘縮，疼痛）など，身体的な変容に伴う脆弱性因子は認められるが，これまでの生育歴・既往歴から，明らかな環境的な脆弱性因子は確認されない．
神経行動ストレス	自律神経反射異常亢進を惹起する有害な刺激，またはその結果生じる異常亢進を示す症状・徴候は認めていない．

表5　A氏の検温表

患者A氏，19歳，男性　　　病名：脊髄損傷

R:呼吸	P:脈拍	T:体温	BP:血圧	入院日数	1	2	3	4	5	4	5

11時35分入院

食事	食種	食止め	食止め	経腸栄養剤	経腸栄養剤	経腸栄養剤	経腸栄養剤	経腸栄養剤
	摂取量			100　100	100　100	100　100	200　200	200　200
排泄	尿回数	カテーテル留置						
	便回数	0	0	0	0	1（普通便）	2（普通便少量）	3（普通便少量）
IN	補液(mL)	1,436	2,174	2,028	2,032	1,739	1,500	1,000
	飲水(mL)	0	0	300	300	400	600	600
	IN合計	1,436	2,174	2,328	2,332	2,139	2,100	1,600
OUT	尿(mL)	470	1,435	1,630	2,920	3,420	2,010	1,120
	OUT合計	470	1,435	1,630	2,920	3,420	2,010	1,120
水分バランス		966	739	698	－588	－1,281	90	480
麻痺の状態(上肢)MMT		2/5	2/5　1/5	1/5	1/5	1/5（肩上げOK）	1/5	1/5（肩上げOK）
麻痺の状態(下肢)MMT		0/5	0/5　0/5	0/5	0/5	0/5	0/5	0/5
呼吸状態		腹式呼吸(＋)	＋	－	－　＋	－	－　＋	－
意識レベル		清明	E4VtM6　E3VtM6	E3VtM6　E4VtM6	E4VtM6　E4VtM6	E4VtM6	E4VtM6　E4VtM6	E4VtM6
知覚(しびれ)		四肢	乳頭3横指上から下	後頸痛，足しびれ	2横指上　頸部痛	2横指上	2横指上　頸部痛	2横指上
末梢循環状態		良好	良好	良好	良好	良好	良好	良好
内服薬				フェモチジン20mg　1×夕　酸化マグネシウム1.5g　3×		フェモチジン20mg　1×夕　酸化マグネシウム1.5g　3×		
点滴内容		アセテートリンゲル液100mL/時(入室時より)　16:00 ミタゾラム注射液6A+生食50mL 3mL/時　16:00 フェンタニルクエン酸塩注射液6A+生食48mL 2mL/時　16:00 コハク酸メチルプレドニゾロンナトリウム注射用7,800mg+生食230mL 10mL/時　12:00 コハク酸メチルプレドニゾロンナトリウム注射用1,800mg+生食100mL　アミノ酸・ビタミンB₁加総合電解質液500mL×2　500mL(210kcal)　ブドウ糖・電解質液500mL 500mL(86kcal)　オメプラゾンナトリウム20mg×1		10時OFF　12時OFF　アミノ酸・ビタミンB₁加総合電解質液500mL×2　ブドウ糖・電解質液500mL×2　オメプラゾンナトリウム20mg×1	アミノ酸・ビタミンB₁加総合電解質液500mL×2　ブドウ糖・電解質液500mL×2　オメプラゾンナトリウム20mg×1	9時OFF　アミノ酸・ビタミンB₁加総合電解質液500mL×2　ブドウ糖・電解質液500mL×2	アミノ酸・ビタミンB₁加総合電解質液500mL×2　ブドウ糖・電解質液500mL×2	アミノ酸・ビタミンB₁加総合電解質液500mL×1　ブドウ糖・電解質液500mL×1	アミノ酸・ビタミンB₁加総合電解質液500mL×1　ブドウ糖・電解質液500mL×1
呼吸器設定　サーボ300　(従圧式換気)	FiO₂	0.35	0.35	0.35	0.3　0.3　0.3	0.3　0.3	0.3	0.3
	モード	SIMV	SIMV	SIMV	SIMV　CPAP　SIMV	CPAP　SIMV	SIMV	SIMV
	呼吸回数	10	10	8	6　14→10	6	6	6

表6 検査結果

検査項目（単位）	入院1日目	入院2日目	入院5日目	入院7日目
WBC	2,600	7,400	4,800	5,200
RBC（×10⁴/μL）	449	401	400	421
Hb（g/dL）	13.3	12.2	12	12.1
PLT（×10⁴/μL）	15	14.5	10.8	11.5
Na（mmol/L）	140	137	135	136
K（mmol/L）	3.7	4.3	3.7	3.8
Cl（mmol/L）	102	102	101	102
BUN（mg/dL）	17.6	25.9	14.7	13.9
Cre（mg/dL）	0.81	0.78	0.43	0.45
T-P（g/dL）	6.5	5	5.6	5.3
ALB（g/dL）	4.5	4	3.4	3.7
CRP（mg/dL）	0.1	0.5	1.74	1.1
AST（IU/L）	39	69	30	33
ALT（IU/L）	29	38	35	24
LDH（IU/L）	278	285	202	201
CPK（IU/L）	616	2122	1496	707
呼吸器設定	10L/分リザーバーマスク	FiO₂ 0.35 SIMV 20 PC 18 PS 18 PEEP 4		FiO₂ 0.3 SIMV 6 PC 14 PS 14 PEEP 5
PCO₂（Torr）	42.7	38.6		39.4
PO₂（Torr）	52.9	144		102
pH	7.372	7.414		7.423
SaO₂（%）	86	99		99

表7 〈領域9〉以外の領域の類のアセスメント

領域	類のアセスメント
1. ヘルスプロモーション	**健康自覚**：今まで健康であったために，健康だということを意識することはなかったと推測される．受傷後は人工呼吸器で管理されている状況となり，呼吸困難や疼痛などの苦痛症状もあり，今までの自分の身体とは違うと感じている．医師より頸椎脱臼で脊髄損傷があり四肢麻痺があること，人工呼吸器のサポートが必要であることを説明され，自分の力では動くことができない状態になっていると認識しはじめている． **健康管理**：C5以下脊髄損傷（フランケル分類A）は損傷高位以下の運動知覚完全麻痺の状態で，四肢麻痺および横隔膜神経の麻痺もあり人工呼吸器装着し，健康管理を医療者に委ねている状況である．
2. 栄養	**摂取**：経鼻気管挿管，人工呼吸器管理中のため経口摂取が困難な状態にある．受傷3日後から経鼻胃管で経腸栄養が開始され投与量の調整が図られているが，必要栄養量の確保ができていない．トランスサイレチンなどの直近の栄養状態の指標が不明だが，血液検査データから低栄養が推測される． **消化**：C5以下脊髄損傷であり，自律神経系の機能障害に起因し消化管の蠕動運動の低下による消化機能の低下が懸念されるが，半消化態の経腸栄養により機能的および化学的消化機能は補助されている． **吸収**：検査データから総タンパクおよびアルブミン値は低下傾向で低栄養を示しているために，吸収機能は低下していると推測される． **代謝**：現在確認できる検査データからは，代謝機能の異常を示すデータは認められない． **水化**：経腸および経静脈的に水分量の投与が図られているが，排泄量に対して投与量の不足が生じているために，水・電解質のアンバランスがあると考えられる．

領域	類のアセスメント
3. 排泄と交換	**泌尿器系機能**：C5以下脊髄損傷で脊髄ショック期にある現在は，排尿中枢と排尿筋反射弓との伝導路が絶たれ，膀胱は弛緩し尿閉を生じている．腎機能の低下はない． **消化器系機能**：受傷直後は脊髄損傷に起因し，肛門括約筋の収縮は消失し弛緩し貯留能障害が生じていた．受傷後5日が経過し内臓器（腸管）の自動性により蠕動運動は再開しているが，排便の状況から，蠕動は減弱，または排出能障害が生じていることが考えられる． **外皮系機能**：麻痺域の発汗の障害は脊髄ショック期における自律神経障害（交感神経遮断）の影響が考えられる． **呼吸器系機能**：C5以下脊髄損傷に起因した呼吸筋（肋間筋）の麻痺・障害での奇異呼吸の出現により換気量が低下し，人工呼吸管理を必要としている．人工呼吸管理によってガス交換機能を維持しなければならず，ガス交換機能は低下している．
4. 活動／休息	**睡眠／休息**：頸部の痛み，気管チューブによる喉の痛みや呼吸困難感などを訴えていること，また処置やケアなどが頻繁に行われていることから十分な休息がとれていないことが推測される． **活動／運動**：上下肢の徒手筋力テスト（MMT）の評価は，診断されている脊髄の損傷部位を示しており，活動／運動を維持する機能を有していない．ベッドアップ90度まで許可はあるが，首の痛みにより長時間の保持が難しい状況である． **エネルギー平衡**：身体症状および処置・ケアなどに起因して，日常生活動作をはじめ身体活動が極度に制限され，また精神活動も受傷前と大きく異なることが推測され，エネルギー平衡は保持できていないことが考えられる． **循環／呼吸反応**：C5以下脊髄損傷のため肋間筋の麻痺，横隔膜に頼る奇異呼吸に起因すると考えられる換気量の減少で，酸素化能が低下し人工呼吸管理が必要な状態にある．交感神経遮断による迷走神経優位を示すバイタルサインの徴候（徐脈や低血圧）は生じていない．上・下肢の自発的な筋収縮の減弱に伴う静脈還流低下に起因する血栓・塞栓症の徴候も認めていない． **セルフケア**：C5以下脊髄損傷に起因した四肢麻痺があり，日常生活動作は自分で行えず，全面的に他者に依存しなければならない状態にある．
5. 知覚／認知	**注意**：痛みなどの身体的な状況に加え，医師からの病態の告知後，現状を認識し把握しようとしている現段階においては，周囲を意識する精神的レディネスにはないと推測される． **見当識**：発言の内容などから見当識は保たれていると評価できる． **感覚／知覚**：C5以下脊髄損傷に起因して，支配域に対応した皮膚分節で感覚／知覚麻痺が生じている． **認知**：脳の損傷はなく，受傷に伴う認知に関する障害はないと推測される．しかし身体的苦痛に加え，脊髄損傷について告知直後にあるため，せん妄を発症するリスクが高い状況である． **コミュニケーション**：治療により経鼻気管挿管が施され，言語的コミュニケーションは困難な状況であるが，医療者に読唇してもらうことで代替されている．しかし，意思疎通は十分に図れていないと考えられる．
6. 自己知覚	**自己概念・自己尊重**：ラグビーに打ち込み成績を出してきたことに誇りをもって，ラグビーを通して自己価値を見出し構築しつつある時期であった．また，家族内でも長男としての責任を自覚していたと推測される．ラグビーを続け活躍すること，長男としての役割を遂行することを理想自己（こうなりたい自分）としていたが，今後，脊髄損傷による障害を認識したとき，現実自己（こうである自分）との乖離が生じていくと推測される．それによって，自分自身の評価が低くなり自己尊重が低下する可能性がある． **ボディイメージ**：脊髄損傷により四肢が動かない，呼吸器のサポートが必要であることを説明されたが，受傷後1週間の現段階では，それが自分にとってどういうことなのか，わからない時期と推測される．
7. 役割関係	**介護役割**：今後，両親が介護役割を担うと予測される． **家族関係**：これまで学業や部活動に専念できるように支援されてきた．受傷後も両親は遠方に住んでいるが，すぐに来院しており，その後も母親は毎日面会している．また，病院近郊に在住している姉が両親のサポートをしていることからも，家族関係は良好であると推測される． **役割遂行**：受傷により身体機能が変化したことで，大学生として，ラグビーの選手として，長男としての社会的役割は，今までと同じようには遂行できない．

領域	類のアセスメント
8. セクシュアリティ	**性同一性・性的機能・生殖**：これまでの既往歴から生殖機能に問題はないと推測されるが，脊髄損傷のためC5以下の運動知覚完全麻痺により性的活動に関する能力の改善は見込まれない．
10. 生活原理	**価値観・信念**：ラグビーに打ち込むこむことに価値をおき，続けていくことを信念にして生活していた．また，家族内でも長男として責任を果たすことに価値・信念を感じていたと推測される． **価値／信念／行為の一致**：ラグビーに打ち込むことに価値をおき，それを信念に生活していたが，脊髄損傷受傷後，ラグビーを継続することは難しい．そのため信念／価値を貫く行動をとることに影響を及ぼす可能性がある．
11. 安全／防御	**感染**：バイタルサインおよび検査データから感染徴候を示す所見は認めていない．しかし今後，治療に伴う挿入ルート類に起因した感染のリスクが潜在する．C5以下の脊髄損傷により肋間筋や腹筋の麻痺に起因して，咳嗽力が低下し気道分泌物貯留のリスクがある．これにより肺合併症（肺炎，無気肺）のリスクを助長する．さらに人工呼吸管理が長期に必要となる可能性が高くVAP（人工呼吸器関連肺炎）のハイリスクがある． **身体損傷**：C5以下脊髄損傷により知覚麻痺が生じているほか，自力での体動が極めて困難な状態で，皮膚粘膜の損傷リスクが潜在する．また，自律神経障害による発汗異常や皮膚血流調節障害は褥瘡のリスクを助長している．筋肉の自発的収縮の減弱は静脈還流を停滞させ，血栓・塞栓症のリスクを助長させる． **暴力**：暴力に関するリスクはないと考えられる． **危険環境**：入院中は危険な環境ではないと考えられる． **防御機能**：現在，免疫機能に異常はみられない． **体温調節**：脊髄ショック期における交感神経遮断は高体温を生じさせるが，現在その徴候は認めていない．また，発汗の障害により体温の調節が不十分となる可能性がある．
12. 安楽	**身体的安楽**：頸部の疼痛，呼吸障害に伴う呼吸困難感，脊髄損傷に伴う腸蠕動運動の低下の結果としての吐気などの消化器症状，麻痺により自己で体位変換できないことに伴う苦痛があり，身体的安楽は保たれていない状況である． **環境的安楽**：現在，ICUで昼夜なくモニタリングされているために，環境的な安楽は図られていないと考えられる． **社会的安楽**：受傷により，学生生活やラグビーの活動が停止されている状況である．ICU入室中で，面会制限があり自発的な他者との交流が図れないため，社会的孤立をしていると推測される．
13. 成長／発達	**成長・発達**：ラグビーを通して，身体的にも心理社会的にも正常に成長発達を遂げてきたと推測する．しかし今回の受傷でアイデンティティの拡散が起こる可能性がある．

領域ごとの「アセスメントに必要な情報」は省略している．領域ごとの「アセスメントのまとめ」は表8を参照．

全体像描写のための関連図の作成

入院7日目，午前11時の時点でのA氏の13領域のアセスメントをまとめ，その関連を図式化した（図3，表8）．

A氏には脊髄損傷に伴う呼吸管理が重要であり〈領域3：排泄と交換〉〈領域4：活動／休息〉を中心とした．人工呼吸器管理を余儀なくされるため，低栄養から感染の危険も高まり〈領域2：栄養〉〈領域11：安全／防御〉に強い関連性がある．さらに安楽も障害され〈領域3：排泄と交換〉〈領域4：活動／休息〉と関連するが，安楽はコミュニケーションが図れないこと，疼痛による苦痛など〈領域5：知覚／認知〉とも関連する．

A氏の心理社会面については，今回の受傷はA氏にとって危機的状況であり，今までのコーピング方略では対処不可能な状

況にある．そして今後の自己概念や自己価値，また役割遂行，生活原理に影響を及ぼす．このため〈領域6：自己知覚〉を心理社会的面での中心領域とし，〈領域1：ヘルスプロモーション〉〈領域6：自己知覚〉〈領域7：役割関係〉〈領域9：コーピング／ストレス耐性〉〈領域10：生活原理〉と関連づけた．

次に，この関連図を見ながらA氏の全体像を描写する．

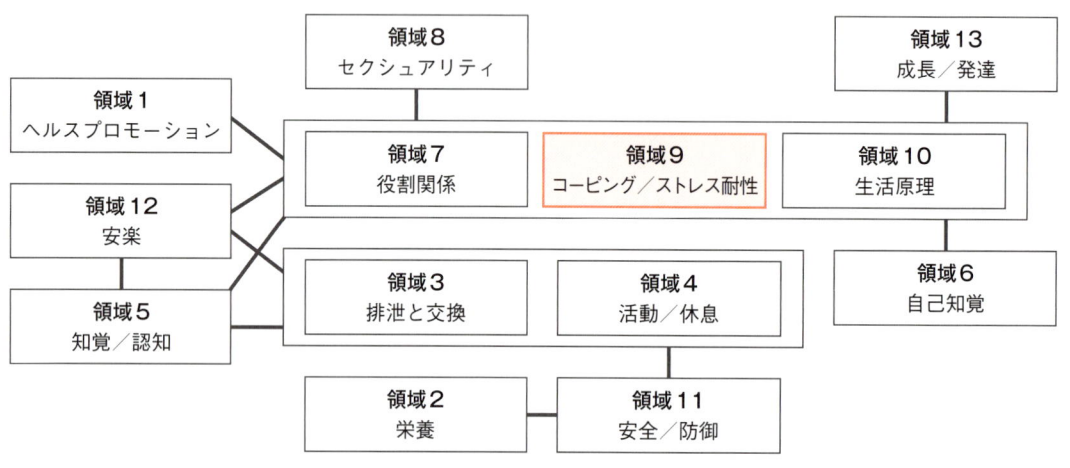

図3　領域別の関連図（各領域のアセスメントのまとめは表8を参照）

表8　各領域のアセスメントのまとめ

領域9：コーピング／ストレス耐性
発症より6日後，鎮痛薬，鎮静薬の投与中止翌日，「何でこうなっているのか」という本人からの質問をきっかけに，家族の了承を得て，医師より脊髄損傷で四肢麻痺があること，人工呼吸器によるサポートが必要なことを説明された．告知後，行動の混乱やパニック状態ということはなかった．翌日，看護師との会話で「長男として家業のことが心配」であると話しているが，19歳，大学生，ラグビー選手というごく身近な自分のことに目が向けられていない状態が推測され，これはフィンクの危機モデルでいう防御的退行の段階にあり，将来を有望視されたラグビー選手，長男であるという自己の存在が脅威にさらされていると知覚し，この危機状況に対し現実逃避という防御機制を用いて自分を守ろうとしていることが推測される． このようなときには，A氏がもつコーピング方略を用いることが困難であることが推測される．しかしながら，もともとラグビーに打ち込んできて，有望選手として周囲からの期待も受け，自分もその状況の中で充実した生活を送っており，さらに家族からの支援も十分受けてきたことなどから，レジリエンスの保護因子を多くもつと考える．一方，麻痺に伴う合併症のハイリスク（VAP，褥瘡，拘縮，疼痛）など，身体的な変容に伴う脆弱性因子は認められるが，これまでの生育歴・既往歴から，明らかな環境的な脆弱性因子は確認されない． ラグビー試合中の突然の受傷により脊髄損傷で四肢麻痺の状態となったため，今後受傷時の状況がよみがえり身体的／心的外傷後反応が出現する可能性はあるが，現在は認めていない．
領域1：ヘルスプロモーション
ラグビー試合中にC5以下脊髄損傷となり，受傷後は人工呼吸器管理中であり，呼吸困難や疼痛などの苦痛症状がある．医師より頸椎脱臼で脊髄損傷があり四肢麻痺があること，人工呼吸器によるサポートが必要であることを説明され，自分の力では動くことができない状態になっていると認識しはじめている．C5以下脊髄損傷（フランケル分類A）は損傷高位以下の運動知覚完全麻痺の状態で，四肢麻痺および横隔膜神経の麻痺もあり人工呼吸器装着し健康管理を医療者に委ねている状況である．
領域2：栄養
C5以下脊髄損傷であり自律神経系の機能障害に起因し，消化管の蠕動運動は低下し，消化機能の低下が懸念されるが，半消化態の経腸栄養により機能的および化学的消化機能は補助されている．また，経鼻気管挿管，人工呼吸器管理中のため経口摂取が困難な状態にあり，経鼻胃管で経腸栄養が開始され投与量の調整が図られているが，必要栄養量および水分量が確保できていないため，血液検査データなどから低栄養が懸念される．

領域3：排泄と交換
C5以下脊髄損傷に起因した膀胱直腸障害が生じており尿道留置カテーテルによる排泄路の変更および薬剤による排便の調整を必要としている．麻痺域の発汗の障害は脊髄ショック期における自律神経障害（交感神経遮断）の影響が考えられる．また，呼吸筋（肋間筋）の麻痺・障害による奇異呼吸の出現によって，換気量の低下から人工呼吸管理を必要としている．人工呼吸管理によってガス交換機能は維持されている．

領域4：活動／休息
C5以下脊髄損傷のため肋間筋の麻痺・横隔膜に頼る奇異呼吸に起因すると考えられる換気量の減少で，酸素化能が低下し人工呼吸管理が必要な状態にある．交感神経遮断による迷走神経有意を示すバイタルサインの徴候（徐脈や低血圧）は生じていない．上・下肢の自発的な筋収縮の減弱に伴う静脈還流低下に起因する血栓塞栓症の徴候も認めていない．
セルフケアは日常生活動作をはじめ自発的な活動が困難で，全面的に介助を要する状態であり，また頸部痛により，許可範囲内における上半身の挙上も長時間保持が困難な状況から，活動量も休息の質も受傷前と大きく異なり，活動／休息のバランスが保たれていないことが推測される．

領域5：知覚／認知
C5以下脊髄損傷に起因して，支配域に対応した皮膚分節で知覚麻痺が生じているが，聴覚・視覚などは機能障害を示唆する情報は認めていない．見当識・認知機能は保たれているが，身体的苦痛に加え脊髄損傷について告知直後にあることから，せん妄を発症するリスクが高い状況である．治療により経鼻気管挿管が施され，言語的コミュニケーションは困難な状況であるが，医療者に読唇してもらうことで代替されている．しかし意思疎通が十分に図れていないと考えられる．

領域6：自己知覚
ラグビーに打ち込み成績を出してきたことに誇りをもって，ラグビーを通して自己価値を見出し構築しつつある時期であった．また，家族内でも長男としての責任を自覚していたと推測される．ラグビーを続け活躍すること，長男としての役割を遂行することを理想自己（こうなりたい自分）としていた．現段階では受傷後1週間であり，脊髄損傷により四肢が動かない，呼吸器のサポートが必要であることなど説明されたことが，自分にとってどういうことなのか，わからない時期と推測する．そのため今後，脊髄損傷による障害を認識したとき，現実自己（こうである自分）との乖離が生じていくと推測される．自分自身の評価が低くなり自己尊重が低下する可能性がある．

領域7：役割関係
受傷により身体機能が変化したことで，大学生として，ラグビーの選手として，長男としての社会的役割は今までと同じようには遂行できない．しかし，家族間の支援状況から家族関係は良好であり，今後，お互いに支えあっていくと推測される．

領域8：セクシュアリティ
これまでの既往歴から生殖機能に問題はないと推測されるが，脊髄損傷のためC5以下の運動知覚完全麻痺により，性的活動に関する能力の改善は見込まれない．

領域10：生活原理
ラグビーに打ち込むことに価値をおき，それを信念にして生活していたが，脊髄損傷受傷後，ラグビーを継続することは難しい．そのため信念／価値を貫く行動をとることに影響を及ぼす可能性がある．

領域11：安全／防御
バイタルサインおよび検査データから感染徴候を示す所見は認めていない．しかし今後，治療に伴う挿入ルート類に起因した感染のリスクが潜在する．C5以下脊髄損傷により肋間筋や腹筋の麻痺に起因して，咳嗽力が低下し気道分泌物の貯留のリスクがある．これにより肺合併症（肺炎，無気肺）のリスクを助長する．さらに長期に人工呼吸管理が必要となる可能性が高くVAP（人工呼吸器関連肺炎）のハイリスクがある．知覚麻痺が生じているほか，自力での体動が極めて困難な状態で，皮膚粘膜の損傷リスクが潜在する．また，自律神経障害による発汗異常や皮膚血流調節障害は褥瘡のリスクを助長している．筋肉の自発的収縮の減弱は静脈還流を停滞させ，血栓・塞栓症のリスクを助長させる．

領域12：安楽
頸部の疼痛，呼吸障害に伴う呼吸困難感，脊髄損傷に伴う腸蠕動運動の低下の結果としての吐気などの消化器症状，麻痺により自己で体位変換できないことに伴う苦痛があり，身体的安楽は保たれていない状況である．またICUの入室により，環境的安楽の阻害や社会的孤立を発生させていると推測する．

領域13：成長／発達
ラグビーを通して，身体的にも心理社会的にも正常に成長発達を遂げてきたと推測する．しかし今回の受傷でアイデンティティ（自己同一性）の拡散が起こる可能性がある．

全体像の描写

患者プロフィール

A氏，19歳，男性．大学1年生でラグビー部に所属している．祖母，父(47歳)，母(44歳)，姉(21歳)との5人家族で，祖母と両親は大阪府在住，姉は東京都在住．父は自営業で母は介護職に就いている．既往歴はない．

現病歴

ラグビーの試合中，頭の上に相手の選手が乗りかかり頸部受傷，受傷後四肢が動かず救急車を要請し救命救急センターに搬送される．

経過

搬入時，意識レベル清明．呼吸15回／分(腹式呼吸)，酸素飽和度98％(高濃度酸素マスクで10L／分投与下)，呼吸困難感はあるが，他のバイタルサインに問題はない．四肢のしびれを訴え，運動レベル(MMT)は上肢2/5，下肢0/5．便失禁あり，直腸指診は異常なし．

搬送後，頸椎カラー装着．MRIでC4前方脱臼とC5以下の脊髄損傷(フランケル分類A)が診断され，大量ステロイド療法を開始し，経鼻気管挿管し，ICUへ入室となる．

入院2日目にハローベスト装着し，損傷脊椎の固定が施された．ICU入室後から鎮静を開始し，人工呼吸管理とする．

入院3日目には鎮静が中止となり，5日目には鎮痛薬も中止となった．栄養管理に関しては，経口摂取が困難なため経静脈栄養のほか，経鼻胃管で経腸栄養が開始されている．

統合したアセスメント

今まで健康であったために，健康だということを意識することはなかったと推測される．しかし，今回C5以下脊髄損傷(フランケル分類A)を受傷し，損傷高位以下の運動覚完全麻痺の状態であり，四肢麻痺，膀胱直腸障害および横隔膜神経の麻痺もある．このため尿道留置カテーテルの挿入，人工呼吸器装着による呼吸管理など，健康管理を医療に委ねている状況である．現在は，脊髄ショック期のため自律神経障害(交感神経遮断)の影響が考えられ，呼吸筋(肋間筋)の麻痺・障害による奇異呼吸の出現があるが，人工呼吸管理によってガス交換機能は維持されている．

自ら身体を動かすことはできず，セルフケアは日常生活動作をはじめ全面的な介助を要する状態である．また頸部痛により，許可範囲内における上半身の挙上も長時間保持困難な状況から，活動量も休息の質も受傷前と大きく異なり，活動／休息のバランスが保たれていないことが推測される．頸部の疼痛，呼吸障害に伴う呼吸困難感，脊髄損傷に伴う腸蠕動運動の低下の結果として吐気などの消化器症状，麻痺により自己で体位変換できないことに伴う苦痛があり，身体的安楽は保たれていない状況である．

またICUの入室により，環境的安楽の阻害や社会的孤立があると推測される．C5以下の脊髄損傷に起因して，支配域に対応した皮膚分節で知覚麻痺があるが，聴覚・視覚などの機能障害はみられていない．見当識・認知機能は正常である．

　経鼻気管挿管が施され，言語的コミュニケーションは困難な状況である．医療者の読唇により代替されているが，十分な意思疎通が図れていないと考えられる．

　A氏は大学生として，ラグビーの選手として，また長男としての社会的役割を担ってきたが，受傷により身体機能が変化したことで，今までと同じようには役割を遂行できない．しかし家族間の支援状況は良好であり，今後は両親の支援がなされていくと推測される．

　発症より6日後，鎮痛薬・鎮静薬の投与中止の翌日，「何でこうなっているのか」という本人の質問をきっかけに，家族の了承を得て，医師より脊髄損傷で四肢麻痺があること，人工呼吸器によるサポートが必要なことを説明されたが，告知後に行動の混乱やパニック状態はなかった．これは，フィンクの危機モデルでいう防御的退行の段階にあり，将来を有望視されたラグビー選手，長男であるという自己の存在が脅威にさらされていると知覚し，この状況的危機に対し現実逃避という防御機制を用いて自分を守ろうとしていることが推測された．このようなときには，コーピング方略を用いることが困難であることも推測される．しかし，もともとラグビーに打ち込んできて，有望選手として周囲からの期待も受け，充実した生活を送ってきており，さらに家族からの支援も十分受けてきたことなどから，レジリエンスの保護因子を多くもつと考える．麻痺に伴う合併症のハイリスク（VAP，褥瘡，拘縮，疼痛）など，身体的な変容に伴う脆弱性因子は認められるが，これまでの生育歴・既往歴から，明らかな環境的な脆弱性因子は確認されない．

健康問題に対する反応をNANDA-I看護診断で表現する

　A氏の情報をもとに13領域の視点でアセスメントし，全体像をとらえてきたが，A氏の健康問題に対する反応をNANDA-I看護診断で表現し，NOC（看護成果分類），NIC（看護介入分類）で看護展開を検討する．

　19歳のA氏はラグビー中に受傷し，C5以下脊髄損傷により，今後障害をもちながら生きていかねばならないという危機的状況により，逆境に陥った．受傷7日目の時点では，医師より脊髄損傷で四肢麻痺があること，人工呼吸器によるサポートが必要なことを告知されているが，看護師との会話の中で「長男として家業のことが心配」と話すものの，大学生，ラグビー選手などの自身の身近なことについて触れられていない．これは危機的状況に対して現実逃避という防衛機制を用いて自分を守っている，フィンクの危機モデルでいう防御的退行の段階にあると考えた．このようなときには，コーピング方略を用いることが困難であることが推測される．

表9　A氏のNANDA-I看護診断－NOC－NIC

NANDA-I看護診断	NOC：成果
レジリエンス低下リスク状態（領域9：コーピング／ストレス耐性，類2：コーピング反応） **定義**：有害な状況または危機に対して肯定的な反応パターンを保持する能力の低下の危険がある状態 **危険因子** ☐存在している危機の慢性化 ■さまざまな有害な状況の併存 　（脊髄損傷に起因する障害により，依存している日常生活動作．コミュニケーション手段の変更を余儀なくされ，処置・ケア／生理的欲求を，すみやかに伝えることが困難．感情の表出が困難） ■新しい危機が加わって存在（例：計画されていない妊娠，配偶者の死，失業，病気，住む家がない，家族の死） 　（ラグビー中の受傷，C5以下の脊髄損傷とそれに伴う不可逆的な神経障害） ■：選択された危険因子 NOC，NICは選択された指標，行動のみをあげている	個人の回復力（レジリエンス）（領域Ⅲ：心理社会的健康，類N：心理社会的適応） **定義**：重大な災難や危機の後にうまく適応し機能する個人の能力 | 指標 | 全くみられない | まれにみられる | |---|---|---| | ■感情を表出する | 1 （入院7日目） 自ら感情を表現しない | 2 | | ■あいまいな意思疎通を明確にする | 1 医療者に助けを求めることができない | 2 （入院7日目） |

事例に合わせて下記の文献より許可を得て転載
Herdman,T.H.編(2008)／日本看護診断学会監訳・中木高夫訳(2009)．NANDA-I看護診断─定義と分類 2009-2011 (p.326)．医学書院．
Moorhead,S., Johnson,M., Maas,M.L., Swanson,E.編(2008)／江本愛子監訳(2010)．看護成果分類(NOC)─看護ケアを評価するための指標・測定尺度 第4版(p.435)．医学書院．
Bulechek,G.M., Butcher,H.K., Dochterman,J.M.編(2008)／中木高夫・黒田裕子訳(2009)．看護介入分類(NIC) 原書第5版(p.547)．南江堂．

ときどきみられる	しばしばみられる	常にみられる
3 （入院10日目）	4	5 自ら感情を表現する
3	4 （入院10日目）	5 自ら支援を求めることができる

NIC：介入
セルフ・アウェアネス強化（領域3：行動的，類R：コーピング援助） **定義**：自分の思考・感情・動機づけ（モチベーション）・行動を探求し，理解できるように，患者を援助すること **行動** ■自己に関して通常抱く感情を明らかにできるように援助する （患者の抱く感情を素直に表出できるように環境づくりや話しかけをする） 〈さまざまな有害な状況の併存〉 A氏は身体的ケアを依頼しても，自身の感情を表出する機会が少ないことが入院の経過からみられる．告知後も看護師から問われて，ようやく思いを述べていた状況からも，積極的に表出することに抵抗がある，または慣れていないとも考えられる．時間に余裕をもち環境を整えて，A氏が思いを表現できる機会をつくり，感情表出を促す対応をする． ■患者の行動または反応についての観察や思考を共有する （患者の表出した思い，または思いを表出することなく経過する様子や言動について観察する） 〈さまざまな有害な状況の併存〉 A氏にとって現在の状況は，これまで経験したことがないであろう状況的危機で，脅威認知されていると推測される。このような状況において，A氏はレジリエンスでいう保護因子を有効に活用できているか注意深く経過を追う必要がある． ■患者のアンビバレントな感情（怒りとうつ気分のように相反する感情）に立ち向かう （患者から表出された感情を察知し，傾聴と支持的な態度をもって対応する） 〈さまざまな有害な状況の併存〉 A氏は現在の状況から，フィンクの危機モデルでいうところの「防御的退行」であり，それに伴う反応として感情を表出できるよう積極的に傾聴し，常に支持的態度で対応する． ■適切な場合，他者への依存を受け入れられるように患者を援助する （現在，サポートが必要な状況であり，そのサポートはいつでも受けられることを患者に伝える） 〈新しい危機が加わって存在〉 脊髄損傷のため全介助が必要な状態であり，積極的に援助する．ただし，A氏は「防御的退行」であることも考慮し，無理な現実志向の援助は行わないように注意が必要である．

他方，A氏はこの逆境に対して良好な適応へのプロセス，レジリエンスのための保護因子を複数保持する．A氏の保護因子とは，これまでラグビーに打ち込んできた強靭な精神力や若さ，病院にて高度医療が受けられていること，家族のサポートが得られていることなどである．これら保護因子が強化され，また新たな保護因子が獲得され，かつ麻痺に伴う合併症のハイリスク（VAP，褥瘡，拘縮，疼痛）など，身体的な変容に伴う脆弱性因子が除外されることで，A氏の良好な適応へのプロセス，レジリエンスが可能であると考える．

そこで看護診断として〈領域9：コーピング／ストレス耐性〉の〈類2：コーピング反応〉より"レジリエンス低下リスク状態"をあげた．この看護診断の定義は「有害な状況または危機に対して肯定的な反応パターンを保持する能力の低下の危険がある状態」である（Herdman，2008／日本看護診断学会・中木，2009）．これは，突然の受傷による脊髄損傷とそれに伴う麻痺という障害を背負って生きていくことに対し，A氏が少しずつ状況の理解と受け入れをし，残っている機能を生かして，社会活動をめざす能力が脅かされている現状に適合する．

この診断の危険因子としては，脊髄損傷に起因する障害により依存せざるを得ない日常生活動作，気管内挿管によってコミュニケーション手段が変更され，生理的欲求を，すみやかに伝えることや感情の表出が困難であるといった状況から「さまざまな有害な状況の併存」と「新しい危機が加わって存在」の2点があてはまる．

看護成果（NOC）と看護介入（NIC）

防御的退行の段階では，A氏がもつ保護因子を生かし，患者を受け入れ保護するようなかかわりが必要であると考える．そこで，NOCとしては"個人の回復力（レジリエンス）"を選定した．定義は「重大な災害や危機の後にうまく適応し機能する個人の能力」である（Moorhead，Johnson，Maas，Swanson，2008／江本，2010）．A氏がこの危機的状況に適応していくための第1段階としては，A氏自身がこれらの状況に対して感じるままに感情を表出し，周囲にサポートを求めることができるような環境にあることが大切と考える．そのため，NOCの指標として「感情を表出する」「あいまいな意思疎通を明確にする」の2点をあげた．A氏は危機理論でいう防御的退行の段階と考えられるが，状況に適応していくためのプロセスとして感情表出は重要であり，早い段階での評価が必要と考え，評価日を3日後に設定した．

NICとしては，今までに体験したことのない危機的状況の中で，A氏は少しずつこの逆境に立ち向かっていかねばならないが，防御的退行の段階にある現時点では現実志向の援助は適切でない．支持的な態度のもと十分な傾聴などにより，A氏が徐々に自分の思考や感情に気づくことができるように支援していくため"セルフ・アウェ

アネス強化"を選定した．定義は「自分の思考・感情・動機づけ(モチベーション)・行動を探求し，理解できるように，患者を援助すること」である(Bulechek, Butcher, Dochterman, 2008／中木・黒田, 2010). これは，この危機的状況の中で今後A氏がもつ保護因子を生かしながら，レジリエンスの過程をたどっていくことができるように支持的態度で介入することを意図している(表9).

文献

Atkinson,P.A., Martin,C.R., Rankin,J. (2009). Resilience revisited. *J Psychiatr Ment Health Nurs.*, 16(2), 137-145.

Audric,J. (1948). The amazing resilience of children. *Med World*, 69(11), 329-331.

Bulechek,G.M., Butcher,H.K., Dochterman,J.M.編(2008)／中木高夫・黒田裕子訳(2010). 看護介入分類(NIC) 原書第5版. 南江堂.

Byrne,C., Love,B., Browne,G. et al.(1986). The social competence of children following burninjury : study of resilience. *J Burn Care Rehabil*, 7(3), 247-252.

Caplan, G.(1961)／山本和郎訳(1982). 地域精神衛生の理論と実際(pp.23-26). 医学書院.

Cuming,W.G., Alexander,R.M., Jayes A.S.(1978). Rebound resilience of tendons in the feet of sheep (Ovis aries). *J Exp Biol*, 74, 75-81.

Earvolino-Ramirez,M.(2007). Resilience : a concept analysis. *Nurs Forum*, 42(2), 73-82.

Fink,S.L. (1967). Crisis and Motivation : a theoretical model. *Arch Phys Med Rehabil.*, 48(11), 592-597.

Herdman,T.H.編(2008)／日本看護診断学会監訳・中木高夫訳(2009). NANDA-I看護診断―定義と分類 2009-2011. 医学書院.

石井京子・藤原千恵子・河上智香他(2007). 患者のレジリエンスを引き出す看護者の支援とその支援に関与する要因分析. 日本看護研究学会雑誌, 30(2), 21-29.

Jacelon,C.S.(1997). The trait and process of resilience. *J Adv Nurs.*, 25(1), 123-129.

Jacoby,S.F., Ackerson,T.H., Richmond,T.S.(2006). Outcome from serious injury in older adults. *J Nurs Scholarsh.*, 38(2), 133-140.

国広哲弥・堀内克明・安井稔編(2002). プログレッシブ英和中辞典 第4版. 小学館.

Laditka,S.B., Murray,L.M., Laditka,J.N.(2010). In the eye of the storm : resilience and vulnerability among AfricanAmerican women in the wake of Harricane Katrina. *Health Care Women Int.*, 31(11), 1013-1027.

Luthar,S.S., Cicchetti,D.(2000). The construct of resilience : Implications for interventions and social policies. *Dev Psychopathol.*, 12(4), 857-885.

Moorhead,S., Johnson,M., Maas,M.L., Swanson,E.編(2008)／江本愛子監訳(2010). 看護成果分類(NOC)―看護ケアを評価するための指標・測定尺度 第4版. 医学書院.

Nishi,D., Matsuoka,Y., Kim,Y.(2010). Posttraumatic Growth, posttraumatic stress disorder and resilience of motor vehicle accident survivors. *BioPsychoSocial Medicine*, 4(7), 1-6.

庄司順一(2009). リジリエンスについて. 人間福祉学研究, 2(1), 35-47.

Wagnild,G., Young,H.M.(1990). Resilience among older women. *Image J Nurs Sch.*, 22(4), 252-255.

2 特発性間質性肺炎の患者の看護診断

照沼 理　塩屋浩一　髙原靜子　大久保理恵　隅田菜穂

事例紹介

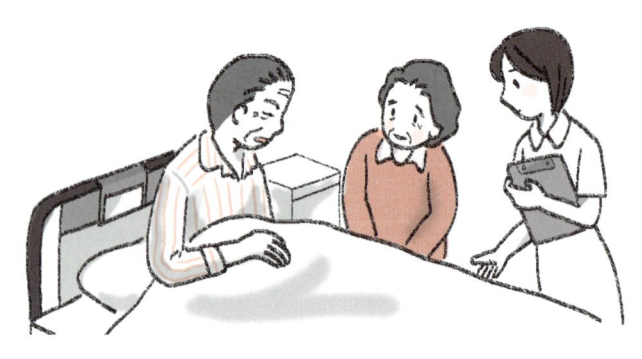

B氏，65歳，男性，居酒屋経営（30歳代でサラリーマンから長年の夢であった転職，現在は長男に店を譲っている）．妻（専業主婦）と2人暮らし，東京在住の長男（35歳），九州在住の次男（33歳）がいる（子どもは2人）．

特発性間質性肺炎を発症後，4年が経過している．アセスメントを行う設定時点は，入院から3日目の午前6時とした．

特発性間質性肺炎は「肺の繊維化病態を意味し，慢性経過で繊維化が進行する．症状としては，労作時呼吸困難，乾性咳嗽が多くみられ，症状が治癒することはなく，徐々に進行し平均生存期間は，診断後4～6年」である（高久・尾形・黒川・矢崎，2009，p.75）．

このような慢性的に経過する呼吸不全患者に対しては，治癒を目的とした看護ではなく，患者を安定した身体的状態に維持しQOLの向上をめざす必要がある．

B氏は発症後4年が経過し，慢性的な病態である．したがって心身ともに疲弊していることがうかがわれる．設定時点でB氏は労作時の呼吸困難を認め，他者の力を借りなければ基本的なニーズを満たすことができないストレスフルな状況におかれていた．

そこで〈領域9：コーピング／ストレス耐性〉のアセスメントに中範囲理論として「心理学的ストレス・コーピング理論」を適用することとした．そのうえで，B氏のNANDA-I看護診断には"リスク傾斜健康行動"を選定し，これに対する成果をNOCから，介入をNICから選定した．

B氏の経過記録の抜粋を表1に，検査データを表2に，検温表を表3に示した．

表1　B氏の経過記録の抜粋

入院1日目	〈10：00〉 S（主観的情報）：よろしくお願いします． O（客観的情報）：車椅子にて妻に付き添われ入院となる．ベッドへ看護師の介助で移動する．下肢の筋力低下があり，1人で立位保持は行えない．移動後も呼吸速拍しているため，深呼吸を促す．5～10分ほどで呼吸状態は安定する．安静で酸素1L/分経鼻下にて，酸素飽和度93～94％で経過する．労作時には酸素投与量を3L/分へ変更することとナースコールで知らせてほしいことを説明する．持続的酸素飽和度モニターを装着する． 〈15：30〉 S：おれ，野菜は嫌いなんだよな．あいつ（妻）は，食べろ，食べろって言うんだけど．何か違うものが出るようにしてくれませんか？　前の病院では，それはできないって言われてたんですけど，この病院ではやってくれると思ってさ． S：（インスリン療法で）やっぱり打たなきゃいけないのか．前の病院でも打っていたし，同じ量なの？糖尿病って恐い病気だよね．自覚症状がないんだからな．ある程度の覚悟はしてきているつもりです．まだ，当分の間は家に帰れないだろうなって．今までさんざんあいつ（妻）には迷惑もかけてきたし，少しは言うこと聞いてあげないと．この病院だってあいつ（妻）が探してきてくれたんだよ． S（妻より）：若いころから無茶をしてきたから，いろいろと体にガタがきているんでしょうね．いろいろな病気もしてきたけど，私がもっと夫の体のことを気にしていれば，こんな病気にもならなかったんじゃなかったのかなって思うときもあるんです．前の病院の先生からは，原因不明の病気だって言われたんですけどね．それから，これ以上の治療はもうないって……．でもそれじゃああんまりだって思うんです．まだ65歳でしょ．お客さんと楽しくお話できることを楽しみにしている人だから，何かしらの治療があると思って，知り合いにこの病院のことを聞いてきました． O：病状説明後，妻が廊下に出た際に病状に対する思いについてたずねると，上記のような発言が聞かれる．夫婦仲は良好であり，妻が全面的にサポートを行っている．着替え類もすべてネットに1着ずつ分けて棚にしまわれている． 〈21：30〉 S：下剤をいただけますか？　今日病院移ってきたからかな？　便が出てないんですよ．やっぱり環境が変わったことも影響するんですかね．それから眠剤もくださいね．
入院2日目	〈11：00〉 S：すみません，上着だけ着替えをしたいんですけど……．下は妻がきてからやってもらいますので大丈夫です． O：ナースコールあり，訪室すると上着を脱ぎはじめている．酸素飽和度が88％まで低下している．すぐに酸素投与量を3L/分へ変更し，深呼吸を促すと5分ほどで酸素飽和度が92％まで上昇する．時間を要するが，ボタンかけもでき，半介助にて更衣は行える．呼吸速拍を認めるが，更衣時に酸素飽和度が92％以下になることはなかった． 〈12：00〉 S：この病院は，電動のベッドだから楽ですよ．自分でできますからね．前の病院は，手動式だったから，いちいち看護師さんのこと呼ばなきゃいけなかったでしょ？　それが申し訳なくてね．自分の身のまわりのことくらいは自分でやらないとね．食べることとトイレくらいは自分でやれるようにならないと． O：昼食を配膳すると，すでに自らギャッチアップをし，セッティングを行えている．食事は自力で摂取可能であるが，急いで食べようとしており，少しむせている． 〈15：00〉 S：はあー，はあー，苦しい，苦しくなっちゃったよ．だって急にトイレに行きたくなったんだもん．そこにあるでしょう，トイレ（ポータブルトイレ）が……．そこまでは，自分でいけると思ってさ． O：モニター上，酸素飽和度85％まで下降し，脈拍が130台まで上昇しアラームがなっているため訪室する．ベッド柵を自ら下げ，ベッドサイドに降りようとしている．呼吸速拍し，肩呼吸となっている．すぐに酸素投与量を3L/分へ変更し，酸素飽和度が上昇したことを確認後ポータブルトイレへの移動を介助する．立ち上がり時と方向転換に介助を要し，ポータブルトイレへ移動する．軟便の排便を認める．やや呼吸速拍気味であったが，酸素飽和度の低下は認めなかった． 〈21：30〉 S：夜になると何だかだるいですね．それもあってか，やっぱり眠れません．前の病院でも飲んでいたんですけど睡眠剤くれますか？　あれを飲めば，4時間くらいは眠れるんです．お願いします． O：持参薬のレンドルミン®1錠を内服する．

入院3日目	〈2：30〉 S：眠れなくって，おなかが空いて何か食べたくなっちゃったんだけど，なかなか手が届かなくてね．確かもらっておいた饅頭を置いてあったと思ったんだけどな． O：同室者からのナースコールがあり，「Aさんがガタガタとうるさい」とのことだった．酸素飽和度が88％まで低下していた．ベッドサイドの菓子を探そうとし，消灯台の上に物が散乱している状態だった． 〈6：00〉 S：夕べはすみませんでした．トイレに行くとき，あんなに苦しくなったのは，はじめてだし，たかが饅頭を食べようと少し動いただけなのに，こんなに苦しくなって，さらに皆さんにまで迷惑をかけてしまったみたいで．
関連情報	● 30歳代のころに転職し，長年の夢であった飲食店（居酒屋）を営んできた．長男は若いころより父の店を手伝っており，5年前からは長男に経営をまかせている．長男から店の経営について報告を受け，相談役になっている． ● 長男より，常連客が自分のことを心配していると聞き，気にしている． ● 長男は店の関係で面会にはこられず，次男も九州で家族と暮らしており，正月にしか会っていない．しかし，父親の病気を心配し，時々電話をかけてくる． ● 自宅では内服薬の管理は妻が行っていた．1週間ごとにカートにセットされたものを服用していた．

表2 B氏の検査結果

検査項目（単位）	入院3日前 （前医院データ）	入院2日目
WBC	8,880	9,580
RBC（×10^4/μL）	368	371
Hb（g/dL）	12.4	12.5
Ht（％）	45.1	44.2
PLT（×10^4/μL）	6.6	6.8
T-P（g/dL）	5.4	5.7
ALB（g/dL）	3.2	3.3
AST（IU/L）	22	20
ALT（IU/L）	32	36
LDH（IU/L）	446	448
ALP（IU/L）	200	222
γ-GTP（IU/L）	66	69
総コレステロール（mg/dL）	190	187
中性脂肪	70	72
血糖（mg/dL）	211	186
HbA1c（％）JDS値	—	7.8
BUN（mg/dL）	39	39
Cre（mg/dL）	0.9	0.94
尿酸（mg/dL）	4.1	4.1
Na（mmol/L）	136	142
K（mmol/L）	4.4	4.5
Cl（mmol/L）	101	103
CRP（mg/dL）	0.3	0.2
酸素（1L/分）投与下		
pH	—	7.46
$PaCO_2$（mmHg）	—	39.8
PaO_2（mmHg）	—	87.4
BE（mmol/L）	—	3.6
SaO_2（％）	—	94.4

表3　B氏の検温表

患者B氏, 65歳, 男性				病名：間質性肺炎							
入院日数				1				2			3
R：呼吸	P：脈拍	T：体温	BP：血圧								

(グラフ：呼吸・脈拍・体温・血圧の推移　※10時00分入院)

★：R　▲：P　●：T　■：BP

体重(kg)				74（自己申告）							
食事	制限食			1,500kcal				1,500kcal			1,500kcal
	摂取量			―	9		10	9	10	9	10
排泄	尿回数			8				6			
	便回数			0				1			
IN	補液(mL)			0				0			
	飲水(mL)			750				800			
	IN合計			750（＋食事）				800（＋食事）			
OUT	尿量(mL)			1,100				1,300			
	OUT合計			1,100				1,300＋便			
備考欄				21:00　アローゼン®1g内服							
酸素投与量(L/分)			1	1	1	1	1	1	1	1	1
喀痰量				少量	―	少量	少量	少量	―	少量	
喀痰性状				漿液性		漿液性	漿液性			漿液性	
酸素飽和度(%)				94	93	92	93	94	92	92	
呼吸困難				―	―	±	―	＋	―	―	
咳嗽				±	±	＋	±	±	±	＋	
血糖朝食前(mg/dL)						166				154	
ヒューマリンR						4単位				4単位	
血糖昼食前(mg/dL)				190				188			
ヒューマリンR				4単位				4単位			
血糖夕食前(mg/dL)				218				177			
ヒューマリンR				4単位				4単位			
血糖眠前(mg/dL)						188				164	

アセスメントの着眼点

13領域のアセスメントのうち，本事例に重要と考えた〈領域9：コーピング／ストレス耐性〉の領域を中心に，根拠と共に考察する．

中範囲理論としては，リチャードS.ラザルスとスーザン・フォルクマンの「心理学的ストレス理論」を事例のアセスメントに適用する（Lazarus, Folkman, 1984／本明・織田・春木，1991）．

心理学的ストレスは，人間と環境との関係から生じる．そのため，どういう状況でストレスを感じるか（特定状況）を認知し，評価することが必要である．評価の過程（表4）は，1次評価として，①無関係（何の意味もない状況），②無害―肯定的（結果が肯定的に解釈される状況），③ストレスフル，の3つの段階で行われ，「ストレスフル」と認知されたときには，それを，①害，②喪失，③脅威，④挑戦，の4つに分けて評価する（Lazarus, 1961／帆足，1966）．

1次評価は，個人が日常のさまざまな出来事からストレスを受ける内容を考え判断することである．2次評価は，ものごとを見極める単なる知的活動ではなく，具体的な対処の方法を選択することになる．つまり，ストレスフルと1次評価された刺激に対し，対応を考えるのが2次評価である（Lazarus, 1961／帆足，1966）．

表4　心理学的ストレスの評価の過程

評価			内容
1次評価	無関係		その人にとって得にも損にもならず，何の意味も持たない状況
	無害―肯定的		出来事の結果をよいか，それ以上に解釈している状況
	ストレスフル	害―喪失	すでに自己評価や社会的評価に対する何らかの危害，不利益を受けている状況
		脅威	まだ起きてはいないが，予測される危害，不利益が将来起こると否定的に捉えている状況
		挑戦	出来事に対して肯定的に捉え，適応しようとする状況
2次評価	情動中心コーピング		恐怖，驚き，怒り，悲しみ，喜びなどの感情的な苦痛を軽減させるためになされる
	問題中心コーピング		解決すべき事柄や困った事柄の原因を明らかにして変化させる

「心理学的ストレス・コーピング理論」を適用する

特定状況

領域9の〈類2：コーピング反応〉をアセスメントするにあたって，ここでは心理学的ストレス・コーピング理論を適用する．

B氏は前医で「(特発性間質性肺炎が)これ以上よくならない」と言われ，妻の意向にしたがい，新しい治療を求めて転院してきている．しかし，治療効果がみられないばかりか，体動時の呼吸困難感が増悪し，これまでできていた食事，睡眠，排泄などの身のまわりのことが自ら行えなくなってきている．他人に迷惑をかけていることを負担・重荷と感じ，ストレスフルな状況である．

B氏の特定状況（表5）をあげ，1次評価，2次評価の順に認知的評価を整理する．

1次評価

B氏に次のような言動がみられたことから「ストレスフル」と認知され，「脅威」と認知しているのではないかと考えた．

入院1日目，15時30分「ある程度の覚悟はしてきているつもりです．まだ，当分の間は

表5　B氏の特定状況

要因		状況
個人的要因	病態	5年前ころより特発性間質性肺炎と診断され，感冒をきっかけに症状が増悪した．ステロイドパルス療法も効果がなく，酸素投与1L/分によって酸素飽和度93〜94％で経過し，体動時は酸素投与量を3L/分へ上げ対応している． 入院3日目の6時「トイレに行くとき，あんなに苦しくなったのは，はじめてだ」との言動があった．
	役割関係	65歳，男性，居酒屋経営(長年の夢であった30歳代で転職，現在は長男に店を譲っている)． 妻(専業主婦)と2人暮らし，東京在住の長男(35歳)，九州在住の次男(33歳)がいる(子どもは2人)．
	コミットメント・信念	元来自らの健康や安寧に関心は薄く，好き放題に生きてきた． 現在は，治療を受けて何とか回復し，自分の居酒屋で常連客と話をすることを目標にしている． 家族を大切にしており，家族のためなら何でもするという信念がうかがわれる．
環境的要因	新奇性：目新しい状況に直面する事態	今回の転院は，5年前から患ってきた間質性肺炎がよくならないことから，PMX(エンドトキシン吸着)療法目的で入院したので，目新しさがある．
	予測性：予測できる有害・危険な刺激	PMX療法が効果を示すかどうかについて，医師から「確立した治療ではないが，回復が見込める可能性がある」と聞いているが，予後や有害な刺激を予測することはできない．
	出来事の不確実性：主観的な確率	予測性と同様に，治療効果があるかどうか不確実である．
	時間的な要因：切迫度(出来事までの時間)，持続期間(期間の長さ)，時間的な不確実性(出来事がいつ起こるかわからない)	入院1日目の15時30分「ある程度の覚悟はしてきているつもりです．まだ，当分の間は家に帰れないだろう」という言動から，治療に時間を要すると捉えている．
	曖昧さ：状況の鮮明さに欠け，はっきりしない	予測性と同様に，治療効果があるかどうか曖昧である．

家に帰れないだろうなって．今までさんざんあいつ(妻)には迷惑もかけてきたし，少しは言うこと聞いてあげないと．この病院だってあいつ(妻)が探してきてくれたんだよ」

入院3日目，6時「トイレに行くとき，あんなに苦しくなったのは，はじめてだ」

2次評価

1次評価において「ストレスフル」で「脅威」と捉えた状況に対して，自分から問題中心コーピングに取り組もうとする姿勢は見受けられず，情動中心コーピングで一時的な適応を得ようとしているが，症状が改善しないことから情動安定にまでは至っていない．

〈情動中心コーピング〉
- 妻，長男，次男に相談したり，感情を吐き出したりする．
- 専門の病院で，専門の医師だから大丈夫だと捉える．
- こうなってしまったのも，自分が若いころに無理をしてきたからだと自分に言い聞かせて，あきらめる．

〈問題中心コーピング〉
- 医療従事者に病気や治療について聞く．
- 医療従事者の指示にしたがって療養し，早く仕事にもどれると考える．
- 入院中の同病患者に，いろいろと治療について話を聞いたり相談する．

〈領域9：コーピング／ストレス耐性〉のアセスメント

領域9：コーピング／ストレス耐性
類1：身体的／心的外傷後反応 類2：コーピング反応 類3：神経行動ストレス

コーピング／ストレス耐性のアセスメントのポイント

この事例の重要な領域は〈領域9：コーピング／ストレス耐性〉である．

アセスメントに必要な情報を，入院時初期情報のデータベースおよび入院してからの関連する情報を抜粋し(表6)，各類のアセスメントをした(表7)．

コーピング／ストレス耐性のアセスメントのまとめ

特発性間質性肺炎によって少しの体動でさえ呼吸困難となること，これによって食事を摂取したり，睡眠をとったり，排泄をしたりというような身のまわのことさえ自分1人で満足にできず，基本的ニーズを満たすことさえできていない．さらに，他人に迷惑をかけてしまっていることなどに負担・重荷を感じ，ストレスフルな状況である．このストレスフルな状況に対して能動的に取り組もうとするような姿勢は見受けられず，情動中心コーピングで一時的な適応を得ようとしているが，症状改善しないことから情動安定にまでは至っていない．

〈領域9：コーピング／ストレス耐性〉以外の領域の類のアセスメントは表8に示した．

表6 コーピング／ストレス耐性のアセスメントに必要な情報

入院時のデータベース	ストレスだと感じていること：有（誰かの手を借りなければ，身のまわりのことが何もできない．せめてトイレくらいは自分で行きたい） 不安や悩み：有（なぜ自分がこのような病気になってしまったのか．元のように，また店に顔を出すことができるのか） 日ごろのストレス発散法：店に行き，常連客と話をする．
関連情報	●医師の話を聞き，少しでも治療効果が出て，また店に行けることを望んでいる． ●知人より当院に間質性肺炎の専門医がいると聞いた．少しでもよくなることを期待して，何らかの治療を受けられるのならとの思いで受診した． ●自宅では内服薬の管理は妻が行っていた．1週間ごとにカートにセットされたものを服用していた． ●長男は，若いころより，父の店を手伝っており，5年前からは長男に店の経営を任せている． ●長男から店の経営について報告を受け，相談役になっている． ●長男より常連客が自分のことを心配していることを聞き，気にしている． ●30歳代のころに脱サラし，長年の夢であった飲食店（居酒屋）を営んできた．
経過記録	〈入院1日目〉 S：ある程度の覚悟はしてきているつもりです．まだ，当分の間は家に帰れないだろうなって．今までさんざんあいつ（妻）には迷惑もかけてきたし，少しは言うこと聞いてあげないと．この病院だってあいつ（妻）が探してきてくれたんだよ． S（妻より）：若いころから無茶をしてきたから，いろいろと体にガタがきているんでしょうね．いろいろな病気もしてきたけど，私がもっと夫の体のことを気にしていればこんな病気にもならなかったんじゃなかったのかなって思うときもあるんです．前の病院の先生からは，原因不明の病気だって言われたんですけどね．それから，これ以上の治療はもうないって……．でもそれじゃあんまりだって思うんです．まだ65歳でしょ．お客さんと楽しくお話できることを楽しみにしている人だから，何かしらの治療があると思って，知り合いにこの病院のことを聞いてきました． O：病状説明後，妻が廊下に出た際に病状に対する思いについてたずねると，上記のような発言が聞かれる．夫婦仲は良好であり，妻が全面的にサポートを行っている． 〈入院2日目〉 S：夜になると何だかだるいですね．それもあってか，やっぱり眠れません．前の病院でも飲んでいたんですけど睡眠剤くれますか？あれを飲めば，4時間くらいは眠れるんです．お願いします． O：持参薬のレンドルミン®1錠を内服する． 〈入院3日目〉 S：夕べはすみませんでした．トイレに行くとき，あんなに苦しくなったのは，はじめてだし，たかが饅頭を食べようと少し動いただけなのに，こんなに苦しくなって，さらに皆さんにまで迷惑をかけてしまったみたいで．

表7 コーピング／ストレス耐性の類のアセスメント

類	アセスメント
身体的／心的外傷後反応	身体的にも心的にも外傷という体験はしていない．
コーピング反応	特発性間質性肺炎によって少しの体動でさえ呼吸困難となること，これによって，食事，睡眠，排泄に関連する身のまわりのことさえ自分1人で満足にできず，基本的ニーズを満たすことができていない．さらに，他人に迷惑をかけてしまっていることなどに負担・重荷を感じ，ストレスフルな状況である．このストレスフルな状況に対して能動的に取り組もうとする姿勢は見受けられず，情動中心コーピングで一時的な適応を得ようとしているが，症状改善しないことから情動安定にまでは至っていない．
神経行動ストレス	脳神経系の障害はなく，正常な行動が観察されている．

表8 〈領域9〉以外の領域の類のアセスメント

領域	類のアセスメント
1. ヘルスプロモーション	**健康自覚**：呼吸困難感が強く身のまわりのことさえ手助けが必要な状態である．このような状態になってから妻の意見に耳を傾け，新たな治療を受けるべく転院し，適切な治療を受けなければ安寧な状態が得られないと受けとめている． **健康管理**：これまでの糖尿病や高血圧の疾患に関して，自らコントロールをしてこなかった．現在の症状の悪化や今後受ける治療の内容に対しては，自らが積極的に健康管理に取り組もうとする態度はみられない．健康管理への認識の薄さから自らの安寧な状態を自己コントロールすることができず，医療者や妻に管理を委ねている状況となっていると推察する．
2. 栄養	**摂取**：食事を摂取するペースが早く，むせ込みは認めるが，口腔咽頭性の障害はなく，咀嚼や嚥下機能は正常であり1,500kcalの制限食を摂取できている． **消化・吸収**：便秘傾向のため排便コントロールはしているが，異常を示すデータはなく，消化・吸収機能は正常に機能している． **代謝**：15年前より糖尿病に罹患しており，ステロイドパルス療法の影響により耐糖能の低下をきたし，血糖値は高値を示している．血糖コントロールのためインスリン療法が行われているが不安定な状態である． **水化**：水分摂取量は750〜800mLと少なめであるが，電解質データは正常値で，IN-OUTのバランスも維持できている．しかし，十分に血糖コントロールが図れないと高血糖に傾き，体液のバランスが維持できない可能性もある．
3. 排泄と交換	**泌尿器系機能**：泌尿器系は正常に機能している． **消化器系機能**：緩下剤服用にて軟便排泄は認めているが，水分摂取量の低下，活動量の減少に伴う腸蠕動の低下から，今後便秘傾向に傾く可能性がある． **外皮系機能**：外皮系は正常に機能している． **呼吸器系機能**：特発性間質性肺炎により，肺胞壁に炎症を起こし，壁が厚く硬く線維化をきたし，肺の器質変化から酸素化が十分に行えず，ガス交換のバランスが損なわれている．労作時の呼吸困難が出現していることから，ヒュー・ジョーンズ分類はⅤ度で重度の呼吸困難な状況である．
4. 活動／休息	**睡眠／休息**：夜間は睡眠剤を使用しているが，中途覚醒があり，熟眠感が得られていない状況である．また日中も労作時の酸素飽和度の低下から呼吸困難があり，十分な休息は得られていない． **活動／運動**：労作により呼吸困難が生じるためベッド上での生活も長く，下肢筋力の低下を認めており，自力での活動が困難な状況である． **エネルギー平衡**：労作により呼吸困難が生じるためベッド上で過ごすことが多い．また夜間の睡眠と日中の休息も十分に得られていない状況から，活動と休息のバランスは崩れている． **循環／呼吸反応**：自ら行動したい思いが強いが，間質性肺炎により，少しの体動でも酸素飽和度の低下を認め，呼吸困難が出現し組織循環への影響も及ぼしている． **セルフケア**：自ら行動したい思いが強く，セルフケアを自分で行おうとするが，労作による呼吸困難があり，できない．
5. 知覚／認知	**注意**：酸素化不良時は，注意力が低下する可能性がある． **見当識**：時間・場所および人の認識は正常である． **感覚／知覚**：正常である． **認知**：正常である． **コミュニケーション**：言語的コミュニケーションは図れている．
6. 自己知覚	**自己概念**：夢であった飲食店を成功させ，長男に継がせてそれを妻と共に支えることができる自分が本来の自分であると思っている． **自己尊重**：少しの労作でも呼吸困難が出現しており，他者に迷惑をかけてしまっている病態である．しかし，治療の効果を期待しており，現在は自己尊重の低下はきたしていない． **ボディイメージ**：労作による呼吸困難が起きる身体となっていることを実感しはじめてきており，ボディイメージの変容を感じはじめている．

領域	類のアセスメント
7. 役割関係	**介護役割**：現在は入院中であるが，在宅療養に向け，酸素療法やその他の医療処置は，妻が介護役割を担わなければならないことを予測できる．飲食店を経営する長男や遠方に居住している次男の手助けはほとんど得られない状況からも，今後は妻の介護負担が増す可能性がある． **家族関係**：妻，長男，次男との関係は良好であり，情緒的には家族からの支援が受けられると考えられる． **役割遂行**：長男に譲った飲食店に週2回程度は行って，接客をする中で役割遂行していたが，それが維持できる病態ではなく，さらに家庭内における父親役割や夫役割についても遂行することは難しい．
8. セクシュアリティ	**性同一性**：社会的な役割を通して，男性としてのアイデンティティは確立していると考えられる． **性的機能・生殖**：66歳の男性として，性的機能は正常であると考えられる．
10. 生活原理	**価値観・信念**：自分で経営してきた店が何よりも大切であり，そこに通う常連客と過ごす時間を大切にしてきた．自分のことは自分でやりたいとの思いも強く，身のまわりの世話を家族以外の他人に委ねられないでいる． **価値観／信念／行動の一致**：呼吸苦もなく，再び店に出られることを目標にして入院している．呼吸困難があることにより，せめて食事や排泄行動だけでも自分で行いたいと思っているが，それすらできない状況にある．
11. 安全／防御	**感染**：感染を示すようなデータは認めないが，糖尿病の既往やステロイド薬使用により易感染状態にあると考えられる． **身体損傷**：労作時の呼吸困難や下肢筋力の低下に伴い，転倒・転落の可能性がある． **暴力**：暴力に対する危険はみられない． **危険環境**：生活している周辺に危険環境はない． **防御機能**：糖尿病の既往やステロイド薬使用により，免疫能は低下していくことが予測できる． **体温調節**：体温調節機能は維持されている．
12. 安楽	**身体的安楽**：労作時や排泄動作時などの日常生活動作時に酸素飽和度の低下を認め，呼吸困難が出現する状況であり，安楽は阻害されている． **環境的安楽**：多床室での共同生活であり，尿瓶・ポータブルトイレ使用による排泄を強いられていることから，環境的安楽は得られていない． **社会的安楽**：社会とのつながりであった店へ出られないことにより，社会的安楽も得られていない．
13. 成長／発達	**成長**：身体的に正常な成長を成し遂げている． **発達**：エリクソンの説く老年期の発達課題は「統合性対絶望」であり，社会的役割を仕事で果たし，また家庭をもって子どもを育てあげる中で，心理的・社会的発達課題を順調に遂げていると考えられる．

領域ごとの「アセスメントに必要な情報」は省略している．領域ごとの「アセスメントのまとめ」は表9を参照．

全体像描写のための関連図の作成

入院3日目，午前6時の時点でのB氏の13領域のアセスメントのまとめを関連図として図式化した（図1，表9）．

この事例において最も重要な領域は，〈領域9：コーピング／ストレス耐性〉の領域であり，身体的な変化をアセスメントした〈領域4：活動／休息〉の領域と並べて中心に示した．B氏は，間質性肺炎による肺の器質変化から酸素化が十分に行えず，体動時の呼吸苦が出現しており，自らセルフケアが行えず，基本的ニーズを満たすことさえできていない．そのため，ストレスフルな状況にもあり，中心領域と考えた．

次に，これらの領域が，どの領域と関連

が深いのか考えたとき，肺の器質変化から酸素化が十分に行えず，ガス交換のバランスが損なわれていることをアセスメントした〈領域3：排泄と交換〉と結んだ．また，ベッド上での生活が長いため，下肢筋力の低下に伴い，転倒・転落の可能性があり，糖尿病の既往やステロイド薬使用により易感染状態にあると考えられるため，〈領域4：活動／休息〉と〈領域11：安全／防御〉が関連し，さらに，呼吸困難が出現しているために活動／休息が阻害され，安楽な状態に至っていないと考え〈領域12：安楽〉と結んだ．

次に〈領域9：コーピング／ストレス耐性〉は，B氏が自分自身の健康状態をどのように受けとめているのか，維持，継続させるためにどのような健康管理を行ってきたのかが重要であるため，〈領域1：ヘルスプロモーション〉と結んだ．このような状況をストレスであると感じている過程において，夢であった飲食店を成功させ，長男に継がせて妻と支えていくことが本来的な自分であると考えている〈領域6：自己知覚〉や，自分で経営してきた店が何よりも大切であり，自分のことは自分で行いたいと思っている価値，信念をアセスメントしている〈領域10：生活原理〉と，介護役割を担う妻との関係をアセスメントした〈領域7：役割関係〉とは関係性が強いと考えた．

〈領域8：セクシュアリティ〉〈領域13：成長／発達〉に関しては，現在は援助する必要がないと考えたため，どの領域とも結びつけていない．

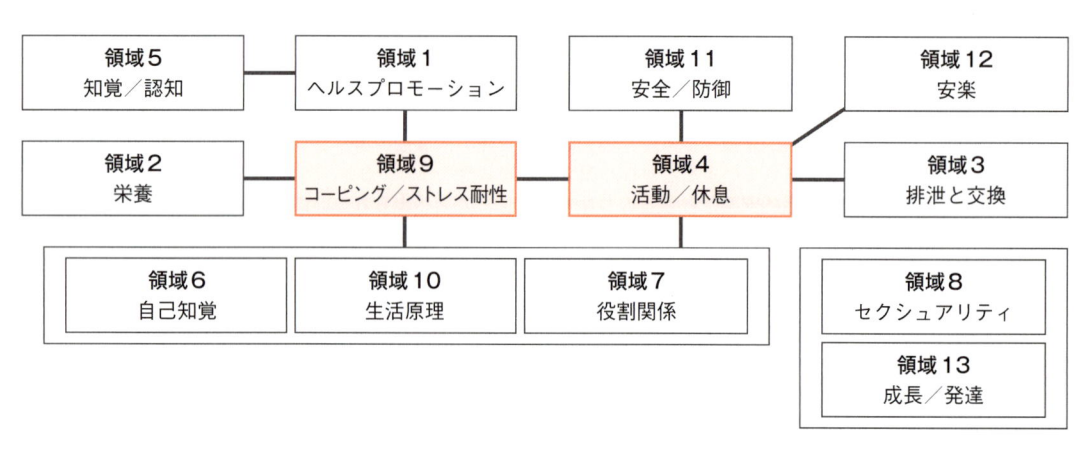

図1 領域別の関連図（各領域のアセスメントのまとめは**表9**を参照）

表9 各領域のアセスメントのまとめ

領域9：コーピング／ストレス耐性
特発性間質性肺炎によって少しの体動でさえ呼吸困難となること，これによって食事を摂取したり，睡眠をとったり，排泄をしたりというような身のまわりのことさえ自分1人で満足にできず，基本的ニーズを満たすことさえできていない．さらに，他人に迷惑をかけてしまっていることなどに負担・重荷を感じ，ストレスフルな状況である．このストレスフルな状況に対して能動的に取り組もうとするような姿勢は見受けられず，情動中心コーピングで一時的な適応を得ようとしているが，症状改善しないことから情動安定にまでは至っていない．
領域4：活動／休息
夜間は睡眠薬を使用しているが，中途覚醒があり，熟眠感が得られていない状況である．また日中も労作時の酸素飽和度の低下から呼吸困難があり，十分な休息は得られていないことから，活動と休息のバランスは崩れている．ベッド上での生活も長く下肢筋力の低下を認めており，自力での活動が困難な状況である．そのため，自ら行動したい思いが強くても，少しの体動で酸素飽和度の低下を認め，呼吸困難が出現し組織循環への影響も及ぼし，セルフケアを自ら行えない．

領域1：ヘルスプロモーション
呼吸困難感が強く，身のまわりのことさえ手助けが必要な状態である．このような状態から，妻の意見に耳を傾け，転院をし適切な治療を受けなければ安寧な状態が得られないことを受けとめている． 現在の症状の悪化や今後受ける治療の内容に関して，自らが積極的に健康管理に取り組もうとする態度はみられない．健康管理への認識の薄さから自らの安寧な状態を自己コントロールできず，医療者や妻に管理を委ねている状況と推測される．
領域2：栄養
食事を摂取するペースが早く，むせ込みは認めるが口腔咽頭性の障害はなく，咀嚼や嚥下機能は正常であり1,500kcal制限食を摂取できている．また，消化・吸収機能は正常に機能している． 15年前より糖尿病に罹患，ステロイドパルス療法の影響により耐糖能の低下をきたし血糖値は高値を示しており，インスリン療法が行われているが不安定な状態である． 水分摂取量は750〜800mLと少なめであるが，電解質データは正常値でIN-OUTのバランスは維持できている．しかし，十分に血糖コントロールが図れないと高血糖に傾き，体液のバランスが維持できない可能性もある．
領域3：排泄と交換
泌尿器・消化器機能は正常に機能しているが，水分摂取量の低下，活動量の減少に伴う腸蠕動の低下から，今後便秘傾向に傾く可能性がある．また，特発性間質性肺炎により，肺胞壁に炎症を起こし，壁が厚く硬い線維化をきたし，肺の器質変化から酸素化が十分に行えず，ガス交換のバランスが損なわれている．労作時の呼吸困難が出現していることから，ヒュー・ジョーンズ分類はⅤ度で重度の呼吸困難な状況である．
領域5：知覚／認知
酸素化能力は低下しているが，意識レベルは正常であり，コミュニケーション能力に問題はみられない．時間・場所および人の認識も正常であり，認知機能にも問題はみられない．
領域6：自己知覚
夢であった飲食店を成功させ，長男に継がせて，それを妻とともに支えることができる自分が本来的な自分であると思っている． 少しの労作でも呼吸困難が出現しており，他者に迷惑をかけてしまっている病態である．しかし，治療の効果を期待しており，現在は自己尊重の低下はきたしていない．しかし労作による呼吸困難が起きる身体となっていることを実感しはじめてきており，ボディイメージの変容を感じはじめている．
領域7：役割関係
現在は入院中であるが，在宅に向け，酸素療法やその他の医療処置は，妻が介護役割を担わなければならないことを予測できる．飲食店を経営する長男や遠方に居住している次男の情緒的な支援は受けられるが，介護役割としての援助は得られない状況からも，今後は妻の介護負担が増す可能性がある． 長男に譲った飲食店に週2回程度は行き，接客をする中で役割遂行していたが，それが維持できる病態ではなく，さらに家庭内における父親役割や夫役割についても遂行することは難しい．
領域8：セクシュアリティ
家族の中で夫，父親としての役割を果たし，社会的な役割を通して，男性性を保持してきている．
領域10：生活原理
自分で経営してきた店が何よりも大切であり，そこに通う常連客と過ごす時間を大切にしていた．自分のことは自分でやりたいとの思いも強く，身のまわりの世話を家族以外の他人に委ねられないでいる．呼吸苦もなく再び店に出ることを目標にして入院しているが，呼吸困難があることにより，せめて食事や排泄行動だけでも自分で行いたいと思ってはいるが，それすらできない状況にある．
領域11：安全／防御
感染を示すようなデータは認めないが，糖尿病の既往やステロイド薬使用により易感染状態にあると考えられる．また，これらの疾患の影響により，免疫能は低下していくことも予測できる． 労作時の呼吸困難の出現から，スムーズな行動はとれておらず，さらに，ベッド上での生活が長いため，下肢筋力の低下に伴い，転倒・転落の可能性がある．
領域12：安楽
労作時や排泄動作時などの日常生活動作時に酸素飽和度の低下を認め，呼吸困難が出現する状況であり，安楽は阻害されている． また，多床室での共同生活であり，尿瓶・ポータブルトイレ使用による排泄を強いられていることから，環境的安楽は得られていない．
領域13：成長／発達
エリクソンの説く老年期の発達課題は「統合対絶望」であり，社会的役割を仕事で果たし，また家庭をもって子どもを育てあげる中で，心理的・社会的発達課題を順調に遂げていると考えられる．

全体像の描写

患者プロフィール

B氏，65歳，男性．30歳代のころに，サラリーマンから転職し，長年の夢であった飲食店（居酒屋）を営んできた．2人の子どもがいるが，5年前から長男に飲食店の経営をまかせ，相談役となっていた．次男は九州で暮らしており，2人の子どもがいる．妻と2人で暮らしているが，週に2～3回は店に顔を出して，常連客との会話を楽しんでいた．

既往歴・現病歴

50歳のときに狭心症の発作を起こし，緊急でカテーテル治療が行われた．その際に高血圧と境界型糖尿病であると診断され，内服による治療と食事療法を行ってきた．

定期的に受診していた5年前ころより特発性間質性肺炎と診断されたが，症状も軽度であり，2か月に1度定期受診し，経過観察のみ行われていた．昨年12月ころ，感冒をきっかけに，症状が増悪し外来通院での内服治療が開始される．本年3月より，呼吸困難感が増加し入院加療が必要となったため，入院しステロイドパルス療法が開始される．2クール実施した後の胸部CT，X線撮影上は大きな改善は認められなかった．医師からも，ステロイドパルス療法を2クール終了し，これ以上の症状改善は期待できないと言われ，当院で治療ができるならと転院し入院となる．

経過

ステロイドパルス療法終了後より，プレドニン®40mg/日の内服が開始となった．高血糖に対してはインスリン療法が継続して行われた．今後は，PMX（エンドトキシン吸着）療法を予定しているが，現在治療前の全身検索中である．

ベッド上での生活も長くなり，下肢の筋力低下も認めている．体動時の呼吸困難が出現し，体動時には酸素飽和度が85％まで低下している．安静，経鼻からの酸素投与1L/分で酸素飽和度93～94％で経過され，体動時は酸素投与量を3L/分へ上げ対応している．運動機能は保たれており，自ら行動したいとの思いもあるが，活動による酸素飽和度の低下と呼吸困難の出現もあり，活動が制限されている状況にある．

統合したアセスメント

B氏は，経営してきた店を大切に思い，何よりそこに通う常連客と過ごす時間を大切に生活してきた．家庭のことや自らの健康に関することには関心が薄く，入院後も自らが積極的に健康管理に取り組もうとする態度はみられず，健康管理への認識の薄さから，自らの安寧な状態を自己コントロールすることができず，医療者や妻に管理を委ねている状況であると推察される．

ステロイドパルス療法の施行後も，病状に関しては著しい改善は認めず，長期臥床による筋力低下も進み，立位保持や移動時などには他の人の力を借りなければならな

い状況となった．今までできていたことが，できなくなったことからも，ボディイメージの変容を体験しはじめている．

　一方，特発性間質性肺炎による肺の器質変化から，酸素化が十分に行えずガス交換のバランスが損なわれ，ガス交換障害が起こり，体動時の呼吸困難が増悪している．ヒュー・ジョーンズ分類はⅤ度であり，呼吸困難の出現により組織循環への影響も及ぼしている．

　前医では，これ以上よくならないと言われ，新しい治療を頼りに転院してきたが，少しの体動でさえ呼吸困難となること，これによって食事を摂取したり，睡眠をとったり，排泄をしたりというような身のまわりのことさえ自分1人で満足にできず，基本的ニーズを満たすことさえできていない．さらに，他人に迷惑をかけてしまっていることなどに負担・重荷を感じ，ストレスフルな状況である．このストレスフルな状況に対して，能動的に取り組もうとするような姿勢は見受けられず，情動中心コーピングで一時的な適応を得ようとしているが，症状改善しないことから情動安定にまでは至っていない．

健康問題に対する反応をNANDA-I看護診断で表現する

　ここまでNANDA-I看護診断分類法の13領域に沿って情報を整理し，アセスメントを類ごとに行い，領域ごとにまとめた．その後，13領域の関連性を把握するために関連図に示した．この関連図を見ながら，入院3日目，6時の時点でのB氏の全体像を描いた．この全体像をもとにB氏の健康問題に対する反応（看護診断）を導いていく．

　まず全体像から，特発性間質性肺炎による肺の器質変化から酸素化が十分に行えず，ガス交換障害が起こり，体動時の呼吸困難が増悪している．前医では，これ以上よくならないと言われ，新しい治療を求め転院したが，少しの体動でさえ呼吸困難となること，食事の摂取，睡眠，排泄といった身のまわりのことさえ自分1人で満足にできず，他人に迷惑をかけてしまっていることなどに，負担・重荷を感じストレスフルな状況である．しかし，この状況に対し能動的に取り組もうとする姿勢は見受けられず，情動中心コーピングで一時的な適応を得ようとしているが，症状が改善しないことから情動安定にまでは至っていない．このことから，現在は自らの病気に積極的に立ち向かっているとは言えず，妻の意向にしたがえば何とかなると思っているような言動・行動が見受けられる．今後，長期的に考えたときに，現在の適切とはいえない健康管理への考え方や健康管理行動そのものが，最大の障壁となるため，療養に際しては"健康行動の変容"をめざすことが必要である．そのため〈領域9：コーピング／ストレス耐性〉の〈類2：コーピング反応〉，診断概念〈健康行動〉に着眼した．この診断概念に分類されている看護診断は"リスク傾斜健康行動"のみであり，その定義と一致していると考えられた（Herdman, 2008／日本看護診断学会．中木, 2009）．

　"リスク傾斜健康行動"の看護診断には4つの診断指標が設定されているが，そのす

表10　B氏のNANDA-I看護診断−NOC−NIC

NANDA-I看護診断	NOC：成果		
リスク傾斜健康行動（領域9：コーピング／ストレス耐性，類2：コーピング反応） 定義：自分のライフスタイル／行動を健康状態の改善に合わせたやり方に変容する能力の障害 診断指標 ■健康状態の変化に対して非受容的な態度を示す （自分の糖尿病管理に向き合おうとする姿勢がみられない） ■適正なコントロール感覚を達成できない （何をどれくらい活動すれば呼吸苦が出現するかわからない） ■健康問題を予防する行動をとれない （低酸素血症が循環動態に及ぼしている影響を予防できていない） ■健康状態の変化を過小評価する （呼吸苦を自覚しはじめた状況において，ナースコールを押すなどの行動に移せていない） 関連因子 ☐過度のアルコール摂取 ☐不十分なソーシャルサポート ■不十分な理解力 ☐低い自己効力感 ☐低い社会経済的状態 ☐たくさんのストレッサー（ストレス因子） ■ヘルスケアに対する否定的な態度 ☐喫煙 ■：選択された診断指標，関連因子 NOC, NICは選択された指標，行動のみをあげている	健康信念（領域Ⅳ：健康知識と健康行動，類R：健康信念） 定義：健康行動に影響する自分自身の確信 （行動変容のため行動の源にある信念が，より望ましい状態になっていることが重要であり，それをめざす）		
	指標	非常に弱い	弱い
	■行動を起こさないことによる危険の認識	1 （入院3日目） 療養法を順守しなくても何とかなると認識している	2
	健康信念：コントロール力の認識（領域Ⅳ：健康知識と健康行動，類R：健康信念） 定義：自分は健康の成果に影響を与えることができるという確信 （行動変容のために患者自身が健康行動をコントロールできるという信念が重要であり，それをめざす）		
	指標	非常に弱い	弱い
	■健康の成果は自分の行動によってコントロールするものだという信念	1 （入院3日目） 健康状態を良好にするために，自分自身が行動したところでコントロールできるものではないと思っている	2
	治療行動：疾病または損傷（領域Ⅳ：健康知識と健康行動，類Q：健康行動） 定義：病態を緩和または除去するための自分自身の行為 （患者自身が病態を緩和するための行動をとることができることを成果とした．順守やコンプライアンス行動は，この患者にとって水準が高く，まずは治療行動の望ましい状態をめざす）		
	指標	全くみられない	まれにみられる
	■勧められた治療方法に従う	1 （入院3日目） 治療方法にしたがうことが病態緩和に結びついていると思っていない	2
	■能力にあったセルフケアを行う	1 （入院3日目） 自分の健康状態を適切に把握していないために，能力以上の行動をとろうとする	2
	■必要に応じて専門家からアドバイスを得る	1 （入院3日目） 必要性があったとしても，病態緩和のために看護師に相談することができない	2

事例に合わせて下記の文献から許可を得て転載
Herdman,T.H.編（2008）／日本看護診断学会監訳・中木高夫訳（2009）．NANDA-I看護診断―定義と分類 2009-2011 (p.292)．医学書院．
Moorhead,S., Johnson,M., Maas,M.L., Swanson,E.編（2008）／江本愛子監訳（2010）．看護成果分類（NOC）―看護ケアを評価するための指標・測定尺度 第4版 (pp.405, 407, 720)．医学書院．
Bulechek,G.M., Butcher,H.K., Dochterman,J.M.編（2008）／中木高夫・黒田裕子訳（2009）．看護介入分類（NIC）原書第5版 (pp.379, 280)．南江堂．

				NIC：介入
				行動変容（領域3：行動的，類O：行動療法） **定義**：行動の変化を促進すること **行動** ■変化に対する患者の動機づけ（モチベーション）を明らかにする （なぜ健康状態に対して否定的な態度であったのかを明らかにする） ■患者の行動面の問題を明らかにする （今まで行ってきた生活の中で変える必要がある行動を明らかにする） ■変えられるべき行動（ターゲット行動，標的行動）を明確で具体的な言葉で明らかにする （変える必要がある行動を指導する．HOTや生活習慣の改善の必要性など）
中程度	強い		非常に強い	
3 （入院7日目）	4		5 療養法を順守しなければ健康状態が悪化すると認識している	
中程度	強い		非常に強い	**教育：疾患経過**（領域3：行動的，類S：患者教育） **定義**：具体的な疾患の経過に関連した情報を理解できるように患者を援助すること **行動** ■具体的な疾患の経過に関連した現在の患者の知識レベルを評価する （現在の病態や健康状態についてどの程度理解しているのかを確認し明らかにする） ■適切な場合，疾患の病態生理とそれが解剖学や生理学とどう関連するか説明する ■適切な場合，その疾患の経過を説明する （現在生じている症状や，近々生じてくる症状について，わかりやすく説明する） ■将来に起こりうる合併症の予防のためや疾患の経過をコントロールするために必要となるかもしれないライフスタイルの変容について話し合う （患者の病気の経過について，患者・妻・子どもたちに情報を提供し，生活習慣が改善できるように話し合う） ■適切な場合，症状をコントロールする／最小に抑える方法について患者を指導する （症状をコントロールできる現実的な目標を患者に指導する）
3 （入院7日目）	4		5 健康状態を良好にするために，自分自身が行動することによってコントロールできると思う	
ときどきみられる	しばしばみられる		常にみられる	
3 （入院7日目）	4		5 治療方法にしたがうことが病態緩和に結びついていると思い，指示された治療行動がとれる	
3 （入院7日目）	4		5 自分の健康状態を適切に把握し，能力をわきまえた行動ができる	
3 （入院7日目）	4		5 病態緩和のために，必要時は看護師に相談することができる	

べてが選択できる．「非受容的な態度」は，経過記録の〈入院1日目，15：30〉にある「やっぱり打たなくちゃいけないのか．前の病院でも打っていたし，同じ量なの」という言動から，自分の糖尿病管理に向き合おうとする姿勢がみられず，今回の入院も「妻が探してくれたので入院した」と自分の病気に向き合っていない点を解釈した．

「適正なコントロール感覚を達成できない」は，何をどれくらい活動すれば呼吸苦が出現するのか，わからないため動いてしまい，呼吸苦が出現している状態がある．

「健康問題を予防する行動がとれない」は低酸素血症が循環動態に及ぼしている影響を予防できておらず，「健康状態の変化を過小評価する」は体動時に呼吸苦が生じている状態で，その状態を少しずつではあるが自覚しはじめた状況においても，自らトイレに行こうとしたり，饅頭を取ろうとしたりしており，ナースコールを押すなどの行動に移せていないことから選定した．

関連因子に関しては「不十分な理解力」「ヘルスケアに対する否定的な態度」は選択できると考えられる．しかし「たくさんのストレッサー」は選択していない．これが直接的な原因となっているとは考えられない，つまりストレスフルであるから健康管理行動の変容をめざせないのではない，と考えた（**表10**）．以上のことより，看護診断を"リスク傾斜健康行動"と選定した．

看護成果（NOC）と看護介入（NIC）

今後，B氏が"健康行動の変容"により長期にわたり療養するため，成果と介入を選定する．間質性肺炎だけではなく，高血圧，糖尿病の管理なども含めた視点で考える．

NOCは〈領域Ⅳ：健康知識と健康行動〉に着眼し，〈類R：健康信念〉から選定した（Moorhead, Johnson, Maas, Swanson, 2008／江本，2010）．行動変容には，患者自身が健康行動をコントロールできるという信念をもつことが重要である（**表10**）．

NICも行動変容がめざせる介入を選定した．〈領域3：行動的〉の〈類O：行動療法〉にある"行動変容"の定義は「行動の変化を促進すること」である．患者の教育を行う介入として〈領域3：行動的〉の〈類S：患者教育〉にある"教育：疾患経過"は「具体的な疾患の経過に関連した情報を理解できるように患者を援助すること」と定義されている（Bulechek, Butcher, Dochterman, 2008／中木・黒田，2010）．今現在の疾患の経過や今後起こりうる過程について説明し，理解を促す介入を選定した（**表10**）．

文献
Bulechek,G.M., Butcher,H.K., Dochterman,J.M.編（2008）／中木高夫・黒田裕子訳（2009）．看護介入分類（NIC）原書第5版（pp.379, 280）．南江堂．
Herdman,T.H.編（2008）／日本看護診断学会監訳・中木高夫訳（2009）．NANDA-I看護診断─定義と分類 2009-2011（p.292）．医学書院．
Lazarus,R.S.（1961）／帆足喜与子訳（1966）．個性と適応．岩波書店．
Lazarus,R.S., Folkman,S.（1984）／本明寛・織田正美・春木豊訳（1991）．ストレスの心理学─認知的評価と対処の研究（pp.32-39）．実務教育出版．
Moorhead,S., Johnson,M., Maas,M.L., Swanson,E.編（2008）／江本愛子監訳（2010）．看護成果分類（NOC）─看護ケアを評価するための指標・測定尺度 第4版（pp.405, 407, 720）．医学書院．
高久史麿・尾形悦郎・黒川清・矢崎義雄（2009）．新臨床内科学 第9版（pp.75-82）．医学書院．

3 高齢の乳がん患者の看護診断

依田安代　宮城智賀子　益田亜佐子　中野由美子

事例紹介

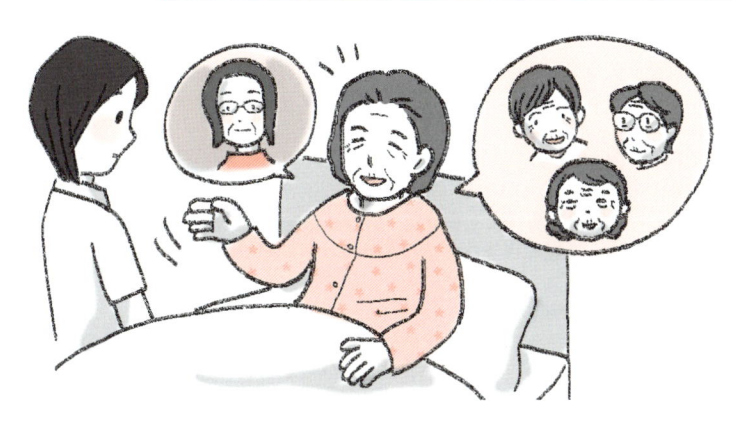

　C氏，70歳，女性である．医学診断名は右乳がん（ステージⅣ）である．アセスメントを行う設定時点は，入院から3日目の14時30分とした．独身で，定年まで家庭科の教師をし，定年後は料理教室で教えていた．多くの友人との連絡を断ち，死後の連絡は姪に託し，病院で最期を迎える覚悟で緩和ケア病棟に入院した．

　終末期で強い疼痛があるが，C氏は薬物の副作用を心配し，疼痛が緩和できる自分の対処方法を主張している．そのため医療者がすすめる鎮痛薬および麻薬を強く拒否する．

　また，がんの浸潤による乳頭部の自壊部分を「がん子ちゃん」と呼び，擬人化することによって，自分とは異なるもの，すなわち自分自身の身体に宿っているのではないことを強調するような表現をしている．

　これらのことは，C氏が死を意識しながらも，それを信じたくない気持ちがあり，死が近づくことに脅威を感じているためだと推測された．弱い自分を他人に見せたくないなど，他人や死の脅威から自分を守ろうとしていると考えられる．

　人は自分に限って死ぬことは絶対ありえないと思っている（Kübler-Ross，1969／鈴木，2001）．自分の価値信念に基づき人生を歩み，これからも自分を取りまく環境と協調しながら生活していくものと考えていたとき，がんの告知を受ける．C氏は，今まで自分のことは自分で決めて生きてきたことに自信があった．しかし，死が近づくことの脅威や，脅威を感じている弱い自分を他人に見られることの脅威から自分を守るために自己防衛していると推測される．したがって〈領域9：コーピング／ストレス耐性〉のア

セスメントを行っていく際に，中範囲理論であるフロイトの「自我の防御機制」を適用することとした（Freud，1936／外林，1985）．C氏のNANDA-I看護診断名には"防御的コーピング"を選定し，これに対する成果をNOCから，介入をNICから選定した．

C氏の経過記録の抜粋を表1に，検温表を表2に，検査データを表3に示した．

表1　C氏の経過記録の抜粋

入院1日目	〈22：41〉 O（客観的情報）：突然強い痛みがあり，胸部全体に圧迫感のような重い痛みを訴える．その後，痛みは落ち着いたが，なかなか体位が定まらず，体位をなおしているうちに再度痛みが出てきている．痛み止めはいらないという． S（主観的情報）：いつもこうなのよ．姿勢が決まるまで大変なの．
入院2日目	〈0：00〉 O：座位でうとうとしている． S：いつもこんな感じだし，今日は入院した日だから落ち着かないだけ，数日したら眠れるようになるから． O：眠剤を希望しない． 〈4：00〉 O：トイレコールあり，車椅子を自分で操作して移動するのを見守る．左足の痛みをしきりに訴えるが，鎮痛薬は拒否．左足の疼痛はがまんするほど痛み記憶で除痛しにくくなることを説明し，オキノーム®の服用を促す． S：どうせ治らない病気だから． O：治らない病気だからこそ，痛みをとって楽に過ごされたほうがよいのではないかと伝える． S：いつも痛いのだから，これでいいのよ．痛み止めは6時間前に飲んだからいりません．左足が折れているのではないかしらと思うほど痛いわ．薬を飲んだってどうせ治らない病気なんだから，そんなに薬を飲んだら内臓に悪いでしょう． S：（説明後）そうなの？　そうしたら飲もうかしら．痛みとれるの？ 〈11：14〉 S：痛み止めが効いているのは2時間くらいですかね．痛いときに飲むのがよいので12時間とか効いている薬は必要ないです．一時的な痛みでは飲みません．80％くらいの痛みで家では飲んでいましたけど，これは60％くらいですね． 〈21：16〉 S：痛くないのに何で飲まなきゃいけないの？　もともと薬なんか飲みたくないの．痛くなったらもらうようにするからいらないわ．
入院3日目	〈10：52〉 S：痛いのは生きてる証拠なーんてね．いてててて．右腕はぶら下がったときに痛いので，三角巾をつけていたほうが楽です．動くときは高めに固定してもらったほうが楽ですが，動かないときは，それではきついので緩くしてもらえますか． 〈14：30〉 S：話すと，ちょっと苦しくなるわね． S：（予後は）もしかしたら1か月なのかとも思う． S：もう残り少ないでしょうね． S：酸素マスクとか使うようになったら終わりよね．楽しく過ごしたい．もう治らないんだからしようがないでしょ． O：多弁，訪室すると休む暇なく話しはじめる．友人たちには病状も入院していることも伝えていない． S：あれこれ勝手に想像，詮索されるのが嫌なので生前もう連絡するつもりはない． O：死んだ後に出す手紙を，姪に託してあるとのことで，面会は家族のみである．

表2　C氏の検温表

患者C氏, 70歳, 女性				病名：乳がん						
入院日数				1			2			3

凡例: R:呼吸(★)　P:脈拍(▲)　T:体温(●)　BP:血圧(■)

		1日目			2日目			3日目		
食事	食種	常食			常食			常食		
	摂取量	10	10	10	10	8	7	10	7	8
排泄	尿回数	8			9			8		
	便回数	0			1			2		
IN	補液(mL)									
	飲水(mL)									
	IN合計									
OUT	尿量(mL)									
	OUT合計									
痛みの程度		4	2	2	2	2	2	2	2	2
オキノーム®(定時)		0								
オキシコンチン®(定時)		5mg(18:30)			5mg(21:00)			5mg(9:00　21:00)		
レスキュー		右上肢痛・乳がんの痛み オキノーム® 2.5mg (0:40　2:00　10:15)						疼痛・呼吸苦・予防 オキノーム® 2.5mg (3:50　9:45)		
息苦しさの程度		1		0	2	1	1	2	1	1
		1：動くとわずかに呼吸苦 会話時息切れあり						2：動くと息切れや呼吸苦 レスキューを使うと苦しさがとれる		
SpO₂値(%)					−	94	94	96	94	93
腹部膨満					−	+	+	+	+	+
腸蠕動音		普通			普通			微弱		微弱
むくみの程度		3			3	3		3		2
むくみの部位		両下肢，右上肢			両下肢，右上肢			右上肢		
皮膚の状態		少し乾燥している			少し乾燥している			少し乾燥している		
創処置(ガーゼ3枚浸出液)		2:20　15:00			3:00　11:00　21:00　23:20			1:29　11:47　23:30		
眠りにくさの程度		熟睡できない			トイレ以外は眠れた			昨日ほど眠れない		
清潔		洗浄便座						入浴		
離床センサー		ON			ON			ON		
その他					右腕クーリング			右腕クーリング		
気分転換活動					兄　面会 消灯までデイルームで談笑					

3. 高齢の乳がん患者の看護診断—終末期(緩和ケア)の事例

表3 C氏の検査結果

検査項目(単位)	検査値	検査項目(単位)	検査値	検査項目(単位)	検査値
ALB(g/dL)	3.4	LDH(IU/L)	345	WBC	6,1000
UN(mg/dL)	17.5	GLU(mg/dL)	146	RBC($\times 10^4/\mu L$)	329
Cre(mg/dL)	0.76	Na(mmol/L)	138	Hb(g/dL)	9.4
T-Bil(mg/dL)	0.6	K(mmol/L)	4.4	Ht(%)	30.9
AST(IU/L)	56	Cl(mmol/L)	104	PLT($\times 10^4/\mu L$)	31.6
ALP(IU/L)	350	Ca(mg/dL)	8.9		
γ-GTP(IU/L)	21	CRP(mg/dL)	2.3		

アセスメントの着眼点

この事例で重要な領域は〈領域10:生活原理〉と〈領域9:コーピング/ストレス耐性〉の2領域であると考えた.

C氏は70年間培ってきた価値信念に基づき自分自身のことを決定し,生きてきた.その価値信念に基づいて行動してきたC氏を理解するために〈領域10:生活原理〉のアセスメントは重要である.

また,C氏は死から逃げたい,死を避けたいという思いから自分自身の存在に対する潜在的な脅威を知覚し,その脅威から自分自身を守ろうとしている.この状態を〈領域9:コーピング/ストレス耐性〉でアセスメントをし,その際に中範囲理論として,フロイトの「自我の防御機制」を用いる必要があると考えた(Freud,1936/外林,1985).

〈領域10:生活原理〉のアセスメント

領域10:生活原理
類1:価値観
類2:信念
類3:価値観/信念/行動の一致

生活原理のアセスメントのポイント

〈領域10:生活原理〉のアセスメントに必要な情報を入院時初期情報のデータベースおよび入院してからの関連する情報を抜粋し(表4),各類のアセスメントをした(表5).

生活原理のアセスメントのまとめ

自分のことは自分で判断し実施したいと思っているが,日常生活については他人の手を借りなくてはならない状況になってしまい入院を決めた.しかし,痛みに対して医療者から薬を使ったほうが楽になると勧められても,鎮痛薬の副作用が心配で内服を拒否し,同時に麻薬を使い混乱した状態で最期を迎えたくないと,自分の価値信念を貫き,行動は一致している.

表4 生活原理のアセスメントに必要な情報

入院時のデータベース	信仰・宗教：なし 人生の目標や生き甲斐：「きちんとした（身なりの整った）自分でいたい」 病気の受けとめ：「やり残したことが一杯あるわ．辛いのはいやね，薬で眠くなっちゃうのはしようがないけど．放射線療法，ステロイド内服はしたくありません．リハビリは兄からも勧められ受けたいと思います．以前，薬の副作用で辛い経験があるため，なるべく薬は使いたくない．母親が大往生だったので，そんな風に自然体で死にたい．母親はただ，麻薬を使ったため最期は混乱していたので，薬はできるだけ使いたくない．痛みはできるだけ，がまんする」 人生において重要と考えている事柄：「自分のことは自分で行う．他人に心配されたくない」
関連情報	今までは「あなたの元気を分けてほしい」と頼りにされて電話なども多かったが，「もう元気でいられないから交友関係もずいぶん整理したのよ」と言う． 趣味：料理（自然食品を使う，合成着色料は使わない）
経過記録	〈入院2日目　4：00〉 O：左足の痛みをしきりに訴えるが，鎮痛薬は拒否．左足の疼痛ががまんするほど痛み記憶で除痛しにくくなることを説明し，オキノーム®の服用を促す． S：どうせ治らない病気だから． O：治らない病気だからこそ，痛みをとって楽に過ごされたほうがよいのではないかと伝える． S：いつも痛いのだから，これでいいのよ．痛み止めは6時間前に飲んだからいりません．左足が折れているのではないかしらと思うほど痛いわ．薬を飲んだってどうせ治らない病気なんだから，そんなに薬を飲んだら内臓に悪いでしょう． S：（説明後）そうなの？　そうしたら飲もうかしら．痛みとれるの？ 〈11：14〉 S：痛み止めが効いているのは2時間くらいですかね．痛いときに飲むのがよいので12時間とか効いている薬は必要ないです．一時的な痛みでは飲みません．80％くらいの痛みで家では飲んでいましたけど，これは60％くらいですね． 〈入院3日目　10：52〉 S：痛いのは生きてる証拠なーんてね．いててて．右腕はぶら下がったときに痛いので，三角巾をつけていたほうが楽です．動くときは高めに固定してもらったほうが楽ですが，動かないときは，それではきついので緩くしてもらえますか． 〈14：30〉 S：話すと，ちょっと苦しくなるわね． S：（予後は）もしかしたら1か月なのかとも思う． S：酸素マスクとか使うようになったら終わりよね．楽しく過ごしたい．もう治らないんだからしようがないでしょ． O：多弁，訪室すると休む暇なく話しはじめる．友人たちには病状も入院していることも伝えていない． S：あれこれ勝手に想像，詮索されるのが嫌なので生前もう連絡するつもりはない． O：死んだ後に出す手紙を，姪に託してあるとのことで，面会は家族のみである．

表5 生活原理の類のアセスメント

類	アセスメント
価値観	自分のことは自分で行い，きちんとした身なりの整った自分でいたいと思っている．定年まで家庭科の教師の仕事をしてきた自分に自信があり，自分のことは自分で決めることに価値をおいている．
信念	薬の副作用で辛い経験があり，また母親が麻薬を使い混乱して最期を迎えたため，できるだけ薬は使いたくない．自分の痛みは自分が一番わかり決めてきたので，医療者により内服することを決められたくないと思っている．薬剤などは使用せず，自然体で最期を迎えたいという目標をもっている．友人には病状も入院のことも伝えておらず，弱い自分を見せたくないと信念をもっていることが予測される．
価値観／信念／行動の一致	自分のことは自分でしたいと思っているが，日常生活については他人の手を借りなくてはならない状況であり入院を決めてきた．しかし，痛みに対して医療者から薬を使ったほうが楽になると勧められるが，鎮痛薬の副作用が心配で内服したくないと，自分の価値信念を貫き，行動は一致している．

〈領域9：コーピング／ストレス耐性〉のアセスメント

領域9：コーピング／ストレス耐性
類1：身体的／心的外傷後反応 類2：コーピング反応 類3：神経行動ストレス

コーピング／ストレス耐性のアセスメントのポイント

〈領域9：コーピング／ストレス耐性〉のアセスメントに必要な情報を入院時初期情報のデータベースおよび入院してからの関連する情報を抜粋し(表6)，各類のアセスメントをした(表7)．

コーピング／ストレス耐性のアセスメントのまとめ

C氏は発病以来，治療については自分で選択してきたが，がんが自壊する様子は想像と異なっており，今後どのようになるか不安な様子であり，乳がんを放置してきたことを後悔しているように推測できる．母親は大往生であったが，最期は麻薬で混乱し死に至った．自分も麻薬を使ったら，母親のように混乱すると同時に死が訪れるのではないかと脅威を感じている．

今までは，他人に頼らず，がんばってきた自分としては弱音を吐きたくないと思いつつ，いつ「死」が訪れるのか看護師に問いかけ，近い将来，自分に訪れる死を否定してほしい気持ちを表現している．また，いつもきれいに装い，衰えていく容姿を隠し，死に近づかないように防衛している．

がんの終末期の疼痛については，強いにもかかわらず薬を強く拒否し，がんによる痛みやがんによって訪れる死を認めたくないと考え，がん自体の自壊部分は，死につながるものであり，悪化と同時に死に近づくことになるため，自分と関係のないものとして切り離している．さらに，死という脅威となるものを認めることができず，あらゆる理由をあげて，安定を図ろうとしていると推測できる．

痛いのは「生きてる証拠」という言葉を発し，死が訪れると知覚しているが，痛いことを合理化し，生きている証にすりかえ，薬を飲まないもっともらしい理由として「内臓に悪い」と言っている．死を認めているにもかかわらず，死を認めていることが他人にもわからないようにしている．これら，すべての言動と行動は，死の脅威から免れるため，全精力を使って防御していると推測される．

フロイトの「自我の防御機制」を用いる必要があると考えたC氏の言動のアセスメントを表8に示した．〈領域10：生活原理〉〈領域9：コーピング／ストレス耐性〉以外の領域の関連情報と類のアセスメントは表9に示した．

表6 コーピング／ストレス耐性のアセスメントに必要な情報

入院時のデータベース	**ストレスだと感じていること**：「今はストレスとして感じていることはない」 **不安や悩み**：「乳がんがこんなになるなんて（自壊）知らなかった，もっとひどくなるのかしら？」 **ストレス発散方法**：「日常的に笑うことでストレスを発散している」 **家族や他者からのサポート**：母親を看取るとき，兄の協力は得られなかったが，今は兄と，その娘（姪）に今後のサポートを依頼している．
関連情報	がんのために70歳で亡くなった母親のように大往生したいと考えている．しかし，疼痛緩和のために使った麻薬により，混乱した状態で最期を迎えた母親の状況については受け入れにくく感じている．友人を含めた他人に対して，自分が人のことを世話するのはいいが，人から自分のことを心配されるのは，いやだと思っている．今までは「あなたの元気を分けてほしい」と頼りにされて電話なども多かったが，「もう元気でいられないから交友関係もずいぶん整理したのよ」という．入院のことは家族にしか知らせていない． 1人で仕事もバリバリやってきて，料理教室でもいろいろ自分で創作するのが好きだった．友人にこんな姿を見せたくないから携帯電話も変えて，友人とは断絶し，もう会いたくないと思っている． 入院中はかつらをつけ，ピンクのカーディガンをはおり，いつもきれいにしている．
経過記録	〈入院1日目　22：41〉 O：突然強い痛みがあり，胸部全体に圧迫感のような重い痛みを訴える．その後，痛みは落ち着いたが，なかなか体位が定まらず，体位をなおしているうちに再度痛みが出てきている．痛み止めはいらないという． S：いつもこうなのよ．姿勢が決まるまで大変なの． 〈入院2日目　0：00〉 O：座位でうとうとしている． S：いつもこんな感じだし，今日は入院した日だから落ち着かないだけ，数日したら眠れるようになるから． O：眠剤を希望しない． 〈4：00〉 O：トイレコールあり，車椅子を自分で操作して移動するのを見守る．左足の痛みをしきりに訴えるが，鎮痛薬は拒否．左足の疼痛はがまんするほど痛み記憶で除痛しにくくなることを説明し，オキノーム®の服用を促す． S：どうせ治らない病気だから． O：治らない病気だからこそ，痛みをとって楽に過ごされたほうがよいのではないかと伝える． S：いつも痛いのだから，これでいいのよ．痛み止めは6時間前に飲んだからいりません．左足が折れているのではないかしらと思うほど痛いわ．薬を飲んだってどうせ治らない病気なんだから，そんなに薬を飲んだら内臓に悪いでしょう． S：（説明後）そうなの？　そうしたら飲もうかしら．痛みとれるの？ 〈11：14〉 S：痛み止めが効いているのは2時間くらいですかね．痛いときに飲むのがよいので12時間とか効いている薬は必要ないです．一時的な痛みでは飲みません．80％くらいの痛みで家では飲んでいましたけど，今は60％くらいですね． 〈21：16〉 S：痛くないのに何で飲まなきゃいけないの？　もともと薬なんか飲みたくないの．痛くなったらもらうようにするからいらないわ． 〈入院2日目　10：52〉 S：痛いのは生きてる証拠なーんてね．いててて．右腕はぶら下がったときに痛いので，三角巾をつけていたほうが楽です．動くときは高めに固定してもらったほうが楽ですが，動かないときは，それではきついので緩くしてもらえますか． 〈14：30〉 S：話すと，ちょっと苦しくなるわね． S：（予後は）もしかしたら1か月なのかとも思う． S：もう残り少ないでしょうね． S：酸素マスクとか使うようになったら終わりよね．楽しく過ごしたい．もう治らないんだからしようがないでしょ． O：多弁，訪室すると休む暇なく話しはじめる．友人たちには病状も入院していることも伝えていない． S：あれこれ勝手に想像，詮索されるのが嫌なので生前もう連絡するつもりはない． O：死んだ後に出す手紙を，姪に託してあるとのことで，面会は家族のみである．

表7　コーピング／ストレス耐性の類のアセスメント

類	アセスメント
身体的／心的外傷後反応	がんの終末期の疼痛緩和のために使った麻薬により，混乱状態に陥った母親の状況を目の当たりにした出来事が記憶に残っている．その出来事が自分の現状と重なるために，麻薬の使用により痛みがとれることは理解できるが，母親のように混乱状態に陥ることを避けたいため，強い警戒心を示している．母親に起こった出来事を，自分に起こさないために麻薬の使用拒否という不適応反応を示していると推測できる．
コーピング反応	フロイトの「自我の防御機制」を適用しアセスメントする．フロイトは，心は自我，超自我，エスから成り立ち，自我とは自分が自分だと思っているもので，人間が社会の中で生きていくために必要不可欠な心の主体であると述べている．さらにフロイトは常に外界，超自我，エスから自我は脅かされ不安定で崩れやすく，その存在を脅かされているために，人は自分の身を守るために防御機制を用いるのだと説いている(Freud，1936／外林，1985)．フロイトは防御機制を8つ提唱している．その中で，身を守るための防御機制として，嫌なことを避けようとするために働く「抑圧」「否認」「分離」を適用した．表8は防御機制とその意味を示し，次に各防御機制に該当するC氏の言動および行動を示し，最後にアセスメントした．
神経行動ストレス	神経および脳機能を反映した行動的反応はみられていない．

表8　防御機制に相当すると考えられるC氏の言動とアセスメント

自我の防御機制	C氏の言動	アセスメント
抑圧 (自分に起きた自分を脅かす事柄を意識から排除しようとする)	● 3年前に乳がんを発症し病院を訪れ，がんの告知を受けたが，手術の適応はなく，放射線療法と化学療法の治療を勧められた．しかし，治療よりも緩和医療を選択し，緩和ケア病棟のある病院に通院することを決めた． ●「乳がんがこんなになるなんて（自壊）知らなかった」「もっとひどくなるのかしら」 ● 母親のように大往生したいと考えていたが，麻薬を使ったことで最期に混乱した母の様子は，受け入れがたい状態． ● 母を看取ったとき兄たちの協力が得られず自分1人でがんばった． ●「もう後残り少ないでしょうね」 ●「楽しく過ごしたい」 ● 入院中は，かつらをつけピンクのカーディガンをはおり，いつもきれいにしている．	● C氏は発病以来，治療の選択は自分でしてきたが，がんが自壊する様子は想像と異なっていたようだ．今後どのようになるのか不安な様子で，放置してきたことを後悔しているようにも推測できる． ● 母親は大往生であったが，最期に麻薬で混乱し，その母親のように自分も麻薬を使ったら混乱すると同時に死が訪れるのではないかと脅威を感じていると推測される． ● 人に頼らず，がんばってきた自分としては弱音を吐きたくないと思いつつ，「もう後残り少ないでしょうね」など，「死ぬ」という言葉を発することなく，いつ「死」が訪れるのか看護師に問いかけ，近い将来自分に訪れる死を否定してほしい気持ちを表出していると推測される．また，死から遠ざかって楽しく過ごしたいと思っている． ● いつもきれいに装うことは，衰えていく容姿を隠し，死に近づかないように防衛していると推測できる．
否認 (自分を脅かす事柄がわかっていながら，それを認めようとしない)	● 突然強い痛みの出現があり，体位をなおしているうちに，再度痛みが出ているにもかかわらず，痛み止めはいらないと言う． ●「今日は入院した日だから落ち着かないだけ」と眠剤を希望しない． ●「どうせ治らない病気なんだから」「そんなに薬を飲んだら内臓に悪いでしょう」 ●「一時的な痛みでは飲みません」 ●「痛くないのに何で飲まなきゃいけないの？」 ●「痛いのは生きてる証拠なーんてね」 ●「（予後は）もしかしたら1か月なのかとも思う」	● がんの終末期の強い疼痛であるにもかかわらず，薬を強く拒否している状態は，がんによる痛みを認めたくない，がんによって訪れる死を認めたくないと考えていると推測される．また，死という脅威を認めることができず，あらゆる理由を訴えることにより安定を図ろうとしていると考えられる． ●「生きてる証拠」という言葉は，死が訪れると知覚しているが，痛いことを合理化し，生きている証にすりかえている．薬を飲まないもっともらしい理由として内臓に悪いと言っている．死を認めているにもかかわらず，死を認めていることが他人にもわからないようにしていると推測できる．
分離 (自分の行動と感情を切り離してしまう)	● がんの浸潤による自壊部分を「がん子ちゃん」と呼び，擬人化して，自分とは別で異なったものとして位置づけることによって，距離をとっている発言をしていた．	● がんによる自壊部分は，死につながるものであり，悪化と同時に死に近づくことになる．そのため自分と関係のないものとして切り離していると推測できる．

表9 〈領域10〉〈領域9〉以外の領域の類のアセスメント

領域	類のアセスメント
1. ヘルスプロモーション	健康自覚：自然食品を好み，3年前に乳がんと診断されてからも積極的な治療は望まず，症状緩和を中心に行い，薬に頼らず自然体で生活していくことが健康であると考えていた．母親のように自然体で大往生したいという思いが強く，乳がん自壊部を自己消毒しながら，自宅で無治療で過ごしてきた．今の状況は，多発骨転移による骨折しやすい状況であり，乳がん自壊部の悪化，疼痛，呼吸苦の増強など病状が進行しており，入院加療によって，かろうじて安寧な状態を得ている． 健康管理：もともと喫煙，飲酒はまったく行っておらず，添加物などを含まない食事を続け，健康を維持してきた．20歳代より網膜色素変性症のため視覚障害が進行しているが，病状を受け入れながら生活し，母親の介護を通じて，自然体で生きるという健康信念をもっている．抗生物質による蕁麻疹の既往もあり，薬に頼らず，症状を軽快，治癒するという健康管理方法をとっていた．現在は，病状の進行に伴い医療者へ一部委ねざるを得ない状況である．
2. 栄養	摂取：常食を7〜10割摂取できており，栄養状態は保たれている． 消化：消化機能の異常を示すデータはなく，消化機能は維持されている． 吸収：乳がんによる多発リンパ節転移が認められるものの，異常を示すデータはなく吸収機能は維持されている． 代謝：乳がん進行により全身衰弱が進行しており，代謝機能は低下していると考えられる． 水化：乳がんの進行により全身衰弱が進行し，水・電解質のアンバランスの危険性がある．
3. 排泄と交換	泌尿器系機能：尿生成は正常であり異常を示すデータはなく，夜間頻尿であるが泌尿器系機能は保たれている． 消化器系機能：麻薬の使用により便秘となり，消化機能は低下してくると考えられる． 外皮系機能：外皮系の排泄機能は保たれている． 呼吸器系機能：胸水の増加に伴い，体動や会話により呼吸困難感が出現しており，今後十分な酸素化がはかれない可能性がある．
4. 活動／休息	睡眠／休息：疼痛や浮腫により安楽な体位を取りづらく，鎮痛薬も2時間程度の効果である．また，2時間ごとの排泄やガーゼの交換などで，十分に睡眠時間がとれていない状況である． 活動／運動：右上肢に強度のリンパ浮腫があり，疼痛・重み軽減のため三角巾で安定させているが，ほとんど動かせない状態である．また，胸椎多発圧迫骨折のため，立ち上がるのが精一杯の状況で，下肢のむくみや体動による呼吸困難感や痛みの出現のため，日常生活活動は介助が必要である． エネルギー平衡：睡眠を阻害する因子は多く，十分な休息が得られていないことから，エネルギー平衡が崩れている状態である． 循環／呼吸反応：胸水の増加を認め，体動による呼吸困難感を認め，SpO_2 93〜96%であることから，活動をするための呼吸循環反応が維持できずにいる． セルフケア：排泄・清潔行動，など日常生活活動の介助が必要である．身体を起こしたいとか，トイレに行きたいという欲求を表現することはできているが，日常生活のほとんどに介助を要する．
5. 知覚／認知	注意：体位を整えて自分の安楽な状態を評価したり，疼痛時の薬効を判断したり，トイレの介助のために看護師を呼ぶことができるが，視野障害があるため，十分な注意を払うことができない． 見当識：「痛み止めが効いているのは2時間くらい」予後は「もしかしたら1か月なのかと思う」など，現在の自分のおかれている状態を理解していて，見当識は正常である． 感覚／知覚：網膜色素変性症のため視野障害が進行し，現在は中心部が見える程度である．右上肢は強度の浮腫，手指のしびれがあり，肘から手指の感覚脱出あり，感覚・触覚機能低下が考えられる． 認知：認知機能は正常である． コミュニケーション：痛みの状態，ケア方法，楽な体位など，自分の考えを看護師に伝えることができ，コミュニケーションはとれている．

領域	類のアセスメント
6. 自己知覚	**自己概念**：教員退職後は料理教室で教えており，社交性が高く他者から頼られることに誇りをもっていた．自分のことは自分で決めてきたという自分に価値をおいている． **自己尊重**：元気で他人の世話をすることに自己価値をおいてきた．疾病の進行に伴い自己の描く自分ではいられない状態であり，自ら交友関係を制限しながら自己を維持しようとしている． **ボディイメージ**：進行に伴い変化している身体を受け入れがたいため「がん子ちゃん」と呼び擬人化して，自分とは別で異なるものとして距離をとっている．
7. 役割関係	**介護役割**：独身だが，姪から精神的な協力を得ることはできる．しかし介護を担うまでの家族関係にはないといえ，介護役割を担う者はいないと思われる． **家族関係**：近所に兄が住んでおり，病状説明には同席し患者を心配しており，関係性は維持できている．また交友関係においては乳がんと診断されてから，今までの友人と関係を断ち，身内だけのかかわりだけにしている． **役割遂行**：定年までは家庭科の教師として，定年後は料理教室で教え，社会的役割を遂行していた．入院後は，鎮痛薬の使用は自分で決め拒否をすることもあるが，自分でできることは行い，患者役割を遂行している．
8. セクシュアリティ	**性同一性**：常に身ぎれいにしていることや言葉づかいなどから，女性性は保持されている． **性的機能**：婦人科系疾患の既往はなく，性的機能は保持されてきたと推測する． **生殖**：生殖機能障害はないが，結婚の経験はなく，子どもはいない．
11. 安全／防御	**感染**：乳がん自壊部には出血を伴っていることから，感染源となりうる可能性がある．また，現在白血球数は保たれているが，自壊部の出血に伴い貧血が進行し，病原体の侵入に対する防御機能が働かない可能性がある． **身体損傷**：転倒歴があり，がんの進行に伴う体力低下，胸椎圧迫骨折，右上肢・左下肢のむくみの存在が，身体の可動性を制限していることから，転倒のリスクが高い．また，乳がんには自壊という身体損傷が伴っている． **暴力**：身体損傷または虐待を起こすための過剰な腕力や能力の行使は認められていない． **危険環境**：周辺には危険の発生源は認められない．しかし視野狭窄があることで，ベッドサイドの車椅子の位置により転倒の危険性が考えられる． **防御機能**：病態悪化に伴い，防御機能は低下している． **体温調節**：体温調節機能は正常である．
12. 安楽	**身体的安楽**：痛みは突然襲ってきて非常に痛いが，一時的な痛みでは鎮痛薬を使わず，80％くらいの痛みまでがまんしていた．どうせ治らない病気と言いながらも，鎮痛薬を飲んだら内臓に悪いと希望しない．身体に影響のある鎮痛薬はできるだけ使いたくないと考えている．またトイレ歩行後の息切れ，臥位になるための体位変換による苦痛が持続していることからも，身体的に安寧な状態ではない． **環境的安楽**：個室を希望し1人の生活であるが，頻繁に看護師が対応している．また，ベッド上に設置された体位を整えるための褥瘡予防クッションは比較的印象がよく，家庭よりは制限がありながらも，環境的安楽は保たれている． **社会的安楽**：どうせ治らない病気と言いつつも，楽しく過ごしたいという言葉も聞かれている．本人は自分のことを外交的，おおらか，楽天的と思って生きてきたが，友人たちには病状も入院していることも伝えていない．あれこれ勝手に想像，詮索されるのがいやなので，生前は連絡するつもりはなく，死んだ後に出す手紙を姪に託してあるとのことで，面会は家族のみである．今まではあなたの元気を分けて欲しいとか皆に頼りにされて電話なども多かったが，もう元気でいられないから交友関係もずいぶん整理したと話しており，社会的安楽な状態とはいえない．
13. 成長／発達	**成長**：エリクソンの説く老年期の発達課題は「統合対絶望」であり，母親の介護を通して心理的・社会的発達課題を遂げていると考えられる． **発達**：大きな障害もなく身体的成長は成し遂げてきたといえる．

領域ごとの「アセスメントに必要な情報」は省略している．
領域ごとの「アセスメントのまとめ」は表10を参照．

全体像描写のための関連図の作成

　乳がんの進行により全身衰弱状態である．乳がん自壊部からの感染の危険性，胸椎多発転移による疼痛やリンパ浮腫により安楽な体位をとれないこと，活動能力が低下していることから，〈領域2：栄養〉〈領域3：排泄と交換〉〈領域4：活動／休息〉が，〈領域11：安全／防御〉〈領域12：安楽〉の身体的安楽に影響している．また視野障害により周囲に十分な注意を払うことができないため，〈領域5：知覚／認知〉が〈領域11：安全／防御〉に影響している．

　C氏の育った環境や教師として自立した生活を送ってきたこと〈領域7：役割関係〉〈領域8：セクシュアリティ〉〈領域13：成長／発達〉が，〈領域6：自己知覚〉〈領域10：生活原理〉に深く関連している．

　また20歳代から難病と付き合いながら教師として自立した生活を行ってきたことや，母親の介護を通して生まれた価値観〈領域10：生活原理〉や自己価値〈領域6：自己知覚〉が，乳がんと診断され治療を勧められても，信念のもとに治療を受けないことを選択していると考え，〈領域1：ヘルスプロモーション〉〈領域6：自己知覚〉〈領域10：生活原理〉と関連していると考えた（図1，表10）．

　C氏は病状に合わせながら，価値観〈領域10：生活原理〉のもと，健康管理行動〈領域1：ヘルスプロモーション〉，コーピング対処〈領域9：コーピング／ストレス耐性〉を行ってきたが，自宅での自立した生活が困難な状況となったため，緩和ケア病棟に入院した．

　今のC氏の現状は自分が想像した姿とは異なった姿であり〈領域6：自己知覚〉〈領域8：セクシュアリティ〉，骨転移に伴う疼痛緩和の麻薬使用を，あらゆる理由をつけて拒否していること，自壊した乳がんに「がん子ちゃん」と名前をつけたり，衰えていく自分をきれいに装うことで，近づきつつある「死」から何とか防御していると考えられる〈領域9：コーピング／ストレス耐性〉．

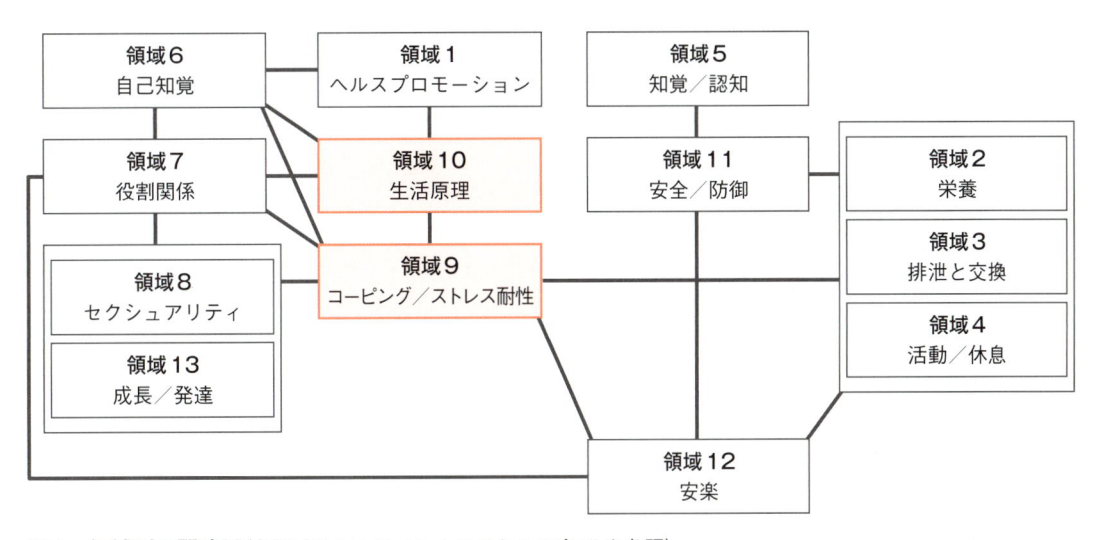

図1　領域別の関連図（各領域のアセスメントのまとめは表10を参照）

表10　各領域のアセスメントのまとめ

領域10：生活原理 自分のことは自分でしたいと思っているが，日常生活については他人の手を借りなくてはいけない状況になり入院を決めた．しかし，痛みに対して医療者から薬を使ったほうが楽になると勧められても，鎮痛薬の副作用が心配で内服したくなく，同時に麻薬を使い混乱した状態で最期を迎えたくないと，自分の価値信念を貫き，行動は一致している．
領域9：コーピング／ストレス耐性 C氏は発病以来，治療について自分で選択してきたが，がんが自壊する様子は想像と異なっており，今後どのようになるか不安な様子であり，放置してきたことを後悔しているように推測できる．母親は大往生であったが，最期は麻薬で混乱し死に至った．自分も麻薬を使ったら，混乱すると同時に死が訪れるのではないかと脅威を感じている． 今までは，他人に頼らず，がんばってきた自分としては弱音を吐きたくないと思いつつ，いつ「死」が訪れるのか看護師に問いかけ，近い将来，自分に訪れる死を否定してほしい気持ちを表現している．また，いつもきれいに装い，衰えていく容姿を隠し，死に近づかないように防衛している． がんの終末期の疼痛については，強いにもかかわらず薬を強く拒否し，がんによる痛みやがんによって訪れる死を認めたくないと考え，がん自体の自壊部分は，死につながるものであり，悪化と同時に死に近づくことになるため，自分と関係のないものとして切り離している．さらに，死という脅威となるものを認めることができず，あらゆる理由をあげて，安定をはかろうとしていると推測できる． 痛いのは「生きてる証拠」という言葉を発し，死が訪れると知覚しているが，痛いことを合理化し，生きている証にすりかえ，薬を飲まないもっともらしい理由として「内臓に悪い」と言っている．死を認めているにもかかわらず，死を認めていることが他人にもわからないようにしている．これら，すべての言動と行動は，死の脅威から免れるため，全精力を使って防御していると推測される．
領域1：ヘルスプロモーション 20歳代のころより難病を受け入れながら自立し，母親の介護も行ってきた．介護を通して母親のように自然体で大往生したいという気持ちがあり，乳がんに対して，自壊部を自己消毒しながら無治療で過ごしてきた．病状の進行および多発骨転移から骨折しやすい状況であり，厳しい状況であることを理解し，入院加療によって，かろうじて安寧な状態を得ている． 病状の進行に伴い健康管理を医療者へ一部委ねざるを得ない状況であると知覚している．
領域2：栄養 検査データは乳がん進行による全身衰弱状態であり，摂取・消化・吸収機能は保たれているが，代謝機能は低下し，水・電解質のアンバランスの危険性がある．
領域3：排泄と交換 泌尿器系・消化器系・外皮系機能は保たれているが，胸水増加に伴い，体動や会話により呼吸困難感が出現しており，今後十分な酸素化が図れない可能性がある．
領域4：活動／休息 疼痛や浮腫により安楽な体位をとりづらく，鎮痛薬も2時間程度の効果である．また，2時間ごとの排泄やガーゼの交換などで十分な睡眠時間がとれていない．右上肢のリンパ浮腫のため，ほとんど動かせない状態であり，胸椎多発圧迫骨折により，立ち上がり動作が精一杯であり，また体動による呼吸困難感や痛みの出現のため，日常生活活動は介助が必要な状況である．日常生活のほとんどに介助を要するようになっており，活動能力は低下している．
領域5：知覚／認知 感覚・認知機能に問題はないが，視野障害が進行しているため，トイレ歩行など看護師の見守りが必要である．コミュニケーションは，自分の状態を看護師に伝えることができるなど，十分にとれている．
領域6：自己知覚 社交性が高く，教員退職後は料理を教え続け，他人から頼られることに誇りをもち，他人の世話をすることに自己価値をおいてきた．しかし疾病の進行に伴い自己の描く自分ではいられない状態であり，自ら交友関係を制限しながら，自己を維持しようとしている．進行に伴い変化している身体を受け入れがたいため「がん子ちゃん」と呼び，擬人化して自分とは別で異なったものとして距離をとっている．
領域7：役割関係 兄とは交流をもち，姪の受け入れはよく，精神的な協力を得ることができるが，介護を担うまでの家族関係にはないといえる．乳がんになるまでは交友関係も活発で，社会的役割を果たしていたようであるが，乳がんがわかり，徐々に自ら友人との関係を断ち，社会的なつながりを排除している．
領域8：セクシュアリティ 性・生殖器疾患の既往なく，言葉づかいや身なりから女性性が高いと考えられる．

領域11：安全／防御
乳がん自壊部には出血を伴っていることから，感染源となりうる可能性がある．また，現在白血球数は保たれているが，自壊部の出血に伴い貧血が進行し，病原体の侵入に対する防御機能が働かない可能性がある．がんの進行に伴う体力低下，右上肢・左下肢のむくみの存在が，身体の可動性を制限していることから，転倒のリスクはあるが，ナースコールで看護師に自分の状態を伝えることができる状態である．
領域12：安楽
痛みは突然襲い非常に強い痛みである．麻薬は使いたくないという価値観から，薬以外の方法で疼痛緩和を図ろうとしているが，疼痛コントロールは十分にできず，身体的安寧は得られているとはいい難い．しかし，鎮痛薬を飲むタイミングは自分でコントロールしていると考えられる．
本人は自分のことを外交的，おおらか，楽天的と思って生きてきたが，友人たちには病状も入院していることも伝えていない．あれこれ想像，詮索されるのがいやなので生前は，もう連絡するつもりはないと．死んだあとに出す手紙を姪に託してあるとのことで，面会は家族のみであり，社会的安寧も得られていない．
領域13：成長／発達
大きな障害もなく身体的成長は成し遂げてきた．エリクソンの説く老年期の発達課題は「統合対絶望」であり，母親の介護を通して心理的，社会的発達を遂げていると考えられる．

全体像の描写

患者プロフィール

C氏，70歳，女性，独身．定年まで家庭科の教師で，定年後は料理教室で教えていた．

20歳代より網膜色素変性症で，現在は中心部が見える程度である．自然食品を好み，規則正しい生活を心がけていた．母親の介護を1人で行い，大往生であったことから，自分も母親のように死にたいと考えている．

キーパーソンは兄と姪であり，関係は良好である．死後については姪に任せている．

既往歴

20歳より網膜色素変性症．

現病歴

右乳頭から出血を認め，その後，右乳房のしこりを自覚し大学病院を受診する．胸筋・皮膚浸潤，リンパ節腫大を伴う右乳がんと診断され，化学療法，放射線療法を勧められたが，検査，治療を希望せず，3回程度通院しただけであった．その後，右乳房の自壊，疼痛，全身倦怠感，悪心，浮腫などが出現したため，症状緩和目的に緩和ケア外来を受診する．その後は，右乳房の自壊部の自己消毒を行い，訪問看護を導入し自宅療養を行っていた．

その後，原発巣の増大および骨転移による疼痛の増強が認められたため，オピオイドの服薬について，緩和ケア外来の医師，がん専門看護師から再三説明されるが，2～3週に1～2回内服する程度で，自宅療養を続けていた．

胸椎多発圧迫骨折のため，立ち上がるのが精一杯となり，疼痛増強，右乳房からの出血，リンパ浮腫増強もあり，活動制限が著明となった．そのため本人希望で緩和ケア病棟への入院となった．

統合したアセスメント

　C氏は20歳代より網膜色素変性症となったが，家庭科の教師を定年まで続け，定年後は料理教室の先生をしながら自立した生活を営んできた．

　自然食品を使用し，規則正しい生活を送ることが健康のもとであると考え，副作用のある薬の使用はできるだけ避けてきた．そのため，乳がんと診断され，検査，治療を勧められたが，治療を受けないことを選択した．

　乳がんの進行に伴い，胸壁が自壊するが自己消毒を行い，骨転移に伴う疼痛や日常生活に支障がでるようになっても，自分で生活できる限り自宅療養を続けてきた．

　教師を定年まで勤めたこと，他人に頼られることに誇りをもち，元気で他者の世話をすることに自己価値をおいてきたが，病気の進行に伴い自己の描く自分ではいられない状態となり，自宅での生活が困難であると判断し，兄，姪以外の交友関係を整理して入院している．

　今までの交友関係を，ほとんど断ち切って入院したC氏にとって，頼りになる人は兄と姪であり，医師，看護師であると考えられる．しかし，看護師は患者の話を聞いてはいるが，薬による痛みのコントロールを勧めることから，C氏は納得していないことが推測される．

　C氏自身は，母親のような大往生を迎えたいと考えていたが，今の自分の状況は想像と異なり，今後どのようになるのか不安を抱いている．自分に訪れる「死」は免れないと知覚しているが，あらゆる理由をつけて鎮痛薬を拒否している状況は，命ある限り生きたい，「死」という脅威に近づきたくない，そして母親のように麻薬を使用して混乱したまま最期を迎えたくないと考えていることが推測される．

　さらに自壊する乳房に対して「がん子ちゃん」と名前をつけ，自分とは異なるものと認識させ，衰えいく身体をきれいに装うことで，自分には「死」はまだ遠い存在であると考えており，全精力を使って死の脅威から防御していることがうかがえる．

健康問題に対する反応をNANDA-I看護診断で表現する

　C氏の情報をもとに13領域の視点でアセスメントし，全体像をとらえてきたが，C氏の健康問題に対する反応をNANDA-I看護診断で表現し，NOC（看護成果分類），NIC（看護介入分類）で看護展開を検討する．

　C氏は終末期の強い疼痛があり，安楽になるための看護援助が必要であると推測されるが，価値信念に基づいた考えから，薬を拒否している．しかし，すべてを拒否しているわけではなく，薬を飲むタイミングを自分でコントロールしているのであり，〈領域12：安楽〉は中心領域ではないと考えられる．また，がんに伴う体力低下，右上肢，左下肢のむくみから可動性が制限され，転倒のリスクも高いが，現時点では自分の状態を看護師に伝えることができることから，〈領域9：安全／防御〉の介入も中

心領域ではないと考えた．

　C氏は，なぜ終末期の強い疼痛を緩和させる方法を受け入れないでいるのか，なぜがんの自壊部分を擬人化して表現しているのか，なぜ痛いのは「生きてる証拠」といい，がまんしているのかを，中範囲理論であるフロイトの「自我の防御機制」を適用し，アセスメントした．

　その結果，C氏は自分のことは自分で決めることに価値をおき，弱い自分は見せないという信念をもっていることから，死を脅威と思っている自分を他人に知られたくない，また死という脅威から自分を守ろうとするストレスに対してコーピングしていると考えられた．そこで〈領域9：コーピング／ストレス耐性〉に深く関係していると考え，以下のようにアセスメントした．

　C氏は人生の終末であり，死を免れることはできないと知覚している．しかし，あらゆる理由をつけて鎮痛薬を拒否している状況は，経験的にただ薬を使いたくないということではなく，死という脅威に近づかず，これからも命ある限り生きていたいと思っているからだと推測される．また，がんの進行により衰えていく自分に脅威を感じ，きれいに装い，身体の自壊部分や，がんの進行とともに悪化していく状態を自分と切り離し，自分と異なったものとして防御しているように推測された．

　これらすべての言動と行動は，死の脅威から自分の身を守るため抑圧，否認，分離という人間として自然な防御機制を使ってコーピングしている状態と捉えられる．

　C氏が自分で自分を守っている状態を，看護師はサポートすることが必要と考え，看護診断を〈領域9：ストレス／コーピング耐性〉の〈類2：コーピング反応〉の"防御的コーピング"として検討した．

　看護診断"防御的コーピング"の定義は「肯定的な自己尊敬に対する潜在的な脅威を知覚し，その脅威から自分を守る自己防衛パターンにもとづく誤った肯定的自己評価を繰り返し表明すること」である（Herdman，2008／日本看護診断学会・中木，2009）．

　"防御的コーピング"を構成している診断指標の選択を次のように行った．

- 現在，明らかな強い疼痛があり，鎮痛薬の使用を看護師から勧められるにもかかわらず，本人は痛みがそれほど強くないと判断していることから「明らかに存在する問題を否定する」．
- 今まで仲よくしてきた友人に対して自分の今の姿を見せたくないという理由から，交友関係を自ら遮断していることから「人間関係の維持が困難」．
- 自分で決めた痛みの程度によって鎮痛薬の使用を決定しているが，12時間持続する鎮痛薬は必要ないという自己の痛みの閾値が不明確なことから「現実性検証の知覚が困難」．
- 自分の死が近いことを知覚しているが，薬を使うと内臓が悪くなる，痛いのは生きている証拠といい，乳がんの自壊部分に名前をつけ，自分とは異なったものとして区別していることなどから「現実の歪曲」．
- さまざまな理由をつけて鎮痛薬の使用を拒否していることから「治療の遂行不足」．
- 緩和医療を選択し入院しているにもかかわらず，メインである疼痛コントロールの治療を受けようとしないことから「治療への参加不足」．

表11　C氏のNANDA-I看護診断－NOC－NIC

NANDA-I看護診断	NOC：成果		
防御的コーピング（領域9：コーピング／ストレス耐性，類2：コーピング反応） **定義**：肯定的な自己尊敬に対する潜在的な脅威を知覚し，その脅威から自分を守る自己防衛パターンにもとづく誤った肯定的自己評価を繰り返し表明すること	**尊厳ある生の終焉**（領域Ⅲ：心理社会的健康，類N：心理社会的適応） **定義**：生の終わりに近づきつつある時にコントロールを維持する個人の行動		
	指標	1 全くみられない	2 まれにみられる
診断指標 ■明らかに存在する問題を否定する (明らかに，終末期の強い疼痛があり，鎮痛薬を勧めるが，それほど強くないと，その問題を強く否定している)	■現在の意志を維持する	1	2
■人間関係の維持が困難 (今まで仲よくしてきた友人に対して，こんな姿を見せたくないと交友関係を遮断している)	■人生で達成したことを振り返る	1 (現在) 入院時に聞いているが，以降振り返る機会がない	2
■現実性検証の知覚が困難 (痛みが80％になったら鎮痛薬を使うが，60％では使わない．12時間効く薬は必要ないという自己の閾値が不明確)	■スピリチュアルな経験について話し合う	1 (現在) 痛みに終始し，話されていない	2
■現実の歪曲 (死が訪れることは知覚しているが，薬を使うと内臓に悪い，痛いのは生きてる証拠，自壊部を自分と異なったものと区別している)			
■治療の遂行不足 (言いわけをして鎮痛薬の受け入れができない)			
■治療への参加不足 (緩和医療を選択しているにもかかわらず疼痛コントロールを受けようとしない)			
関連因子 ■サポートシステムの不足 (友だちとは交友関係を遮断してきた)			
■失敗することに対する恐怖 (死という脅威から防御機制を張り巡らせている)			
■他者への信頼のレベルが低い (鎮痛薬投与を強く拒否しているため，治療が遂行できない)			
■自分に対する非現実的な期待 (死に対する脅威を退けるために，あれこれ言いわけをするような否認の状態)			
■：選択された因子のみをあげている			

事例に合わせて下記の文献より許可を得て転載

Herdman,T.H.編(2008)／日本看護診断学会監訳・中木高夫訳(2009)．NANDA-I看護診断―定義と分類 2009-2011 (p.304)．医学書院．

Moorhead,S.,　Johnson,M.,　Maas,M.L.,　Swanson,E.編(2008)／江本愛子監訳(2010)．看護成果分類(NOC)―看護ケアを評価するための指標・測定尺度 第4版(p.598)．医学書院．

Bulechek,G.M.,　Butcher,H.K.,　Dochterman,J.M.編(2008)／中木高夫・黒田裕子訳(2009)．看護介入分類(NIC) 原書第5版(p.478)．南江堂．

3	4	5	NIC：介入
ときどきみられる	しばしばみられる	常にみられる	
3	4 (現在・目標)	5	**情動支援**(領域3：行動的，類R：コーピング援助) **定義**：ストレス下にあるときに，保証・受容・激励を提供すること **行動** ■支援的で共感的な言葉を用いる (社交性が高く，他者から頼られることに誇りをもつことに自己価値をおいてきた．現在は交友関係を遮断し，自己を維持しようとしているため，兄，姪と連絡を密にして支援をしていく)
3 (目標) 会話の中で人生を振り返る時間をもつ	4	5	■支援的に患者を抱きしめる，またはタッチする (死という脅威から，抑圧，否認，分離といった防御機制を働かせ，自分をサポートしているC氏を抱きしめることや，ベッドサイドに座り寄り添う)
3 (目標) 数人の看護師にC氏の経験を話してもらい，表出を促す	4	5	■適切な防衛メカニズムを使用するのを支援する (死という脅威から，抑圧，否認，分離といった防御機制を働かせ，自分をサポートしている．鎮痛薬を勧めることは防御機制を取り払い，C氏を不安定にさせることであるため，本人の訴えを支援するようにかかわる) ■感情や信念を表現する言葉を傾聴する／感情や信念を表現するように指導する (薬を使いたくない，自然でいきたい，鎮痛薬は痛みが80％になったら使う，希望しないときは使わないなど，本人の言葉に傾聴し受け入れる) ■否認・怒り・取り引き・受容という悲嘆の各相で支援を提供する (現在，C氏は近い将来訪れる死を脅威に感じ，否認の状態を継続していると推測される．否認という防御機制を使っている状態であるため，看護師はそこを理解し，受けとめる姿勢で支援する)

＊看護診断名「防御的コーピング」は「NANDA-I看護診断─定義と分類2012-2014」では「防衛的コーピング」に日本語診断名が変更されている．

次に関連因子の選択を行った．
- 兄，姪は精神的な支えになっているが，今までの交友関係を遮断しており「サポートシステムの不足」．
- 「死」という脅威から防御規制を張り巡らせている状況にあり「失敗することに対する恐怖」．
- 医療者から鎮痛薬についての説明を繰り返し受けているにもかかわらず，鎮痛薬投与を強く拒否していることから「他者への信頼のレベルが低い」．
- 死を知覚しているが，死の脅威を退けるために，あれこれ言いわけをして現状を認められないことから「自分に対する非現実的な期待」．

看護成果（NOC）と看護介入（NIC）

　C氏にとって，終末期の強い疼痛は安楽な状態でないことは理解できる．しかし，死の脅威から身を守ろうとしているC氏には鎮痛薬を勧めることではなく，脅威から自分の身を守るため防御することを認め安寧をサポートすることが必要である．そこで，NOCは〈領域Ⅲ：心理社会的健康〉の〈類N：心理社会的適応〉の"尊厳ある生の終焉"を選定した．その定義は「生の終わりに近づきつつあるときにコントロールを維持する個人の行動」である（Moorhead, Johnson, Maas, Swanson, 2008 ／江本，2010）．

　NICは〈領域3：行動的〉の〈類R：コーピング援助〉の"情動支援"を選定した．その定義は「ストレス下にあるときに，保証・受容・激励を提供すること」である（Bulechek, Butcher, Dochterman, 2008 ／中木・黒田，2010）．

　成果は看護診断指標に示した症状，徴候，行動を解決軽減するための目標とし，介入は関連因子を解決，軽減させるための具体的対策および成果指標を達成維持できることを目標とした具体的対策とした（**表11**）．

文献
Bulechek,G.M., Butcher,H.K., Dochterman,J.M.編（2008）／中木高夫・黒田裕子訳（2009）．看護介入分類（NIC）原書第5版．南江堂．

Freud,A.(1936)／外林大作訳(1985)．自我と防衛 第2版．誠信書房．

Herdman,T.H.編(2008)／日本看護診断学会監訳・中木高夫訳(2009)．NANDA-I看護診断—定義と分類2009-2011．医学書院．

Kübler-Ross,E.(1969)／鈴木晶訳(2001)．死ぬ瞬間—死とその過程について．中央公論新社．

Moorhead,S., Johnson,M., Maas,M.L., Swanson,E.編(2008)／江本愛子監訳(2010)．看護成果分類（NOC）—看護ケアを評価するための指標・測定尺度 第4版．医学書院．

4 統合失調症の患者の看護診断

横山秀司　前川恭子　五藤陽子

事例紹介

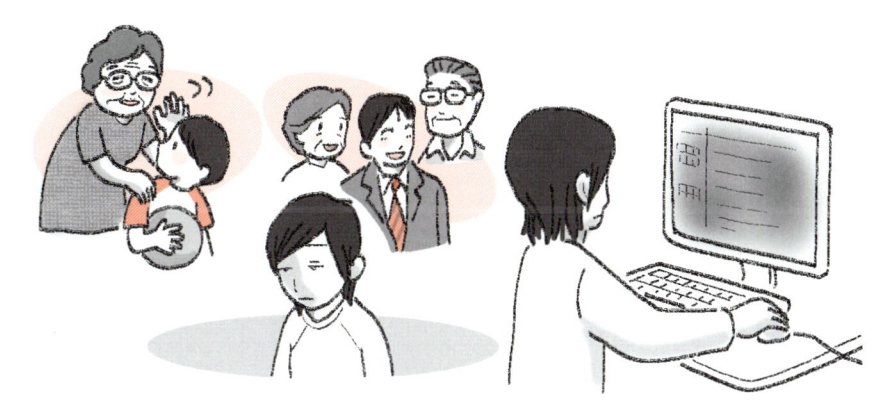

　D氏，24歳，男性，医学診断名は統合失調症である．アセスメントを行う設定時点は，陽性症状[*1]を顕著に示していた入院から5日目の朝9時とした．

　現在，統合失調症の原因は不明であり（大熊，2008），従来は内因性精神病[*2]の1つに数えられてきた．D氏の場合，発症背景に発達課題が大きく影響していると推測された．したがって〈領域13：成長／発達〉のアセスメントに際し，E.H.エリクソンの説く「発達理論」を適用することとした（Erikson, Erikson, 1997／村瀬・近藤，2001）．

　一方，D氏のNANDA-I看護診断名には"自己同一性混乱"を選定し，これに対する成果をNOCから，介入をNICから選定した．

　D氏の検温表を表1に，検査データを表2に示した．

[*1] 陽性症状：統合失調症の症状は大きく陽性症状と陰性症状に分類され，幻覚や妄想，精神運動興奮や昏迷などの初期症状や急性期症状を一般に陽性症状と呼び，健康な人ではみられないものが出現する．一方，感情鈍麻や無為などの慢性期症状を陰性症状と呼び，健康な人ではできることができないことをいう．
[*2] 内因性精神病：精神病の原因は，外因性（器質的要因），内因性（遺伝的要因），心因性（心的要因）に分けられる．

表1　D氏の検温表

患者D氏，24歳，男性			病名：統合失調症										
入院日数			1	2				3			4		5
R:呼吸　P:脈拍　T:体温　BP:血圧			23時入院										
体重(kg)			50										
食事	食種		食止め	食止め			全粥軟菜			全粥軟菜			全粥軟菜
	摂取量		禁	禁	禁	禁	禁	1/2	1/2	1/2	1/2	4/5	1/2
排泄	尿回数		3	5			8			6			
	便回数		1	0			2			0			
IN	補液(mL)		200	2,000			1,000						
	飲水(mL)			300			400			1,000			
	IN合計									1,000			
OUT	尿量(mL)			2,420			2,560			1,650			
	OUT合計			2,420			2,560			1,650			
内服薬							インプロメン6mg 6錠 分3 コントミン100mg 3錠 分3 トレミン2mg 3錠 分3 ジプレキサ10mg 2錠 就寝前 サイレース2mg 1錠 就寝前 ベゲタミンA 1錠 就寝前 ブルゼニド 2錠 就寝前			インプロメン6mg 6錠 分3 コントミン100mg 3錠 分3 トレミン2mg 3錠 分3 ジプレキサ10mg 2錠 就寝前 サイレース2mg 1錠 就寝前 ベゲタミンA 1錠 就寝前 ブルゼニド 2錠 就寝前			インプロメン6mg 6錠 分3 コントミン100mg 3錠 分3 トレミン2mg 3錠 分3 ジプレキサ10mg 2錠 就寝前 サイレース2mg 1錠 就寝前 ベゲタミンA 1錠 就寝前 ブルゼニド 2錠 就寝前
点滴内容			トリフリード1,000mL×2 セレネース(5mg)4A ビタメジン1A＋ビタシミン1A カプロシン5,000単位×2	トリフリード1,000mL×2 セレネース(5mg)4A ビタメジン1A＋ビタシミン1A カプロシン5,000単位×2									
不眠時薬の使用													
精神運動興奮			3+	3+	2+	2+	+	+	−	−	−	+	+
意思の疎通困難			3+	3+	2+	+	−	−	−	−	−	+	−
幻覚妄想			3+	3+	3+	3+	3+	3+	2+	2+	2+	+	2+
治療の拒否			3+	3+	3+	3+	+	−	−	−	−	−	2+
希死念慮			−	−	−	−							

表2　入院当日の検査結果

検査項目（単位）	検査値	検査項目（単位）	検査値	検査項目（単位）	検査値
WBC	9,000	AST(IU/L)	24	Cre(mg/dL)	0.86
RBC($\times 10^4/\mu$L)	6.06	ALT(IU/L)	20	尿酸(mg/dL)	7.0
Hb(g/dL)	16.8	LDH(IU/L)	204	Na(mEq/L)	143
Ht(%)	50.7	ALP(IU/L)	341	K(mEq/L)	3.9
PLT($\times 10^4/\mu$L)	30.8	γ-GTP(IU/L)	22	Cl(mEq/L)	99
T-P(g/dL)	6.8	CPK(IU/L)	171	Ca(mg/dL)	10
ALB(g/dL)	3.0	AMY(IU/L)	50	CRP(mg/dL)	0.21
T-Bil(mg/dL)	1.0	血糖(mg/dL)	94		
D-Bil(mg/dL)	0.3	BUN(mg/dL)	9.0		

アセスメントの着眼点

13領域のアセスメントのうち，本事例に重要と考えた〈領域5：知覚／認知〉〈領域6：自己知覚〉〈領域13：成長／発達〉の3領域について根拠と共に考察する．

〈領域5：知覚／認知〉は，患者のアセスメントにおいて統合失調症の病態を考慮する必要があり重要と考えた．

〈領域13：成長／発達〉は，統合失調症の誘因の1つとされている発達を含んでいるために重要と考えた．

〈領域6：自己知覚〉は，上記2領域についてアセスメントした上で，D氏の自己知覚がどのように形成され，どのような弱さや強さをもっているかアセスメントし，今後，社会生活を送っていく上で，どのような対人関係能力を強化していけばよいのか看護の視点から捉える必要性から重要と考えた．

〈領域5：知覚／認知〉のアセスメント

領域5：知覚／認知
類1：注意
類2：見当識
類3：感覚／知覚
類4：認知
類5：コミュニケーション

知覚／認知のアセスメントのポイント

統合失調症は現代臨床精神医学の分野において「主として思春期に発病し，特徴的な思考障害，自我障害，感情障害，人格障害などを主徴とし，多くは慢性的に経過する原因不明の精神病」（大熊，2008）といわれ，その発症要因は多様である．

J.Zubin（1977，1981）は，統合失調症の成因について7つの因子（環境因子として生態学，発達学，学習理論；生物学的因子としての遺伝学，内部環境，神経生理学，解剖学）を考えた．これらの交互作用によって脆弱性が形成され，脆弱性は先天的だけでなく後天的にも形成されるとした（大熊，2008）．

統合失調症の主な症状は，連合弛緩，感情鈍麻，意欲減退，言語性幻覚（幻声），被害妄想，自我障害，緊張病性興奮・昏迷などである（南山堂医学大辞典，2006）.

アセスメントに必要な情報を，入院時初期情報のデータベースおよび入院してから5日間の経過記録から抜粋し（表3），各類のアセスメントをした（表4）.

知覚／認知のアセスメントのまとめ

幻聴が活発で，行動が幻聴に左右されているときには，周囲に注意を払うことができない．幻聴があることにより感覚／知覚は混乱しているが，的外れな言動はなく，スムーズな受け答えができているため，思考過程は正常に機能している．しかし，幻

表3 知覚／認知のアセスメントに必要な情報

入院時のデータベース	意識障害：無 見当識障害：無 言語障害：無 幻覚／妄想：有（幻聴，被害妄想，被毒妄想，注察妄想） 認知障害：有（思考能力，判断力，問題解決能力） 感覚障害：無
関連情報	幻聴[*3]に関して，誰かはわからないが男の人の声で聞こえると話し，今も誰かに見られている感じがすると話す． 母親は半年くらい前からおかしなことを言うようになったと感じていた．
追加情報	入院時は状況を認識できず精神運動興奮状態にあり，医師や看護師に罵声を浴びせていた．内服開始後は聞かれなくなるが「早く仕事にもどらないと」と職場復帰への思いを，たびたび口にする．自ら話しかけてくることは少ないが，話しかけられると返事はする．
経過記録	〈入院1日目　23：00〉 S（主観的情報）：自分は病気じゃない．何で入院しなきゃいけないんだ．ふざけんなよ． O（客観的情報）：警察官に伴われ，家族とともに来院する． O：医師より本人に"家族に対する暴力などがあり，行政処分による措置入院である"ことを説明するが理解せず．興奮し診察室を出ていこうとするため，鎮静されての入院となる． O：不穏状態になることが予測され，身体拘束，向精神薬の点滴が開始され，バルンカテーテルが挿入される． O：家族に治療方針が説明されるが，患者の変化に驚き，強制入院になってしまったことに困惑している． 〈入院2日目　9：00〉 S：おれは病気なんかじゃない！おまえら医者も看護師もみんなグルで，おれにこんなことをしているんだ．早く会社にもどらなきゃいけないんだよ！おれは仕事ができるんだ！ 〈入院3日目　12：00〉 S：食べないとまた縛られちゃうの？毒が入っているから食べたくないんだよね．会社の同僚が毒とかを入れているから，食べたら死んじゃうんだよ． O：食事開始で配膳するが，被毒妄想[*4]があり，箸が進まない．食事と内服がきちんとできないと，また点滴・身体拘束になることを伝えると，しぶしぶ半分くらい摂取し，服薬もしばらく錠剤を手に持ったまま眺めた後に，ようやく服用する． 〈入院5日目　9：00〉 S：おれは病気じゃないんですよ．何でわかってくれないんですか！あなたに私の自由を奪う権利があるんですか！自由にさせてください．こんな鍵のかかっている所にいつまでもいられません．早く退院させてください．仕事があるんですから． O：回診時に内服に関して医師から問われると，険しい表情で医師につめよる．入院や内服の必要性を説明されるが，まったく納得しない．

[*3] 幻聴：ないはずのものが聞こえる聴覚領域の幻覚．人の声を聞く言語幻聴は統合失調症に多い．妄覚のなかには錯覚と幻覚があり，幻聴は幻覚のなかの1症状．
[*4] 被毒妄想：被害妄想の1型．食べ物などに毒を盛られていると思いこむこと．統合失調症にみられることが多い．

表4 知覚／認知の類のアセスメント

類	アセスメント
注意	幻聴が活発で行動が幻聴に左右されているときには、周囲に正常な注意を払うことができない.
見当識	場所，時間を認識していることから見当識は正常である.
感覚／知覚	幻聴があることにより感覚／知覚は正常に機能していない.
認知	的外れな言動はなく、スムーズな受け答えができているため、思考過程は正常に機能している．しかし、幻聴と被毒妄想、注察妄想[*5]があるときには、幻覚・妄想に左右されるために、正常な認識や判断ができない状態にある.
コミュニケーション	言語的コミュニケーションに機能的な異常はないが、思考が妄想に左右されているときには会話が一方的で、意思の疎通はできない.

[*5] 注察妄想：他者から、ことさら自分が見られていなくても、「自分が注目されて、見られているに違いない」と思い込む妄想. 他者の言動を自分に関連づけて曲解する関係妄想の一種.

聴と被毒妄想、注察妄想があるときには、正常な認識や判断ができない状態にある．

言語的コミュニケーションに機能的な異常はないが、思考が妄想に左右されているときには会話が一方的で意思の疎通はできない．

〈領域13：成長／発達〉のアセスメント

領域13：成長／発達
類1：成長
類2：発達

成長／発達のアセスメントのポイント

統合失調症と脆弱性・ストレスモデル（大熊，1980）では、環境因子としての発達学を考えていることから、D氏の発達（表5）に注目し、E.H.エリクソンの「発達理論」を用いてアセスメントしていく．

エリクソンの「発達理論」を適用する

【乳児期：信頼対不信】

母親と授乳を通して満足感を得ることで外界や自己への信頼感を形成していく．母親の行動は100％予測可能なわけではないが、基本的には信頼してよいという関係が築かれる．

基本的信頼関係を自分のものとすることができれば、人間の強さ（徳）として、「希望」をもつことができ、これは人間が生きる上で極めて重要なものである．

事例の場合：同胞第2子であり、同居家族は父方の祖母、両親（共に公立高校教師）、3歳上の兄である．

母は育児休業を取らずに職場復帰し、祖母に育てられた．発語や歩行などの成長の遅れはなかった．

アセスメント：仕事で多忙な母親に代わり、祖母に愛情を注がれて育ったものと推測される．D氏は母親と祖母との関係の中で、基本的信頼を自分のものとしたと考えられる．

表5 D氏の発達過程（入院時，両親・兄より聴取した内容を医師の診療録より抜粋）

乳児期	D氏は関東近郊において正常分娩で生まれた．同胞第2子であり，同居家族は父方の祖母，両親（共に公立高校教師），3歳上の兄である． 兄が2歳のとき，祖父が亡くなったために，両親は祖母と同居した．母親はD氏を生むと産休のみで，すぐに仕事に復帰した．育児休業を取りにくい時代であったのと，祖母と折り合いが悪かったためである．D氏に発語や歩行などの成長の遅れはなかった．
幼児前期	4歳で幼稚園に入園するまでは，帰宅の遅い両親に代わって祖母が面倒をみた．何にでも祖母が手を出すので，母親はD氏本人にやらせてほしいと思っていた．祖母は，けがや病気を心配し，D氏をあまり外に出したがらなかった．そのため同年代の子どもと接触することが少なく，人見知りが激しい子どもだった．兄とは仲がよく，いつも後を追って歩いていた．
幼児後期	幼稚園に入園した当初は集団生活に馴染めず，体調不良を訴え，休園することも度々あった．幼稚園の送り迎えは祖母が行い，行事にも祖母が参加していた．幼稚園の友だちに「Dくんの家は，どうしてママがこないの？」と聞かれると，「ママは忙しいんだって」と答えていた． 幼稚園から帰ってくると，祖母がけがや病気を心配し外に出したがらなかったこともあり，自分から同年代の子どものところには遊びに行かず，家の中で遊び，兄の帰りを待っていた．しかし，兄は活発な性格のため小学校から帰ると外に遊びに行ってしまい，いつも1人で遊んでいた．祖母はかわいそうに思い，何でも買い与え，甘やかされて育った．両親は帰宅時間が遅く，D氏が寝てからのことも多く，接することは少なかった．
学童期	小学校では成績は普通で，スポーツはあまり得意ではなかった．内向的で一緒に遊ぶ友だちも少なく，ゲームをして過ごした．一方，兄は活発で何ごとにもD氏より秀でており，少年野球チームでも活躍していた．そんな兄にあこがれて，小学校3年生の夏に兄の所属する少年野球チームに入った．小学校6年の兄は活躍していた．D氏はコーチから「お兄ちゃんが入ったときは，もっとうまかった」と言われていやになったが，兄がいるうちは参加していた．兄が野球チームを卒団すると，D氏もすぐにやめてしまった．4年生からは家にあるパソコンに興味をもち，学校から帰宅するとパソコンに向かっていた．6年生の冬に祖母が心筋梗塞で突然他界し，D氏は食事をほとんどとらないほど落ち込んだ．
青年期	中学校では，成績は中の下であり，クラブ活動はせず，好きなパソコンにのめりこんでいった．兄は成績優秀で進学校に入学し，両親の自慢であった．成績のことでは，いつも両親に兄と比較され「お兄ちゃんとは違う」と反発することがあった．兄は「おまえは，おまえなんだから……」と慰めてくれた． 高校は近隣の普通レベルの学校に進学し，コンピュータのクラブに所属したが，友だちは少なかった．ネットへの書き込みやブログの開設を行うなど，ますますパソコンにのめり込んでいった．両親が成績のことや大学進学のことばかり言うため，D氏は部屋に引きこもり，パソコンに逃げ込むようになった．兄は国立大学に入学し自宅通学した．仲がよく何でも話していた．兄はD氏を気づかい，パソコンの技術を認め「おまえは好きなことをがんばればいいんだよ」と励ましていた． 兄の助言もあり，D氏は高校を卒業後，コンピュータ関係の専門学校に入学したが，両親は大学に進学しなかったことを残念に思った．自宅から通学していたが，ほとんど両親と会話をすることはなくなっていた． 兄は一流商社に就職し，その後もメールで状況を報告し合っていた．D氏は専門学校を卒業後，IT関連の中堅企業に就職した．両親は就職できたことを喜んだ．就職3年目の23歳の秋に，兄が結婚し独立した．兄は結婚後，D氏からのメールが少なくなったことを心配していた． D氏は仕事はまじめにしていたが，半年前に同期入社の者が重要な仕事を任されるようになってからは，職場での評価を気にし夜遅くまで起きていて，遅刻をするようになった．

【幼児前期：自律性対恥・疑惑】

いわゆるよちよち歩きの時期．歩行や排泄の自律を高め，さまざまなことに挑戦しようとする．しかし，親からしつけという形でコントロールがなされるようになる．外からのコントロールの力によって，世界に一定の秩序があることを理解する．自分でやりたがることが多くなるが，失敗することも多く，自己への疑念や恥の感情と結びつく．しつけというプロセスは自律性の獲得と隣り合わせに，恥や疑惑の負の体験も伴っていく．

事例の場合：両親に代わって祖母が面倒をみていた．何にでも祖母が手を出すので，

母親は本人にやらせてほしいと思っていた．祖母は，けがや病気を心配し，あまり外に出したがらなかった．そのため同年代の子どもと接触することが少なく，人見知りが激しい子どもだった．兄とは仲がよく，いつも後を追って歩いていた．

アセスメント：本来であれば，しつけとして外からコントロールされる時期であるが，D氏は祖母に甘やかされていたため，十分ではなかったと推測できる．そのため，自由や1人立ちを楽しみ，現実を豊かに体験し，自分で自分をコントロールする能力を獲得することが十分にできなかったと考えられる．祖母による外で遊ぶことの制限は，外界との接触を少なくし，自律性の獲得，失敗や恥の体験も少なくしたと思われる．

【幼児後期：積極性（自発性）対罪悪感】

活動的なエネルギーに溢れた時期．1つの目的に向かって同じ行動を繰り返す．周囲への強い関心や興味をもち「なぜなに期」とも呼ばれる．想像する力を通して同性の親や周囲の大人の行動を取り入れるようになる．

内発的動機づけ*6が高く，失敗にもめげずに果敢に取り組もうとする一方，自分の力への不信を味わったり，やりすぎに対する処罰の不安をもったりする．

親の規範を取り入れることは，超自我*7が形成されることでもある．いいこと，悪いこともわかってくるが，反発する感情も強まっていく．想像する力は，不安を形あるイメージとしてつくることにもつながり，夢の中での恐怖を体験することもみられる．

事例の場合：幼稚園に入園した当初は集団生活に馴染めず，体調不良を訴え，休園することも度々あった．幼稚園の送り迎えは祖母が行い，行事にも祖母が参加していた．幼稚園から帰ってくると，祖母がけがや病気を心配し外に出したがらなかったこともあり，自分から同年代の子どものところには遊びに行かず，家の中で遊び，兄の帰りを待っていた．しかし，兄は活発な性格のため小学校から帰ると外に遊びに行ってしまい，いつも1人で遊んでいた．祖母はかわいそうに思い，何でも買い与え，甘やかされて育った．両親は帰宅時間が遅く，D氏が寝てからのことも多く，接することは少なかった．

アセスメント：本来であれば，周囲への強い関心や興味を示し，内発的動機づけが高く，失敗にもめげずに果敢に取り組む時期であるが，幼稚園以外の環境では，祖母により外に出て同年代の子どもと積極的にかかわることが制限され，兄が遊びに行った後は，何でも欲しいものが与えられていた．そのため，他者とのかかわりの経験が不足していると同時に，積極的に遊びや探索欲求を求めることができなかったと思われる．

さらに兄についていきたいと望んでいても，祖母に制限されたため，同年代の子どもと遊ぶことで誘発されるはずのチャレンジ精神が育たなかったと考えられる．そのことにより，失敗体験も少なく罪悪感を強くもつこともなかったと思われる．

---

*6 内発的動機づけ：心の中での満足を得ることを目的とした動機づけ．誰かにほめられたり金銭を得ることなどを目的としたものを外発的動機づけという．
*7 超自我：本能的欲求に対して禁止・脅しを行い，自我に罪悪感を生じさせる機能を営む．両親による禁止，懲罰による恐れが内在化したもの，すなわちエディプス・コンプレックスをひきついだものと考えられている．

【学童期：勤勉性対劣等感】

　新たな知識や技能の獲得に専心するようになる．これは学ぶ世界から喜びを得ていく有能感[*8]につながるが，同年齢の仲間が，それぞれに勤勉に取り組むことで，結果的には競争が生じる．また，自分の能力に失望し劣等感という陰の心的世界をもつことになる．「自分はだめだ」「どうしていいかわからない」という恐れ，不安，無力感である．さらに学習は常に喜びだけではなく，苦痛や忍耐も伴うものであり，これを他者からの強制と感じると，自己への価値づけを低めることにもなる．

　事例の場合：小学校では成績は普通で，スポーツもあまり得意ではなかった．内向的で一緒に遊ぶ友だちは少なく，ゲームをして過ごした．小学校3年生の夏に兄の所属する少年野球チームに入ったが，コーチから「お兄ちゃんが入ったときは，もっとうまかった」と言われていやになった．兄が野球チームを卒団すると，すぐにやめてしまった．4年生からは家にあるパソコンに興味をもち，学校から帰宅するとパソコンに向かっていた．6年生の冬に祖母が心筋梗塞で突然他界し，ひどく落ち込んだ．

　アセスメント：本来であれば，自発的な行動を通して新たな知識や技能の獲得から有能感を得ていく時期であるが，両親ともに教師であり，できることが当たり前の環境の中で，兄と常に比べられることや，同学年の子どもとの比較により，学習や運動面に劣等感をもつようになっていった．さらに幼稚園のころから同年代の子どもと遊ぶことは苦手であり，小学校に入学してからも対人関係を築くことは得意ではなかったと推測される．

　しかし，家に帰れば祖母が欲しいものを与えてくれ擁護してくれていたため，1人の状況にも耐えられていた．また，自分独自の世界であるパソコンのゲームの中では強い人間にも優秀な人間にもなれるため，ますますパソコンにのめり込んでいったと考えられる．そのことで，さらに周囲との人間関係を希薄にしていった．高学年になり，劣等感を擁護してくれる存在であった祖母が急逝してしまい，逃げ込み先を失い，ますます自分の殻に閉じこもるようになった．

【青年期：アイデンティティ対アイデンティティ拡散】

　自分が自分であることを確信する心的過程を「アイデンティティ」と呼ぶ．思春期の身体的な変化に伴い，自己意識が育ち，社会的存在として「自分が何者か」を問うようになる．アイデンティティの危機は，一貫性の面と斉一性の面から捉えることができる．

　一貫性とは，自分がどのように育ち，それが現在の自分とどのように結びついているかの歴史的感覚であり，斉一性は他者との関係のなかで，他者との共通性を認めるとともに自分の独自性を認める感覚である．アイデンティティの拡散とは，自分が何者かがわからなくなってしまう状態であり，自分の生き方の選択は自分自身でしなければならないが，何を選びとってよいか，わからない状態のことである．

　事例の場合：中学校では，成績は中の下であり，クラブ活動はせず，好きなパソコンにのめりこんでいった．兄は成績優秀で進学校に入学し，両親の自慢であった．成

[*8] 有能感：成功体験を通して自分は有能であると認識すること．

績のことでは，いつも両親に兄と比較され反発することがあった．兄は「おまえは，おまえなんだから……」と慰めていた．

高校は近隣の普通レベルの学校に進学し，コンピュータのクラブに所属したが，友人は少なかった．ネットへの書き込みやブログの開設を行うなど，ますますパソコンにのめり込んでいった．両親が成績のことや大学進学のことばかり言うため，部屋に引きこもり，パソコンに逃げ込むようになった．

兄は国立大学に入学し自宅通学した．仲がよく何でも話していた．兄はD氏を気づかい，パソコンの技術を認め「おまえは好きなことをがんばればいいんだよ」と励ましていた．

兄の助言もあり，高校を卒業後，コンピュータ関係の専門学校に入学したが，両親は大学に進学しなかったことを残念に思った．自宅から通学はしていたが，ほとんど両親と会話をすることがなくなっていた．

兄は一流商社に就職し，その後もメールで状況を報告し合っていた．D氏は専門学校を卒業後，IT関連の中堅企業に就職した．両親は就職できたことを喜んだ．就職3年目の23歳の秋に，兄が結婚し独立した．兄は結婚後メールが少なくなったことを心配していた．

D氏は仕事をまじめにしていたが，半年前に同期入社の者が重要な仕事を任されるようになってからは，職場での評価を気にし夜遅くまで起きていて，遅刻をするようになった．

アセスメント：両親は成績優秀な兄のように，D氏にも成績を上げて大学進学を望んでいたが，D氏は兄とは違う存在として認めてほしいという欲求を常にもっていたと思われる．しかし，部屋に引きこもり，常に親との会話や関係性を絶っていたために，言い合いや反抗的な態度をとるという行動はなかった．兄は得意なパソコンをがんばればいいと勧め，D氏は自己決定しないまま，兄の言うとおり自分の得意なコンピュータ関係の専門学校を選択し，IT関連会社に就職した．

しかし，入社してからは自分と同等の能力をもった同僚と競い合うことになり，そこで同期入社の者に先を越され，自分のなかで唯一自信をもてたものが崩れたと考えられる．このとき，もしも兄と親密な関係が保てていれば，兄がうまく状況をフォローし，精神的な均衡を崩さないですんだ可能性もあったと考えられる．

エリクソンの「発達理論」の適用でわかったこと

D氏の特徴として，幼児期から祖母に甘やかされ，同年代の子どもとの付き合いや遊びが少なく，欲しいものは与えられていたため，自発性を強く感じる機会が少なかった．

小学校に入学してからは劣等感をもち，パソコンの世界に逃げ込んでいたため，対人関係能力は脆弱であった．小学校高学年で基本的な信頼関係を築いてきた祖母が他界し，信用できるものは兄1人となった．高校卒業後の進路決定の際は，自分で自分の進むべき道を決めず，兄の言葉どおりに進んでいる．

その要因として，幼児前期に自発性を強く感じることが少なかったこと，幼児後期に同年代の子どもと接する機会が少なく対人関係能力が脆弱なこと，学童期に劣等感を感じ達成感を得ることが少なかったこと

がある．これらの発達課題をクリアしていない問題が現在の状況に深く影響していると考えられる．

また，唯一の相談相手であった兄との親密な関係が絶たれたことで，コーピング先を失い，決定してくれる人がいないことで精神的な均衡を崩した可能性がある．

そのため，今後の看護介入としては，まず祖母が他界してから失った他者との信頼関係を結ぶことである．薬物療法で陽性症状が落ち着いた後，希薄だった親子関係の修復や，脆弱な自我の強化を生活技能訓練などで行うことが必要である．さらに幼いころから苦手だった対人関係能力を集団生活のなかで習得していくとともに，再び社会復帰するころには社会のなかで両親以外の相談できる他者をもてるように看護していく必要がある．

アセスメントに必要な情報を，入院時初期情報のデータベースから集め（表6），各類のアセスメントをした（表7）．

成長／発達のアセスメントのまとめ

幼少のころより，祖母に育てられ，祖母の死後は希薄な人間関係のなかで育ってきており，社会性の獲得が十分ではなかったと推測される．優秀な兄に対して劣等感を抱いてきたが，兄を尊敬しており，兄の言葉を支えに仕事をがんばってきた．しかし，同期入社の人に先を越されたことで，衝撃を受け，正常な心理社会的発達をしていないと思われる．

現在，エリクソンの説く発達課題の青年期にあり，社会的役割の達成や経済的独立，結婚と，家庭生活への準備をしていく時期であるが，精神症状により社会生活を営める状況ではなく，発達課題を達成できる状態ではない．

表6 成長／発達のアセスメントに必要な情報

入院時の データベース	身体的な成長の問題：無 先天的・遺伝的な問題：無 現在の発達課題：青年期（エリクソン）
関連情報	幼少のころから両親は共働きのため小学校6年生までは祖母に甘やかされて育つ．祖母の死後，成績のことで両親に反発することがあったが，兄のフォローもあり専門学校を卒業し，現在の会社に就職する．

表7 成長／発達の類のアセスメント

類	アセスメント
成長	身体的には正常な成長を遂げている．
発達	幼少のころより，祖母に育てられ，祖母の死後は希薄な人間関係のなかで育ってきており，社会性の獲得が十分ではなかったと推測される． 優秀な兄に対して劣等感を抱いてきたが，兄を尊敬しており，兄の言葉を支えに仕事を続けてきた．しかし，同期入社の者に先を越されたことで，衝撃を受け，正常な心理社会的発達をしていないと思われる． 現在，エリクソンの説く発達課題の青年期にあり，社会的役割の達成や経済的独立，結婚と家庭生活への準備をしていく時期であるが，精神症状により社会生活を営める状況ではなく，発達課題を達成できる状態ではない．

〈領域6：自己知覚〉のアセスメント

領域6：自己知覚
類1：自己概念 類2：自己尊重 類3：ボディイメージ

自己知覚のアセスメントのポイント

アセスメントに必要な情報を，入院時初期情報のデータベースおよび入院してから5日間の経過記録から抜粋し（**表8**），各類のアセスメントをした（**表9**）．

自己知覚のアセスメントのまとめ

祖母に擁護されて育ったため，幼児後期から学童期にかけて大切な同年代との交流や失敗体験やしかられる経験が少なく，外的な圧力を跳ね返す力に乏しい自我が形成されたと推測される．兄のように親の期待には応えられないと思いながらも，兄を尊敬しているため"おまえはパソコンができるんだから"と兄に認められていた部分を支えにがんばってきた．

社会に出てIT関連の企業に就職し，自分はIT関連のことならば誰にも負けないと思っていたが，同期入社の社員が重要な仕事を任されたことで，得意な分野であると思っていた仕事においても，同期に追い越されてしまったという劣等感をもった．そのことにより，IT関連での"できる自分"という自己概念が崩れ，自分らしさが保てなくなった．外的な力を跳ね返す力が乏しい状況に加えて，得意な分野で同期入社の者に追い抜かれたという衝撃が加わったことが，発症の一因となったと考えられる．

また，現在は，精神疾患に対する病識が欠如しており，入院治療が必要なことを理解していない．そのため，強制的な扱いを受けていると感じており，自尊感情は傷つけられている．

統合失調症を発症しているということから，身体境界の喪失と自我境界の不明確さがあり，他者と自分の境界ラインがあいまいで，他者との関係がとれないことで保護室から積極的に出られない状況にあると思われる．

〈領域5：知覚／認知〉〈領域6：自己知覚〉〈領域13：成長／発達〉以外の領域のアセスメントは**表10**に示した．

表8　自己知覚のアセスメントに必要な情報

入院時の データベース	〈自分の性格について〉 本人：入院時聴取できず． 家族：内向的．おとなしい． 〈父，母，兄より関連情報を聴取〉 兄より「高校くらいからパソコンの技術は秀でていて，本人もパソコンが得意だと思っていたと思います」同期入社の者が重要な仕事を先に任されたことで自身の職場での評価を気にしていた様子．
追加情報	日中は保護室が開放されるが，ホールに出てこないため訪室した．看護師が話しかけても自分のことをあまり話そうとしない．自分のことを，どういうふうに思っているのか尋ねると「何でそんなことを聞くんだよ」と不快な感情を表出する．
経過記録	〈入院2日目　9：00〉 S：早く会社にもどらなきゃいけないんだよ！ おれは仕事ができるんだ！ 〈入院5日目　9：00〉 S：おれは病気じゃないんですよ．何でわかってくれないんですか！ あなたに私の自由を奪う権利があるんですか！ 自由にさせてください．こんな鍵のかかっている所にいつまでもいられません．早く退院させてください．仕事があるんですから．

表9　自己知覚の類のアセスメント

類	アセスメント
自己概念	祖母に擁護されて育ったため，幼児後期から学童期にかけて大切な同年代との交流や失敗体験やしかられる経験が少なく，外的な圧力を跳ね返す力に乏しい自我が形成されたと推測される． 兄のように親の期待には応えられないと思いながらも，兄を尊敬しているため「お前はパソコンができるんだから……」と兄に認められていた部分を支えにがんばってきた． 社会に出てIT関連の企業に就職し，自分はIT関連のことならば誰にも負けないと思っていたが，同期入社の社員が重要な仕事を任されたことで，得意な分野であると思っていた仕事においても，同期に追い越されてしまったという劣等感をもった．そのことにより，IT関連での"できる自分"という自己概念が崩れ，自分らしさが保てなくなったと考えられる．
自己尊重	幼少期より，両親から優秀な兄と比較されていたことで，劣等感を抱いて育ってきた．今回，同期入社の者が評価され，自分が会社の中でも認められていないと感じ，兄に相談することで擁護してもらうこともできなかったことで，自尊感情が低下したことが推測される． 現在は，精神疾患に対する病識が欠如しており，入院し治療が必要なことを理解していない．そのため，強制的な扱いを受けていると感じており，自尊感情は傷つけられている．
ボディイメージ	統合失調症を発症しているということから，身体境界の喪失と自我境界の不明確さがあり，他者と自分の境界ラインがあいまいで，他者との関係がとれないことで保護室から積極的に出てこられない状況にあると思われる．このことからボディイメージは障害されていると考えられる．

表10　3領域以外の類のアセスメント

領域	類のアセスメント
1．ヘルスプロモーション	健康自覚：入院前の生活パターンは不規則で入浴や食事を摂らないこともあった．また，被毒妄想や幻聴に行動が支配されていることから，自らの健康状態に関心はない．D氏は，自分が精神疾患とは受けとめておらず，自分の健康状態を正しく受けとめようとはしていないと推測される． 健康管理：入院前の生活パターンは不規則で，被毒妄想や幻聴により行動が左右されており，適切な健康管理ができる状態ではなかったと思われる．また，現在も自らが精神的に不安定で病的になっているとは受けとめておらず，したがって健康管理もできていない．
2．栄養	摂取：咀嚼・嚥下機能には異常はないが，被毒妄想により，必要量の摂取ができていない．今後は向精神薬の副作用に伴う嚥下機能低下の可能性がある． 消化・吸収：排便は毎日あり正常な消化・吸収が行われていると思われる．さらに極端な栄養状態のデータの低下はなく，消化・吸収機能は正常である． 代謝：肝機能，アミラーゼ，血糖などに異常はみられず，代謝は正常である． 水化：イン・アウトのバランスはとれている．データ上，電解質も正常である．

領域	類のアセスメント
3. 排泄と交換	泌尿器系機能：尿量は十分であり，クレアチニン，尿素窒素の値も正常であることから腎機能は正常である． 消化器系機能：現在2日に1回の排便はみられているが，運動不足や向精神薬の抗コリン作用の影響で便秘に傾く危険が高い． 外皮系機能：皮膚の状況や発汗の状態に異常を示すデータがないことから正常である． 呼吸器系機能：SpO$_2$は維持できており，ガス交換は正常であると考えられる．
4. 活動／休息	睡眠／休息：入院前から睡眠パターンが崩れており，入院後は薬物の投与によりセデーションが行われていた．現在，拘束は解除され日中開放されているが，もともとの睡眠のリズムの乱れと，精神症状の影響で良質な睡眠が得られていない． 活動／運動：運動機能障害はないが，身体拘束によって制限されているときは自由に動くことはできない． エネルギー平衡：日中はベッドに横になっていることが多いが，夜間の徘徊や壁に向かっての独語があり，昼夜逆転の状態にあるため，活動と休息のバランスは崩れている． 循環／呼吸反応：SpO$_2$は維持できており，労作時の呼吸困難の訴えはない．循環動態に異常を示すようなデータはない． セルフケア：身体機能的にはセルフケアは行える状態であるが，被毒妄想や幻聴などの幻覚妄想に支配され行動しているため，自分のセルフケアができない状態にある．
7. 役割関係	介護役割：引きこもるようになってからは，母親が朝起こしたり，食事を運んだりしていたが，息子の疾患についての知識もなく，なぜ息子がそのような行動をとるかわからないため，父も母も今後どのように介護支援をすればよいかわからず，混乱した状態である． 両親ともに社会的地位があり，インテリジェンスも高いため，現在の危機的状況を脱すれば，疾患に対する理解や息子への対応のしかたは，専門的な指導を得ることで獲得できると思われる． 家族関係：D氏にとっては祖母が他界してからは，兄が何でも相談できる相手であり，自分を認めてくれる精神的な支えであった．兄が同居しているうちは，家族関係は兄を要にして維持されていた．しかし，兄が結婚して家を出てからは，D氏と両親の意思疎通の機会はなく，関係性が損なわれ，家族としての機能は破綻していた．家族関係は危機的な状況になっている． 役割遂行：職場において役割期待を過大に受けとめ，役割遂行することが脅迫観念となり自分では出勤したいと思っているが，精神症状があり，役割遂行ができる状態ではない．現在，自らが精神的に不安定で病的であるとは思っておらず，入院し治療が必要なことを理解していないため，病者役割はとれていない．
8. セクシュアリティ	性同一性・性的機能・生殖：24歳の独身男性であり，性的機能は正常であると推測できる．
9. コーピング／ストレス耐性	身体的／心的外傷後反応：幼少期から兄と比較される体験を数多くし，優秀な兄に対する劣等感をトラウマのように感じていたと推測される． コーピング反応：幼少のころから他者との接触が少なく，祖母に擁護されてきた．また，学童期からは嫌なことを避け，パソコンにのめりこむことで，辛い現実から逃げてきていたと推測される．祖母が他界してからは兄に擁護されてきた．そのためストレス耐性は極端に低いと考えられる． 現在は，強制的に入院をさせられ拘束をされたり，内服を促されるなど，突然の環境変化に脅威を感じている． 拒薬や食事を十分に摂取しない，大声をあげるなどの行動から不安やストレスを感じているものと推測されるが，幻覚・妄想症状が持続しており，具体的な対処行動をとれる状態にない． 神経行動ストレス：幻覚が出現しているが，統合失調症の1つの症状であり，脳内の器質的な変化や神経行動ストレスを現すデータはない．
10. 生活原理	価値観・信念・価値観／信念／行動の一致：兄に認められたパソコンでがんばることに価値を見出していたと思われる．本人からは会社に早くもどりたいという内容の言葉が聞かれ，唯一他人に認められていると思っている，IT関連の仕事に何らかの価値観を見出していたものと推測される．

領域	類のアセスメント
11. 安全／防御	**感染**：点滴・バルンカテーテルは抜去され，検査データも異常値は認められず，感染の危険はない． **身体損傷**：精神運動興奮が活発になり，幻覚妄想がひどくなれば，自傷の危険性がある． **暴力**：精神運動興奮が活発になり，幻覚妄想がひどくなれば，他害の危険性がある． **危険環境**：日中は時間開放され，ホールに出られる環境であるが，ベッドで過ごしていることが多い．しかし，精神症状が悪化すれば，自傷・他害の危険性があるため，保護室外の環境下では，あらゆるものが危険物となりうる． **防御機能**：免疫機能の低下を示すデータはなく，防御機能は正常である． **体温調節**：精神症状の悪化により，精神運動興奮状態となれば，体温調節が乱れる可能性がある．
12. 安楽	**身体的安楽**：現在，拘束は解除されているが，自らが精神的に不安定で病的であるとは思っていない．そのため，薬を飲まされることや，毒が入っていると思っている食事を食べなければ再び拘束されることに対し，精神的な苦痛を感じている． **環境的安楽**：入院5日目であり，病院職員との信頼関係は構築されていないため，医療者を受け入れられる状況にない．自らが精神的に不安定で病的であるとは思っておらず，入院環境そのものに苦痛を感じている． **社会的安楽**：自らが精神的に不安定で病的であるとは思っておらず，医療者によって強制入院させられていると思い込んでおり，社会から隔離させられていることに苦痛を感じている．

領域ごとの「アセスメントに必要な情報」は省略している．
領域ごとの「アセスメントのまとめ」は表11を参照．

全体像描写のための関連図の作成

入院5日目9時の時点のD氏の13領域のアセスメントのまとめをし関連図とした（図1，表11）．

D氏の事例で最も重要な領域は〈領域6：自己知覚〉と〈領域13：成長／発達〉であると考えた．この2つの領域は，D氏の自我の形成に密接に関連しているため，大きな枠で囲い中心においた．これらの領域と〈領域5：知覚／認知〉が相互に関連しあい，現在の健康状態を生み出しているので太い線でつないだ．また，〈領域3：排泄と交換〉〈領域2：栄養〉〈領域4：活動／休息〉は生理的活動として関連しあっているため，枠で囲っている．これらは幻覚，妄想などの統合失調症の症状に関連しているため，〈領域5：知覚／認知〉と結んだ．〈領域11：安全防御〉も症状と深く結びついているため，〈領域5：知覚／認知〉と結んだ．〈領域1：ヘルスプロモーション〉は内服コントロールができ，幻覚，妄想に支配されない状況にならなければ，D氏自身にはコントロールができないため〈領域5：知覚／認知〉と結んだ．

D氏は発達の段階でストレスに弱い自我が形成されているため，〈領域9：コーピング／ストレス耐性〉は〈領域6：自己知覚〉〈領域13：成長／発達〉の2つに深く関連している．また，D氏は精神的に不安定で，病的であるとは思っていないため，入院していることそのものがストレスであり安楽ではないと考え〈領域9：コーピング／ストレス耐性〉と〈領域12：安楽〉を結んだ．〈領域7：役割関係〉と〈領域10：生活原理〉はD氏の自己概念を形成する上で深くかかわると考え枠で囲み，〈領域6：自己知覚〉〈領域13：成長／発達〉と結んだ．〈領域8：セクシュアリティ〉に関しては，現在は異

図1 領域別の関連図（各領域のアセスメントのまとめは表10を参照）

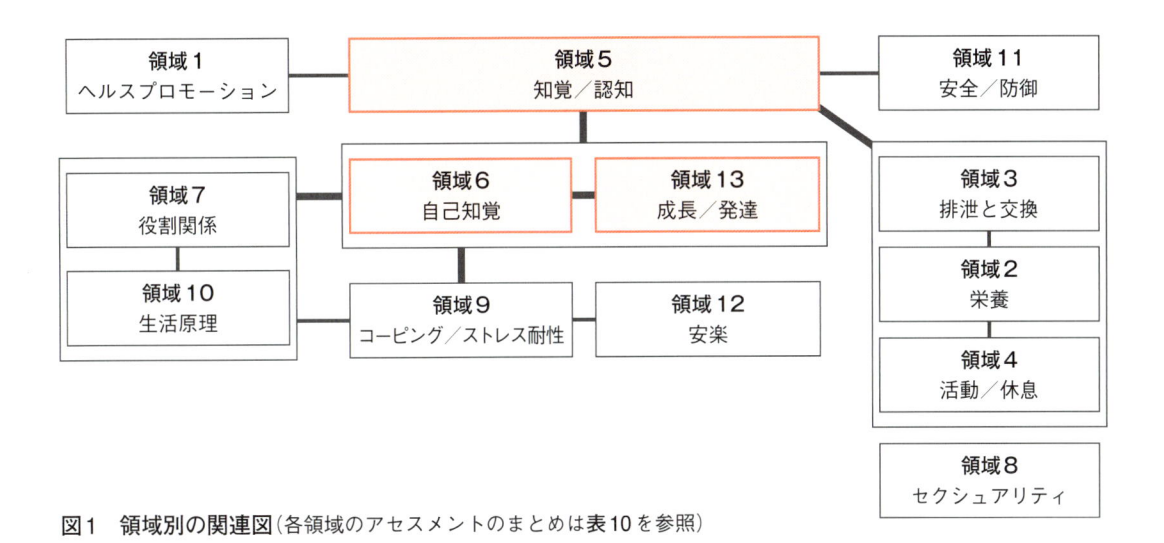

表11 領域別のアセスメントのまとめ

領域5：知覚／認知 幻聴が活発で，行動が幻聴に左右されているときには，周囲に注意を払うことができない．幻聴があることにより感覚／知覚は混乱しているが，的外れな言動はなく，スムーズな受け答えができているため，思考過程は正常に機能している．しかし，幻聴と被毒妄想，注察妄想があるときには，正常な認識や判断ができない状態にある． 言語的コミュニケーションに機能的な異常はないが，思考が妄想に左右されているときには会話が一方的で意思の疎通はできない．
領域13：成長／発達 幼少のころより，祖母に育てられ，祖母の死後は希薄な人間関係のなかで育ってきており，社会性の獲得が十分ではなかったと推測される．優秀な兄に対して劣等感を抱いてきたが，兄を尊敬しており，兄の言葉を支えに仕事をがんばってきた．しかし，同期入社の人に先を越されたことで，衝撃を受け，正常な心理社会的発達をしていないと思われる．現在，エリクソンの説く発達課題の青年期にあり，社会的役割の達成や経済的独立，結婚と家庭生活への準備をしていく時期であるが，精神症状により社会生活を営める状況ではなく，発達課題を達成できる状態ではない．
領域6：自己知覚 祖母に擁護されて育ったため，幼児後期から学童期にかけて大切な同年代との交流や失敗体験やしかられる経験が少なく，外的な圧力を跳ね返す力に乏しい自我が形成されたと推測される．兄のように親の期待には応えられないと思いながらも，兄を尊敬しているため"おまえはパソコンができるんだから"と兄に認められていた部分を支えにがんばってきた． 社会に出てIT関連の企業に就職し，自分はIT関連のことならば誰にも負けないと思っていたが，同期入社の社員が重要な仕事を任されたことで，得意な分野であると思っていた仕事においても，同期に追い越されてしまったという劣等感をもった．そのことにより，IT関連での"できる自分"という自己概念が崩れ，自分らしさが保てなくなった．外的な力を跳ね返す力が乏しい状況に加えて，得意な分野で同期入社の者に追い抜かれたという衝撃が加わったことが，発症の一因となったと考えられる． また，現在は，精神疾患に対する病識が欠如しており，入院治療が必要なことを理解していない．そのため，強制的な扱いを受けていると感じており，自尊感情は傷つけられている． 統合失調症を発症しているということから，身体境界の喪失と自我境界の不明確さがあり，他者と自分の境界ラインがあいまいで，他者との関係がとれないことで保護室から積極的に出られない状況にあると思われる．
1．ヘルスプロモーション 入院前の生活パターンは不規則で被毒妄想や幻聴により行動が左右されている．現在も自らが精神的に不安定で病的になっているとは受けとめておらず，自らの健康状態に関心はなく，自己管理できる状態ではない．
2．栄養 咀嚼・嚥下機能，消化吸収，代謝，イン・アウトのバランスはとれており電解質にも異常はないが，被毒妄想による摂取パターンの変化や摂取量の減少により，今後，栄養状態が低下する危険性が高い．
3．排泄と交換 泌尿器系・外皮系・呼吸器系機能に異常はみられない．現在は便秘の徴候はみられていないが，運動不足や向精神薬の抗コリン作用の影響で便秘に傾く危険が高い．

4. 活動／休息
被毒妄想や幻聴などの精神症状に左右され，昼夜が逆転し，活動・休息のバランスがとれていない．セルフケアに関しては，機能的にはすべて行える状態であるが，幻覚妄想に支配され行動しているため，自分のセルフケアができない状態にある．

7. 役割関係
共働きの家庭で家庭内の会話は少なかったが，兄がいる間は，家族関係は兄を要にして維持されていた．しかし，兄が結婚して家を出てからは，D氏と両親との間に意思疎通はなく，関係性が損なわれており，家族としての機能は破綻し，家族関係は危機的な状況である．しかし，両親ともにインテリジェンスが高いため，疾患に対する理解ができ，息子への対応方法を獲得すれば，家族機能は再構築できると思われる．
D氏は現在，自分で出勤したいと思っているが，精神症状があり，役割遂行ができる状態ではない．また，自らが精神疾患であるとは思っておらず，入院治療が必要なことを理解していないため，病者役割はとれていない．

8. セクシュアリティ
24歳の独身男性であり，性的機能は正常であると推測できる．

9. コーピング／ストレス耐性
幼少のころから祖母や兄に擁護されて育ってきた．また，嫌なことがあるとパソコンに逃げ込むような生活をしていたため，ストレス耐性は極端に低いと推測される．
現在は，強制的に入院をさせられ拘束をされたり，内服を促されるなど，突然の環境変化に脅威を感じている．拒薬や食事を十分に摂取しない，大声をあげるなどの行動から不安やストレスを感じているものと推測されるが，幻覚・妄想症状が持続しており，具体的な対処行動をとれる状態にない．

10. 生活原理
兄に認められたパソコンでがんばることに価値を見出していたと思われる．本人からは会社に早く行きたいという内容の言葉が聞かれ，唯一他人に認められていると思っているIT関連の仕事に，何らかの価値観を見出していたものと推測される．

11. 安全／防御
現在は，精神症状は入院時に比べ落ち着いてきてはいるが，再燃により精神運動興奮状態となれば，自傷・他害の危険性がある．

12. 安楽
D氏は入院5日目であり，病院職員との信頼関係は構築されていないため，医療者を受け入れられる状況にない．精神的に不安定で，病的であるとは思っていないため，医療者によって強制入院させられていると思い込んでおり，社会から隔離させられていることに苦痛を感じている．

常に関するデータがないため，どことも結びつけていない．

次に，この関連図を見ながら入院5日目，9時の時点でのD氏の全体像を描写する．

全体像の描写

患者プロフィール

D氏，24歳，男性．関東近郊にて生育．同胞2人の第2子．共働きの両親に代わり，同居の父方祖母に育てられる．内向的な性格で，友人の少ない学校生活であった．専門学校卒業後，現職場に就職．現在入社4年目．

既往歴・現病歴

半年前に同期入社の者が重要な仕事を任されるようになってから職場の人間関係に悩み，夜遅くまで起きていて遅刻をするようになる．母親が遅刻を注意すると怒鳴り「上司が家の近くまでつけてきて監視している．近所で自分のことを仕事ができない

と噂している」「同僚が食事に毒をもっている」などと言うようになる．この1週間は出勤もせず，トイレ以外は自室に閉じこもっていた．入浴もせず，夜もほとんど寝ていない様子でパソコンに向かっていた．

食事は家族が部屋に運んでいたが，食べたり食べなかったりで，部屋の中は衣服や本などが散乱していた．心配した父親が部屋を片づけて入浴するよう促すと，意味不明な言葉を発しながら父親を突き飛ばし，家を出て行ってしまう．夜遅くになって，もどってくるが，出迎えた父親と口論になり，大声で叫び父親に殴る蹴るの暴力をふるった．そのため母親が父親の身を案じ，110番通報し，警察官に保護される．保護後も興奮冷めず意味不明な言動があり，警察官の通報（精神保健及び精神障害者福祉に関する法律第24条）により措置診察となる．診察中，精神保健指定医より入院治療が必要と説明されるが，本人は「自分は病気じゃない」と治療の必要性を理解せず，病状から今後も同様の他害行為に及ぶ可能性があり措置入院となった．

経過

入院時は，興奮激しく他害の恐れがあるため，保護室で身体拘束をされ持続点滴が行われたが，入院3日目から経口内服が可能となり，身体拘束は解除される．夜間は保護室に収容．入院4日目から日中時間開放（10時〜16時）になったが，ベッドに横になって過ごす．現在入院5日目．

統合したアセスメント

幻聴が活発で行動が幻聴に左右されているときには，周囲に注意を払うことができない．幻聴があることにより感覚／知覚は混乱しているが，的外れな言動はなく，スムーズな受け答えができているため，思考過程は正常に機能している．しかし，幻聴と被毒妄想，注察妄想があるときには，正常な認識や判断ができない状態にある．言語的コミュニケーションに機能的な異常はないが，思考が妄想に左右されているときには会話が一方的で意思の疎通はできない．

被毒妄想による摂取パターンの変化や，摂取量の減少により，今後，栄養状態が低下する危険性が高い．また，精神症状に左右され，昼夜が逆転し，活動・休息のバランスがとれていない．

祖母に擁護されて育ったため，幼児後期から学童期にかけて大切な同年代との交流や失敗体験やしかられる経験が少なく，外的な圧力を跳ね返す力に乏しい自我が形成されたと推測される．兄のように親の期待には応えられないと思いながらも，兄を尊敬しているため"おまえはパソコンができるんだから"と兄に認められていた部分を支えにがんばってきた．

社会に出てIT関連の企業に就職し，自分はIT関連のことならば誰にも負けないと思っていたが，同期入社の社員が重要な仕事を任されたことで，得意な分野と思っていた仕事においても，同期に追い越されてしまったという劣等感をもった．そのことにより，IT関連での"できる自分"という自己概念が崩れ，自分らしさが保てなくなったと考えられる．外的な力を跳ね返す力が乏しい状況に加えて，得意な分野で同期入社の者に追い抜かれたという衝撃が加わったことが，発症の一因となったと考えられる．

現在は入院5日目であり，病院職員との信頼関係は構築されていない．そのため医療者を受け入れられる状況にない．本人は精神的に不安定で病的であるとは思っていないため，医療者によって強制入院させられていると思い込んでおり，社会から隔離させられていることに苦痛を感じている．

統合失調症を発症していることから，身体境界の喪失と自我境界の不明確さがあり，他者と自分の境界ラインがあいまいで，他者との関係がとれないことで保護室から積極的に出られない状況にあると思われる．

健康問題に対する反応をNANDA-I看護診断で表現する

ここまでNANDA-I看護診断分類法の13領域に沿って情報を整理し，アセスメントを類ごとに行い，領域ごとにまとめた．その後，13領域の関連性を把握するために関連図に示した．この関連図を見ながら，入院5日目9時の時点でのD氏の全体像を描いた．この全体像をもとに，D氏の健康問題に対する反応（看護診断）を導いていく．

全体像を何度か読み返していくと，D氏は統合失調症であり，被毒妄想や幻聴により行動が左右されている．現在も自分は病気ではないと思っている．入院5日目であり病院職員との信頼関係が構築される以前の状態にあり，他者を受け入れられる状況にない．病気と認識していないのに薬を飲まされ，毒が入っていると思っている食事を食べなければ再び拘束されると思っており，ストレスを感じているものと推測される．しかし，大声を上げるなどの行動から情動的なコーピングを図っているが，疾患による幻覚・妄想症状が持続しており，具体的な対処行動をとれる状態にないため，〈領域9：コーピング／ストレス耐性〉は中心になる領域ではないと考えた．

また，入院という安楽でない状況を示しているが，措置入院でありD氏が望む「会社に行きたい」との欲求は解決できない．急性期の場合は，内服コントロールと安全の確保が大切であり，内服ができなければ症状は安定せず，安楽は得られない．よって〈領域12：安楽〉は症状がコントロールできてから介入する領域と考えた．

ここで，統合失調症という病気を考えたとき，D氏がどのような生活を送り，成長・発達過程を経てきたかを〈領域13：成長／発達〉の視点で注目してみた．そのとき，医師の診療録から生育歴の情報を得ることができた．その情報をアセスメントするために，エリクソンの「発達理論」を適用した．

その結果，成長・発達段階で十分な体験を重ねていないことがわかり，人格形成過程にゆがみがあることが明らかとなった．そのため〈領域6：自己知覚〉に深くかかわると考え，全体像の統合したアセスメントのようにした．

これらから，D氏が急性期を脱し，病識をもてるようになることが重要と思われ〈領域6：自己知覚〉の〈類1：自己概念〉の看護診断"自己同一性混乱"を検討してみた．看護診断の採択に関してはD氏の現状が看護診断の定義と一致する状況であるのか，診断指標が存在するか，関連因子は何

かを熟考する必要がある．

　この"自己同一性混乱"の定義は「統合された完全な自己の知覚を維持できないこと」である(Herdman, 2008／日本看護診断学会・中木, 2009)．現在のD氏は，入院5日目であり病院職員との信頼関係が構築される以前の状態にあり，他者を受け入れられる状況にない．さらに，被毒妄想や幻聴により行動が左右されており，自分は病気ではないと思っているのに薬を飲まされ，毒が入っていると思いこんでいる食事を食べなければ再び拘束されると認識している．現在のD氏は，病状から身体境界の喪失と自我境界の不明確さがあり，他者と自分の境界ラインがあいまいで，他者との関係がとれない状況にあると思われる．これは"自己同一性混乱"の定義と一致していると考えられる．

看護成果(NOC)と看護介入(NIC)

　現在のD氏は，入院5日目で急性期の症状を呈し，身体境界の喪失と自我境界の不明確さがあり，他者との関係がとれない状況にあると思われる．また，治療者との信頼関係が構築される前であり，他者を受け入れる状況にない．さらに，被毒妄想や幻聴により行動が左右されている．D氏は病識をもち，医療者との信頼関係を築き，その支援を受ける必要がある(表11)．

　そこで，NOCは〈領域Ⅲ：心理社会的健康〉の〈類O：自己コントロール〉の"思考変調の自己コントロール"を選定した．その定義は「認知，思考過程，思考内容の変調を自己規制すること」である．また，〈領域Ⅲ：心理社会的健康〉の〈類M：心理的ウェルビーイング〉から"情緒の安定"と"孤独感の重症度"を選定した(Moorhead, Johnson, Maas, Swanson, 2008／江本，2010)．

　NICは〈領域4：安全〉の〈類V：リスク管理〉の"妄想管理"と"隔離"を選定した．その定義は，それぞれ「現実的根拠がほとんどない，またはまったくない，誤った，固定した信念をもつ患者の安楽・安全・現実性の見当識を促進すること」と「安全または行動管理のために看護職員による緊密な監視付きの完全な保護環境に単独で収容すること」である．また，〈領域3：行動的〉の〈類T：心理的安楽促進〉の"不安軽減"を選定した(Bulechek, Butcher, Dochterman, 2008／中木・黒田，2010)．

文献
Bulechek,G.M., Butcher,H.K., Dochterman,J.M.編(2008)／中木高夫・黒田裕子訳(2009)．看護介入分類(NIC) 原書第5版．南江堂．
Erikson,E.H., Erikson,J.M.(1997)／村瀬孝雄・近藤邦夫訳(2001)，ライフサイクル，その完結 増補版．みすず書房．
服部祥子(2010)．生涯発達論─人間への深い理解と愛情を育むために 第2版．医学書院．
Herdman,T.H.編(2008)／日本看護診断学会監訳・中木高夫訳(2009)．NANDA-I看護診断─定義と分類2009-2011．医学書院．
黒田裕子監修(2009)．看護診断のためのよくわかる中範囲理論．学習研究社．
Moorhead,S., Johnson,M., Maas,M.L., Swanson,E.編(2008)／江本愛子監訳(2010)．看護成果分類(NOC)─看護ケアを評価するための指標・測定尺度 第4版．医学書院．
南山堂医学大辞典 第19版(2006)．南山堂．
大熊輝雄(1980)．現代臨床精神医学 改訂第11版．金原出版．
山内光哉(1990)．発達心理学(下) 第2版，ナカニシヤ出版．

表11 D氏のNANDA-I看護診断−NOC−NIC

NANDA-I看護診断	NOC：成果		
自己同一性混乱（領域6：自己知覚，類1：自己概念） **定義**：統合された完全な自己の知覚を維持できないこと **診断指標** ■自己に関する妄想的な説明 「上司が家の近くまできて監視している」 「近所で自分のことを仕事ができないと噂している」 「同僚が食事に毒を入れている」 ■ボディイメージの混乱 （統合失調症に罹患していることから自我境界の不明確さがある） ■動揺する自分に関する感情 「自由にさせてください」険しい表情で医師に詰め寄る ■人間関係の混乱 「おれは病気じゃない．早く退院させてください．仕事があるんですから」 ■非効果的なコーピング 「お前たちにこんなことをする権利があるのか」と罵声を浴びせる ■非効果的な役割遂行 「俺は病気じゃない」と罹患している認識がない ■内発的刺激と外部からの刺激を区別できない 「誰かはわからないが男の人の声で聞こえる」 〈関連因子〉 ■家族機能の障害 （信頼する兄の独立，両親は「これからどうしたら」と不安を口にする） ■自己尊重の低下 （強制的に入院させられている） ■精神科疾患 （統合失調症の罹患） ■社会的役割の変化 （病識がないため病者役割がとれていない） ■発達の段階 （十分な体験を重ねていないため人格形成過程にゆがみが生じた）	**思考変調の自己コントロール**（領域Ⅲ：心理社会的健康，類O：自己コントロール） **定義**：認知，思考過程，思考内容の変調を自己規制すること		
	指標	全くみられない	まれにみられる
	■幻覚または妄想が生じていることを認識している	1 幻聴・幻覚に左右されている	2 （入院5日目）
	■他者と適切に相互作用する	1 （入院5日目） 他者とのかかわりがもてない	2 （入院12日目）
	■周囲の環境を正しく解釈する	1 （入院5日目） 入院の必要性を理解できない	2 （入院12日目）
	情緒の安定（領域Ⅲ：心理社会的健康，類M：心理的ウェルビーイング） **定義**：状況に対する反応としての，普段の情緒の調子が適切に調整されていること		
	指標	全くみられない	まれにみられる
	■衝動のコントロールを示す	1 感情的な言動がある	2 （入院5日目）
	■適切な睡眠がとれていると報告する	1 中途覚醒がある	2 （入院5日目）
	■正常な食欲を示す	1 被毒妄想に左右され食事がとれない	2 （入院5日目）
	■治療上の指示を守っていると報告する	1 （入院5日目） 食事・内服ができない	2
	■周囲に関心を示す	1 医療者に反応を示さない	2 （入院5日目）
	孤独感の重症度（領域Ⅲ：心理社会的健康，類M：心理的ウェルビーイング） **定義**：情緒的，社会的あるいは実存的な孤立反応の重症度		
	指標	重度	強度
	■理解されないという感覚	1 （入院5日目） 病気じゃないという言動が頻繁にある	2 （入院12日目）
	■相互関係をつくり出すことが困難	1 （入院5日目） 医療者を疑っている	2 （入院12日目）
NANDA-I看護診断，NOC，NICは選択された診断指標，関連因子，指標，行動のみをあげている			

事例に合わせ下記の文献から許可を得て転載
Herdman,T.H.編（2008）／日本看護診断学会監訳・中木高夫訳（2009）．NANDA-I看護診断—定義と分類 2009-2011（pp.228-229）．医学書院．
Moorhead,S., Johnson,M., Maas,M.L., Swanson,E.編（2008）／江本愛子監訳（2010）．看護成果分類（NOC）—看護ケアを評価するための指標・測定尺度 第4版（pp.456, 489, 443）．医学書院．

			NIC：介入
			妄想管理（領域4：安全，類V：リスク管理） 定義：現実的根拠がほとんどない，またはまったくない，誤った，固定した信念をもつ患者の安楽・安全・現実性の見当識を促進すること 行動
ときどきみられる	しばしばみられる	常にみられる	
3 （入院12日目）	4	5 幻聴・幻覚が現実のものでないとわかる	■信頼のある人間関係を患者と共に構築する （看護師とのラポール形成）
3	4	5 他者と交流できる	■妄想の内容よりも，その根底にある感情に話し合いの焦点をあてる （妄想内容に関しては肯定も否定もしない） ■安楽と安心を提供する
3	4	5 入院が必要ということを理解する	■妄想に基づいて行動を起こす前に，妄想を言葉に出して介護者に話すように患者を指導する ■患者に安全を保障する （毒の入っていない食事を提供していることを理解してもらう）
			隔離（領域4：安全，類V：リスク管理） 定義：安全または行動管理のために，看護職員による緊密な監視付きの完全な保護環境に単独で収容すること 行動
ときどきみられる	しばしばみられる	常にみられる	
3 （入院12日目）	4	5 気持ちを感情的にならずに伝える	■必要な場合，患者をモニターし治療行動を可能にするために，適切なレベルの監督／監視を行う （保護室収容時間帯は，最低30分に1回のラウンドを行う）
3	4	5 （入院12日目） 中途覚醒がなく熟眠感がある	■制限的な介入を患者が引き続き必要とするかどうか定期的に評価する
3 （入院12日目）	4	5 被毒妄想に左右されず，食事がとれる	■患者や重要他者（家族）について，この介入を必要とする行動を明らかにする ■この介入を終了するために必要な行動について，患者と重要他者（家族）に説明する
3 （入院12日目）	4	5 必要量の食事がとれ内服ができる	（夜間保護室，日中開放の状況） ■行動をコントロールし続けることを患者と契約する （食事を1/2以上摂取し続ける・内服することを約束し実行できる）
3	4 （入院12日目）	5 医療者に関心を向けることができる	■栄養摂取・排泄・水分摂取・個人衛生に関するニーズを援助する ■必要な場合，抗不安薬や抗興奮薬を投与する ■必要な場合，患者の心理的な安楽さを提供する
			不安軽減（領域3：行動的，類T：心理的安楽促進） 定義：予期される危険の明らかでない原因に関連した心配，恐れ，または不快を最小に抑えること 行動
中程度	軽度	なし	
3	4	5 自分は病気じゃないということがなくなる	■穏やかで安心感を与えるアプローチをとる ■患者の行動に関する期待を明確に述べる （食事をとり，内服薬をきちんと飲むこと）
3	4	5 医療者を信じることができる	■診断・治療・予後に関して事実に基づいた情報を提供する （治療が進めば職場復帰が可能であること）

Bulechek,G.M., Butcher,H.K., Dochterman,J.M.編（2008）／中木高夫・黒田裕子訳（2009）．看護介入分類（NIC）原書第5版（pp.810, 182, 733）．南江堂．

5 ハイリスク妊婦の看護診断

上澤悦子

> **事例紹介**

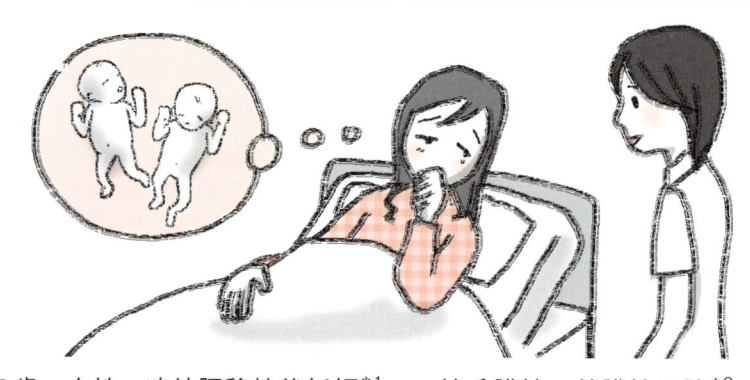

E氏，38歳，女性，凍結胚移植後妊娠[*1]，一絨毛膜性二羊膜性双胎[*2]，高年初産，子宮頸管無力症，妊娠25週切迫早産である．主訴は出血．入院目的は，妊娠継続を図るための子宮収縮抑制薬の持続点滴，胎児健康管理，安静である．アセスメントを行う設定時点は，入院から7日目（妊娠26週3日）とした．女性の生殖年齢が高くなり，生殖機能障害による生殖補助医療や，妊産婦の高齢化に伴うハイリスク妊娠の増加がみられるようになった．この背景には女性の高学歴化があり，キャリア目標の達成まで子どもをもたない傾向がみられる．これらの女性は自分の努力により自己価値を高めてきただけに，自分ではどうにもならない生殖や妊娠過程の問題に直面すると，無力感，罪悪感を抱きやすい．その一方で，職業などで培った問題解決能力が出産や育児への適応に役立つことも多い．多胎出産は生殖補助医療のために近年増加しているが，多胎児の死産率は単胎児の約2倍，周産期死亡率は単胎児の6～7倍ともいわれる（大木，2007）．

E氏は多胎妊娠による周産期死亡率が高いハイリスク妊婦であり，切迫早産で入院管理中であるが，妊娠26週3日の時点で早産への移行が予測される段階となった．E氏は現状況を次のような言葉で表現している．「これ以上，子宮口が開いてくる状況となったら，双子の下にいる子どもが骨盤位なので緊急での帝王切開が必要と聞いています．子どものことを考えたら仕方がないとは理解していますが，こんな小さい子どもが育つのでしょうか．1日でもお腹の中にいれておきたい．まだ2人ともこんなに小さいのに，産まなければならないなんて信じられないです．こんなことになり，何もしてあげられない自分が悔しくて．母親として失格ですね」

妊娠中期に母親と胎児の関係が破綻する可能性が強い状況の中，その受け入れが不十分なまま急速胎児娩出法としての帝王切開術が選択された場合，不完全な女性性・母性としての自己が継続されることとなり，母親役割の取得過程に課題が残る可能性がある．そのため，共生的な母親／胎児二者関係破綻要因に関して，正確に認知することが重要である．それらの問題が解決できることで，たとえ早産になったとしても，自己尊重，母親役割取得が容易に達成できると推測された．そこで〈領域8：セクシュアリティ〉を中心領域とし，〈領域9：コーピング／ストレス耐性〉のアセスメントには中範囲理論のアギュララの「危機理論」における問題解決過程を使い（Aguilera, Mesick, 1974／小松・荒川，1978），〈領域10：生活原理〉にはジュリアン・ロッター（Julian B. Rotter）が説くローカス・オブ・コントロール（locus of control）理論を適用した（Rotter, 1966）．これらから検討した結果，NANDA-I看護診断は"母親／胎児二者関係混乱リスク状態"を選定し，これに対する成果をNOCから，介入をNICから選定した．

アセスメントの着眼点

　E氏は妊娠26週の早産のリスク状態であり，NANDA-I看護診断名は，医学診断との共同診断を踏まえ，生命の安全という優先順位からも〈領域8：セクシュアリティ〉に分類されている共生的な母親・胎児の二者関係の破綻のリスクである"母親／胎児二者関係混乱リスク状態"を選定し，成果と介入を検討する必要があると考えた．特に，E氏にとって胎児は4年間の生殖補助医療の成果であり，喪失できない絶対的な存在である．多胎妊娠であるため切迫早産による入院治療のリスクは予想していたが，早産，低出生体重児出産の事実は受け入れがたい危機的状況であると想像できる．そこで〈領域9：コーピング／ストレス耐性〉ではアギュララの危機理論を用いた（Aguilera, Mesick, 1974／小松・荒川，1978）．

　また，母親役割取得過程にあるE氏には〈領域7：役割関係〉も重要なアセスメント領域であり，メアリー・エインスワース（Mary Ainsworth）による母親の感受性（sensitivity）を4つの次元で親から子への愛着をアセスメントすること（久保田，2006），ジョン・ボウルビィの愛着（アタッチメント）理論である胎児・新生児期の母子相互作用による母と子の絆に関連した役割葛藤（Bowlby, 1958／黒田・横浜・吉田，1981），またロイによる適応看護モデルからの役割葛藤（Roy, Andrews, 1999／松木，2002）も活用した．さらに，価値，信念に関する〈領域10：生活原理〉では，ジュリアン・ロッターが提案したローカス・オブ・コントロール理論を適用し（Rotter, 1966），設定時点のアセスメントを行った．

---

*1　凍結融解胚移植後妊娠：生殖補助医療の一つで，ヒトの胚を凍結保護剤によって凍結後，治療周期に合わせて胚を融解し子宮内に移植して妊娠させる．
*2　一絨毛膜性二羊膜性双胎：monochorionic daimniotic twins, MD twins. 双胎の70％を占め，受精後4〜7日の初期の胚盤胞期に内細胞塊が同一の胚盤胞腔内で2つの細胞群に分かれるもので，2つの羊膜腔のなかにそれぞれの胎児が存在している双胎をいう．

妊婦E氏の経過

入院までの経過

　E氏は38歳，2経妊0経産婦（過去2回妊娠歴があるが，分娩の経験はない初産婦），夫は40歳の会社員である．

　30歳で結婚後，32歳時に妊娠7週に自然流産，その後33歳時には子宮外妊娠のため右卵管切除術を受けた．そのため34歳から専門クリニックで不妊治療を開始し，数十回の人工授精，さらに体外受精による新鮮胚移植や凍結胚移植を繰り返し，4年間の生殖補助医療を受けた．その結果，38歳時に凍結胚移植による妊娠が成立した．しかし，妊娠5週の時点で一絨毛膜性二羊膜性双胎と診断された．

　夫婦にとって，妊娠できた喜びは相当なものであったが，高年での多胎妊娠という大きな不安を抱えることとなった．そのため，妊娠診断時から切迫流産予防，妊娠高血圧予防，妊娠貧血予防のための生活習慣改善を心がけると同時に，1週間隔での妊婦健康診査による胎児健康状態確認を行った．妊娠初期は，妊娠できた喜びよりも，明日になると何か悪いことが起きるのではという不安が先行する日々だった．

　妊娠20週を過ぎ，胎児の胎動を自覚できたことから，ようやく流産の不安から解き放たれた．幻に終わるかもしれないという胎児感覚から，実際に存在する胎児感覚となり，それぞれに名前を決めることができ，夫婦で胎動に合わせ，リズムをつけて呼びかけるなど，胎児への愛着は日々増していた．

　妊娠24週の妊婦健康診査は，順調な胎児発育が確認され，妊娠陣痛も認めず経過していた．しかし妊娠25週3日の早朝，トイレで少量の暗赤色の出血を認めた．異常を認識したE氏は夫とともに周産期医療センターへ緊急入院した．

入院後の経過

　出血の原因は子宮頸管無力症で，胎児および胎盤位置など胎児付属物の問題はなかった．ただちに子宮収縮抑制薬（リトドリン，硫酸マグネシウム・ブドウ糖配合）による持続点滴，予防的抗生物質の投与，胎児の肺成熟促進のための副腎皮質ステロイド投与，胎児心拍数モニタリングが開始された．

　双胎の推定体重は622gから660g，週数相当の発育であり，2児ともに心拍数は正常範囲で，健康状態はウェルビーイング[*3]を保っていた．しかし，3分周期の規則的な子宮収縮が認められ，子宮頸管長は1cm，子宮口開大2cm，子宮頸管無力症による早産の危機的状況であった．

　E氏は切迫早産の状況を理解し，2児を1日でも1時間でも胎内に生存させたいと，子宮収縮抑制薬による副作用である激しい動悸，全身倦怠感を乗り越えつつ，緊急入院から7日が経過した．

　妊娠26週3日での2児の健康状態はウェルビーイングであり，検査データはCRP 3.2mg/dL，WBC 9,700，体温36.3℃，脈拍74/分，血圧120/70mmHgだった．出血は

[*3] ウェルビーイング：well-being，精神的，身体的，社会的に良好な状態．

認めていないが，子宮頸管長は1cm，子宮口開大3cmとなり胎胞形成され，不規則な子宮収縮は継続しており，早産への移行が予測される段階である．

治療の根拠

切迫早産とは妊娠22週から37週未満に子宮収縮や子宮頸管熟化のために早産の危険性が高い状態をいう．一般的に妊娠25週での子宮頸管無力症では，治療的頸管縫縮術が選択されるが，その有用性はACOG[*4]ガイドラインでも根拠はないとされている(ACOG, 2004)．特にE氏は子宮頸管長が2.5cm未満の1cmに短縮しているため，治療的頸管縫縮術による感染，破水などの合併症を考慮し，実施されていない．また，安静は一定の意味があるが，切迫早産の主要因は絨毛性羊膜炎であり，安静自体の切迫早産予防効果に関して十分な裏づけが得られていない(日本産科婦人科学会・日本産婦人科医会, 2008)．そのため，主治療は子宮収縮抑制薬による持続点滴，予防的抗生物質の投与，胎児の肺成熟促進のための副腎皮質ステロイド投与，胎児心拍数モニタリングであり，胎児の健康状態，早産徴候を慎重に観察し，妊娠継続を目的としつつも，母児ともに安全な分娩の終結が治療目的となる．

さらに，分娩方法は妊娠5週に一絨毛膜性二羊膜性双胎と診断され，各胎児の羊膜腔は別々に存在するが，双胎児の胎位は，第1児(骨盤腔に先進している児)が骨盤位であり，第2児が頭位であることから，本胎位の組み合わせは懸鉤[*5]となり正常分娩は不可能である．第2児の推定予測体重も超低出生体重児[*6]であること，多胎分娩の弛緩出血などのリスクを考えると，母子の安全のためには計画帝王切開術を選択する必要がある．

〈領域9：コーピング／ストレス耐性〉のアセスメント

領域9：コーピング／ストレス耐性
類1：身体的／心的外傷後反応 類2：コーピング反応 類3：神経行動ストレス

コーピング／ストレス耐性のアセスメントのポイント

アセスメントに必要な情報を入院時初期情報のデータベースおよび入院してからの経過記録から抜粋し(**表1**)，アギュララの「危機理論」を適用し，各類のアセスメントをした(**表2**)．

アギュララの「危機理論」の適用

アギュララの「危機理論」では，バランス保持要因として，①出来事の知覚，②対処機制，③社会的支持があげられており，現状をアセスメントし，看護介入による不均衡状態からの回復過程を検討した(佐藤，

[*4] ACOG：American College of Obstetrics and Gynecologists，アメリカ産科婦人科学会．
[*5] 懸鉤：多胎児の経腟分娩において，両児が小骨盤腔内に侵入して絡み合うために娩出されない状態．
[*6] 超低出生体重児：出生体重が1,000g未満で生まれる低出生体重児．

表1　コーピング／ストレス耐性のアセスメントに必要な情報

入院時のデータベース	身体的苦痛と症状：妊娠25週の出血，子宮収縮抑制薬持続点滴の副作用による動悸，手足のしびれ，倦怠感，子宮収縮． ストレスとその反応：わずかな腹部の張り（子宮収縮）にも，それが胎児へのストレスになり，胎児が苦しいのではないか，失うのではないかという不安が強い．活動による腹部の張り（子宮収縮）を気にして，トイレ以外の歩行はせず，ひたすらベッド上での安静を保ち，子宮収縮に敏感になっている．「トイレも心配でいきたくない，常時，管を入れておいてほしい」と言い，歩行すること，活動することを不安と感じている．できるだけ胎内生活を長く保つことができるためには，自分が努力する必要があると考えている．
対処方法	対処方法は深呼吸や「大丈夫，大丈夫」と胎児に語りかけることで，そのつどの安堵感や不安は軽減できている． 夫が毎日，面会にきてくれることも，大きな精神的支えとなっている．
経過記録	〈入院1日目（妊娠25週3日）〉 「結婚してすぐにも子どもがほしくて，2人で本当にがんばって18回も体外受精や移植を繰り返した結果の子どもたちです．本当に注意して生活してきて，夫も大好きな煙草もやめて，家事も本当に手伝ってくれて，それなのにこんなことになってしまって……．子どもにも夫にも申しわけない」と涙を流している．

表2　コーピング／ストレス耐性の類のアセスメント

類	アセスメント
身体的／心的外傷後反応	現在は存在しない．
コーピング反応	アギュララの「危機モデル」から，対処機制や社会的支持はあるものの，この時期に早産の危機を招いたことは自分のせいであるととらえている．超低出生体重児の双胎胎児を自己の体内から娩出することで共生関係を失うこと，または死産，早期新生児死亡などで児の生命が喪失するかもしれないという不安，自己非難，罪悪感を中心とした否定的感情の中にある．出来事の知覚が誤っているために生じている． 胎児と共生する関係にとどまり，本来の母親役割取得状況に至っていない．
神経行動ストレス	神経行動ストレスはない．

2010）．

その過程は「危機を招いた出来事への遭遇」→「均衡状態の揺らぎ」→「心理的な不均衡状態」→「均衡状態への切実なニーズ」→「バランス保持要因の存在」→「不均衡状態からの回復（危機の回避）または不均衡状態の持続（危機的状況）」というものであり，バランス保持の決定要因があれば，ストレスは回避できるとしている（Aguilera, 1998）．

図1にE氏の過程（危機プロセス）を示した．

予想外の早産の切迫した状態の出来事は喪失体験であり（小此木，2002），自分を責める気持ちが不均衡状態となっていた．切迫早産になったのは自身の生活行動が適切でなかったという誤った知覚（出来事の知覚）に焦点を当て，入院して安静と治療を受ければ妊娠が継続できる，妊娠継続が親役割であるという誤った認知を修正し，危機的状況でのバランス保持要因を整えることで，問題解決へと導き，危機を回避し，安全な分娩と親役割獲得を成果とする看護の展開をめざすべく考えた．

バランス保持要因から現状をアセスメントする．

①出来事の知覚

設定時点においては切迫早産の状況であり，その原因は双子の妊婦として安静を厳守する日常生活行動をしていなかったため

```
                ┌─────────────────────────────────┐
                │ 4年間の生殖医療で授かった双胎児の妊婦 │
                └─────────────────────────────────┘
                                │
                                ▼
   ┌────────┐         ┌──────────────┐         ┌──────────────┐
   │ 早産の危機 │────────▶│   均衡状態    │◀────────│ 自分を責める気持 │
   └────────┘         └──────────────┘         └──────────────┘
                                │
                                ▼
                     ┌──────────────────────┐
                     │ 不均衡状態：不安と抑うつ，緊張 │
                     └──────────────────────┘
                                │
                                ▼
                     ┌──────────────────────┐
                     │ 不安と抑うつの軽減への切実なニーズ │
                     └──────────────────────┘
```

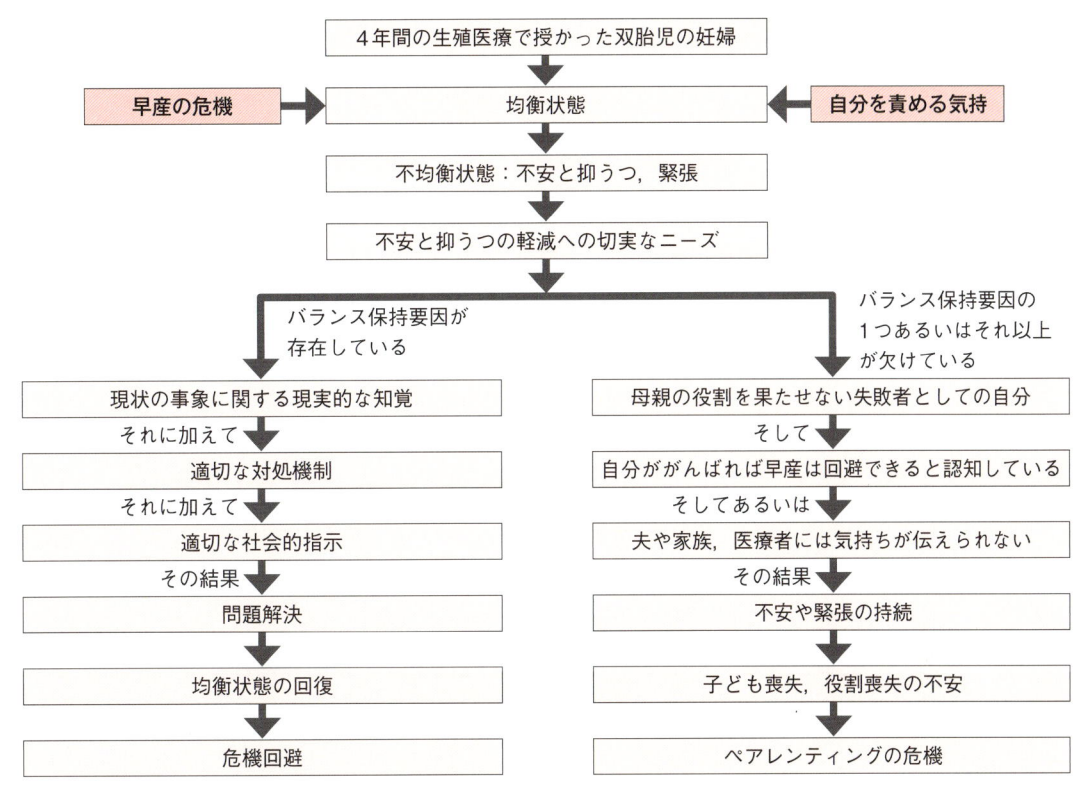

図1　アギュララの「危機理論」からみたE氏の状況

左側：バランス保持要因が存在している
- 現状の事象に関する現実的な知覚
- それに加えて
- 適切な対処機制
- それに加えて
- 適切な社会的指示
- その結果
- 問題解決
- 均衡状態の回復
- 危機回避

右側：バランス保持要因の1つあるいはそれ以上が欠けている
- 母親の役割を果たせない失敗者としての自分
- そして
- 自分ががんばれば早産は回避できると認知している
- そしてあるいは
- 夫や家族，医療者には気持ちが伝えられない
- その結果
- 不安や緊張の持続
- 子ども喪失，役割喪失の不安
- ペアレンティングの危機

で，自分の行動に責任があり，早産となることは母親失格と考えている．また，入院して安静と点滴治療を継続すれば早産を回避し妊娠を継続できると認識している．

今回の妊娠は，自分たちの努力で勝ちとったものであり，努力すればかなうのであり，努力しないときに悪い結果になるという生活原理があり，行動面も一致している．生殖補助医療での妊娠であり，それは確かに夫婦の努力の成果であった．しかし妊娠の継続，胎児の成長は，妊婦による安静や嗜好品の制限などの努力ではどうしようもなく，胎児の生命力に負うことが多い．

E氏には，自分の生活態度が悪かった，努力不足だったという自己に対する歪んだ知覚が認められる．そのため現状の出来事を適確に認知できず，緊張感が持続していると考えられる．

②対処機制

妊娠期の頻繁な受診による胎児状態の確認という対処機制は，入院中も常時確認でき，入院そのものはストレスになっていない．不安時の対処機制である深呼吸，胎児への語りかけ，夫に話すなどの対処は，現在も十分にできている．ストレス対処行動ができ，自己コントロールできている．

③社会的支持

毎日の夫や家族の面会を通じて不安な気持ちを表出しており，同室の人たちと話をしたり，医療者との会話を通じて社会的支持を受けている状態である．そのため孤立状態ではない．

上記の3つのバランス保持要因のアセスメントから，E氏は「①出来事の知覚」としての誤った認知を正しい認知に変換できる

ように支援することで，危機的状況が改善されると考えられた．

　母親役割をさらに発展できるよう，胎児と共生する関係だけでなく，胎児を人格がある独立した1人の人間として考えられ，胎児の生命力を信頼できるような知識の取得，実際の低出生体重児の治療や生活の実際を見学することも重要である．

コーピング／ストレス耐性のアセスメントのまとめ

　1,000gに満たない超低出生体重児の双胎胎児を自己の体内から娩出しなければならないことで共生関係を失うこと，体外生活に適応できず児の生命が喪失するかもしれないという不安の中に存在している．E氏にとって胎児は4年間の生殖補助医療への自己努力の成果であり，自己価値そのものであるため，絶対に喪失できない存在のものである．多胎妊娠と診断されたときから妊娠期の合併症のリスクは予想していたものであったが，いまだ自己非難，罪悪感を中心とした否定的感情が強いため，早産という出来事を受け入れることができない状態である．ペアレンティング[*7]の危機にならないために，バランス保持要因をアセスメントし問題解決をはかる必要がある．

　ストレスの多い出来事で心理的な不均衡状態が持続することを危機と捉えるアギュララの「危機理論」のバランス保持要因のアセスメントから，E氏の危機である「①出来事の知覚」としての歪んだ知覚を支援することで，危機的状況が改善されると考えられた．母親役割をさらに発展できるよう，胎児と共生する関係だけでなく，胎児を人格がある独立した1人の人間として考えられ，胎児の生命力を信頼できるような知識の取得が必要である．実際の低出生体重児の治療や生活の実際を見学することも重要である．

〈領域8：セクシュアリティ〉のアセスメント

領域8：セクシュアリティ
類1：性同一性 類2：性的機能 類3：生殖

セクシュアリティのアセスメントのポイント

　E氏は小学生から大学まで有名私学カトリック系の一貫教育を受け，大学院では英文学を学び，第一志望の外資系商社の総合職に就職し，結婚後も勤務していた．女性性をとりわけ意識したことはないが，女性だからと仕事を制限されることや差別された経験は一度もなかった．結婚後，夫婦とも妊娠を望んだが，性機能に問題がないにもかかわらず，自然妊娠後の流産，子宮外妊娠など，妊娠継続ができないことで，はじめて自己の女性の特性，産む性であることを強く認識した．

　子どもを強く望み，4年間生殖補助医療

[*7] ペアレンティング：parenting，本来の養育者が，こどもの最適な成長発達を促進する環境をつくり出したり，維持したり，回復したりすること（Herdman，2008／日本看護診断学会・中木，2009）．

表3 セクシュアリティのアセスメントに必要な情報

入院時の データベース	30歳で結婚後，32歳時に妊娠7週に自然流産，その後33歳時には子宮外妊娠のため右卵管切除術を受けた．そのため34歳から専門クリニックで不妊治療を開始し，数十回の人工授精，さらに体外受精による新鮮胚移植や凍結胚移植を繰り返し，4年間の生殖補助医療を受けた．その結果，38歳時に凍結胚移植による妊娠が成立した．しかし，妊娠5週の時点で一絨毛膜性二羊膜性双胎と診断された．妊娠初期から妊娠24週まで異常なく経過した．25週3日の早朝，トイレで少量の暗赤色の出血を認めた． 高年初産，一絨毛膜性二羊膜性双胎，妊娠25週切迫早産のため，緊急入院治療が必要な状況であると理解している．
関連情報	子宮収縮抑制薬(リトドリン，硫酸マグネシウム・ブドウ糖配合)による持続点滴，予防的抗生物質の投与，胎児の肺成熟促進のための副腎皮質ステロイド投与，胎児心拍数モニタリングが開始された．E氏は切迫早産の状況を理解し，2児を1日でも1時間でも胎内に生存させたいと子宮収縮抑制薬による副作用である激しい動悸，全身倦怠感を乗り越えつつ，緊急入院から7日が経過した． 妊娠26週3日での2児の健康状態はウェルビーイングであり，検査データはCRP 3.2mg/dL，WBC 9,700，体温36.3℃，脈拍74/分，血圧120/70mmHgだった． 出血は認めていないが，子宮頸管長は1cm，子宮口開大3cmとなり胎胞形成され，不規則な子宮収縮は継続しており，早産への移行が予測される段階である．

表4 セクシュアリティの類のアセスメント

類	アセスメント
性同一性	女性性を保持している．
性的機能	30歳で結婚後，性機能に問題がないにもかかわらず，自然妊娠後の流産，子宮外妊娠などから，不妊治療が必要な状態であり，性的機能は正常ではない．
生殖	4年間の生殖補助医療の結果，38歳時に凍結胚移植による妊娠が成立したが，一絨毛膜性二羊膜性双胎と診断され，高齢初産婦，多胎妊娠という合併症があった．さらに切迫早産から早産への移行が予測される段階であり，共生的な母親／胎児二者関係の破綻をきたす危険がある状態である．現在，妊娠26週時点での早産リスク状況から妊娠継続が不可能となり，妊娠中期に母親と胎児の関係が破綻する可能性が強い状況となっている．その要因の受け入れが十分にできないまま，双胎児の安全を守るため急速胎児娩出法である帝王切開術が選択されても，不完全な女性性・母性としての自己が継続されることとなり，母親役割取得過程に課題が残る可能性がある．そのため，共生的な母親／胎児二者関係破綻を招いた要因について正確な認知が必要である．

を継続した結果，生殖性をようやく実感することに成功した．しかし高年初産，一絨毛膜性二羊膜性双胎，妊娠25週切迫早産のハイリスク妊娠のため，緊急入院治療が必要な状況となり，さらに妊娠26週に入り子宮頸部の短縮，頸管の展退，子宮口の開大，胎胞形成のため，予測しなかった早産の可能性が強くなっている．早産，多胎妊娠，超低出生児のため，胎児の予備能力は低く，経過中にストレスが多くなると，生児を得られない可能性，またはE氏のイメージどおりに子どもの世話はできない可能性がある．

特に双胎児の胎位は，第1児(先進している児)が骨盤位であり，第2児が頭位である．これらの胎位の組み合わせは懸鉤であり，正常分娩は不可能な状態である．

アセスメントに必要な情報を入院時初期情報のデータベースおよび入院してからの経過記録から抜粋し(表3)，各類のアセスメントをした(表4)．

セクシュアリティの
アセスメントのまとめ

妊娠継続は胎児の成熟度と感染徴候をモニタリングして決定していく必要があり，

現時点では妊娠関連合併症の結果，共生的な母親／胎児二者関係の破綻をきたす危険がある．E氏は自然妊娠ではないものの生殖性は不妊治療を通じて発揮できていた．しかし，妊娠26週時点での早産リスク状況から妊娠継続が不可能となり，妊娠中期に母親と胎児の関係が破綻する可能性が強い状況となっている．その受け入れが十分にできないまま，双胎児の安全を守るため急速胎児娩出法として帝王切開術が選択された場合，不完全な女性性・母性としての自己が継続されることとなり，母親役割取得過程に課題が残る可能性がある．そのため，共生的な母親／胎児二者関係破綻要因の正確な認知が必要であり，それらの問題が解決できることで，たとえ早産になったとしても，自己尊重，母親役割取得が容易にできると思われる．

〈領域7：役割関係〉のアセスメント

領域7：役割関係
類1：介護役割
類2：家族関係
類3：役割遂行

役割関係のアセスメントのポイント

アセスメントに必要な情報を入院時初期情報のデータベースおよび入院してからの経過記録から抜粋し（表5），母親の感受性の考察とロイの「適応看護モデル」を適用し，各類のアセスメントをした（表6）．

母親の感受性の考察とロイの「適応看護モデル」の適用

母親の感受性（sensitivity）には4つの次元があると久保田は説明している（久保田，2006）．その4つとは，感度のよさ（児のシグナルに対する気づき），受容—拒否（児に対する肯定的感情と否定的感情のバランス），協調性—介入・干渉（子どもを自律した存在として尊重していること），近づきやすさ—無視（子どもにとって心理的に利用しやすい状態）である．これらの母親の感受性は，妊娠期からの母子相互作用による愛着行動から発達すると考えられる．

また役割遂行状況の判断は，ロイの「適応看護モデル」の枠組み（図2）で説明できる（Roy, Andrews, 1999／松木, 2002）．役割行動がとれているかどうかの行動のアセスメントは，道具的行動（役割を遂行するための身体活動），表出的行動（役割を遂行することに対する感情や行動）の2つの視点での情報収集が重要である．

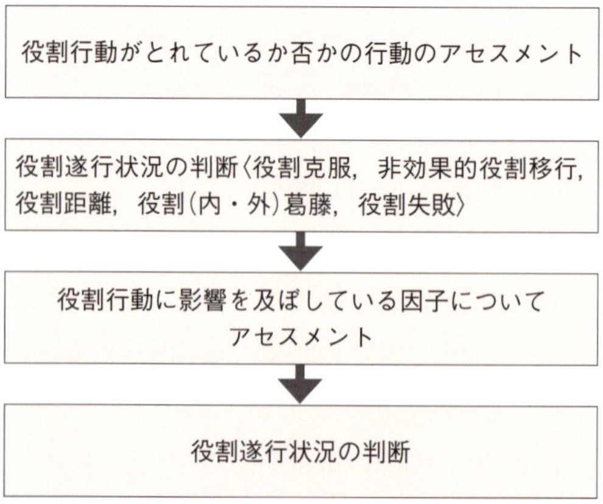

```
役割行動がとれているか否かの行動のアセスメント
        ↓
役割遂行状況の判断（役割克服，非効果的役割移行，
役割距離，役割（内・外）葛藤，役割失敗）
        ↓
役割行動に影響を及ぼしている因子について
アセスメント
        ↓
役割遂行状況の判断
```

図2 ロイの「適応看護モデル」のアセスメントの枠組み

表5 役割関係のアセスメントに必要な情報

入院時の データベース	高年初産，一絨毛膜性二羊膜性双胎，妊娠25週の切迫早産のため，緊急入院治療が必要な状況であると理解している．
経過記録	〈入院7日目（妊娠26週3日）〉 S（主観的情報）：点滴の副作用の心臓のパクパクや，手の震えと全身のだるさは続いています．お腹は横になっていると，ほとんど張りません．でもトイレなど，起きて歩くとキューと硬くなるのがわかります．お腹が張ると，子どもたちが苦しくなるかと思うと，点滴の副作用など自分の辛さぐらいなんでもないです．これ以上，子宮口が開き，破水をしたら双子の下にいる子どもが骨盤位なので，緊急での帝王切開が必要と聞いています．子どものことを考えたら仕方がないとは理解していますが，こんな小さい子どもが育つのでしょうか．1日でもお腹の中にいれておきたい．まだ2人ともこんなに小さいのに，産まなければならないなんて信じられない．こんなことになり，何もしてあげられない自分が悔しくて．母親として失格ですね．

表6 役割関係の類のアセスメント

類	アセスメント
介護役割	介護が必要になった場合は，夫がその役割を担うことになると推測される．
家族関係	結婚後2年間は共稼ぎで仕事中心の夫婦生活であったが，不妊治療に専念するために，仕事よりも専業主婦としての妻役割を選択した．家族構成は夫と2人であり夫婦関係も良好である．近隣に住む両親とも，よい関係を保ち，娘役割も十分に果たしてきた． 夫婦で子どもを強く望み，夫の協力や両親の協力もあり，経済的な心配もなく不妊治療に専念できたことに，E氏は感謝している．さらに妊娠後は，ほとんどの家事は夫が引き受けてくれたことなど，互いの信頼関係は強い．家族機能・関係に問題はなく，入院治療中の家族からの支援とともに，2人の子どもの養育にも，夫，家族からの支援は十分に受けることができると考えられる． E氏は，いまだ生れていない胎児に名前をつけたり，語りかけや胎教を実施するなど，愛着形成は育まれている．また胎動や腹部の張りを敏感に感じる感度のよさから，受容は認められるが，協調性，近づきやすさなどの母親の感受性（sensitivity）は発達段階である．
役割遂行	6年間の治療中に流産，子宮外妊娠など，生まれてくるはずの子どもを失う経験を通して，親となる意識は夫婦ともに高いと思われる．E氏は自己の母親役割として「何もしてあげられない自分が悔しくて．母親として失格ですね」と語っている．胎内にいる2人の胎児との共生的関係の破綻のみに注意が注がれ，現実的な親役割を考える段階に至っていないと思われる． 役割遂行状況は，いまだ想像上の子どもの段階であり，現実の子どもの母親役割としての表出的行動（役割遂行に対しての感情：低出生体重児の世話に関する不安や疑問），道具的行動（具体的な行動：早産に対応する情報収集や治療や子どもの世話に関する情報収集）をとることはできていない．具体的には2人の授乳をはじめとする育児，世話を心配する言動はない．これらのことから役割内葛藤（ある1つの役割に対する関係当事者の役割期待が一致しない場合から生じる葛藤）の状態であり，ペアレンティング障害のリスク状態にもなると考える．

役割関係のアセスメントのまとめ

E氏夫婦は多胎妊娠であることを妊娠早期から受容し，妊娠初期に適した生活に心がけ，親となる意識も過去の胎児の喪失体験を通じて発達していたため，いまだ生れていない想像上の子どもに名前をつけ，胎動に合わせて語りかけをするなど，母子相互作用を通じて愛着形成は育まれてきたと思われる．また胎児に名前をつけたり，語りかけや胎教の実施などからも愛着形成は育まれている．胎動や腹部の張りを敏感に感じる感度のよさから，受容は認められるが，協調性，近づきやすさなどの母親の感受性（sensitivity）は発達段階といえる．

双子の胎児にかわいいという感情をよく表現しているが，授乳をはじめとする育児，世話を心配する言動がない．そのため役割遂行状況では，いまだ想像上の子どもの段階であり，現実の子どもの母親役割として

の表出的行動(役割遂行に対しての感情：低出生体重児の世話に関する不安や疑問)，道具的行動(具体的な行動：早産に対応する情報収集や治療や子どもの世話に関する情報収集)をとることはできていないと考える．これらのことから役割内葛藤(ある1つの役割に対する関係当事者の役割期待が一致しない場合から生じる葛藤)の状態であり，ペアレンティング障害のリスク状態にもなると考える．しかし，家族関係も夫婦関係も良好であり，キーパーソンである夫の役割が大きく，実際の養育過程，親子関係の発展段階では十分なサポートが得られている．

〈領域10：生活原理〉のアセスメント

領域10：生活原理
類1：価値観
類2：信念
類3：価値観／信念／行動の一致

生活原理のアセスメントのポイント

ジュリアン・ロッターが1960年代に「社会的学習理論」の中で提唱したローカス・オブ・コントロールを適用し，各類のアセスメントをした(表7)．

「ローカス・オブ・コントロール理論」の適用

ローカス・オブ・コントロール理論(自分に起こった変化が，自分自身によってコントロールされているという考えと，コントロールされていないという考えを「対」にして捉える理論)は，一般期待(generalized expectancies)，内的統制(internal control)，外的統制(external control)の3つの概念で構成されている(Rotter, 1966)．ローカス・オブ・コントロールは，その人の行動を予測する上で重要な認知特性といわれる．

一般的期待とは，一般的に人々が生活の中で起こる出来事を，どのくらい自己の行動の成果としてとらえているかという信念である．この一般的期待に沿って，コントロールが内的統制(成果は自分の行動や信念の結果得られと考える度合い)か，外的統制(出来事は予測不可能であると考えたり，運やチャンス，力をもった他者の影響によ

表7 生活原理の類のアセスメント

類	アセスメント
価値観	「こんな小さい子どもが育つのでしょうか．1日でもお腹の中にいれておきたい」と超低出生児を養育することの価値は低く，胎内に存在することに価値がおかれている状態である．
信念	自己努力で成功体験を得てきたことから，自己努力と自己コントロールに価値をおき，それらの結果が生きる自信につながってきた．妊娠体験も，まさにそうであったため，妊娠26週での早産の危機も，自己の努力で解決できる可能性があると考えている．
価値観／信念／行動の一致	価値観／信念／行動の一致は，個人のローカス・オブ・コントロールで説明できる．E氏は前向きに常に課題に取り組み，ローカス・オブ・コントロールは内的統制が外的統制よりも，はるかに高いことは明らかである．そのため，内的統制力を発揮できていない状態である．

ると考える度合い）かをアセスメントすることで，介入の方向を考えることができる．

生活原理のアセスメントのまとめ

E氏の現段階の価値観は，双胎児が自己の胎内に存在し，妊婦であることである．また，ローカス・オブ・コントロールでは自己努力と自己コントロールに価値をおいている内的統制力が強く，生活信念も自己努力で成功体験を得てきたことから，それらの結果が生きる自信につながっている．妊娠体験も，まさにそうであり，妊娠26週での早産の危機も自己の努力で解決できる可能性があると考えている．早産の要因がE氏のせいではないこと，妊婦から産婦，現実的な母親へと移行する役割変化を自分でコントロールできると考えられることで，役割遂行ができ自己価値も上昇すると思われる．

全体像描写のための関連図の作成

4つの領域以外の領域の類のアセスメントを表8に示し，入院から7日目（妊娠26週3日）のE氏の13領域のアセスメントをまとめ（表9）と関連図（図3）を示した．図式化にあたり，最も重視した領域は〈領域7：セクシュアリティ〉であり，セクシュアリティに密接に関係するのは〈領域6：自己知覚〉〈領域8：役割関係〉〈領域9：コーピング／ストレス耐性〉〈領域10：生活原理〉〈領域11：安全／防衛〉と考え，これらを中心領域とした．

さらに〈領域7：セクシュアリティ〉に影響を与えているのは〈領域1：ヘルスプロモーション〉であり，〈領域1：ヘルスプロモーション〉の下位に〈領域5：知覚／認知〉〈領域12：安楽〉を位置づけた．また，〈領域9：コーピング／ストレス耐性〉には〈領域5：知覚／認知〉〈領域11：安全／防御〉〈領域8：役割関係〉が関係し，〈領域8：役割関係〉に影響を与えているのは〈領域2：栄養〉〈領域3：排泄と交換〉〈領域11：安全／防御〉〈領域4：活動／休息〉であると考えた．

関連図を見ながら入院7日目（妊娠26週3日）の全体像を次に描写する．

表8　4領域以外の領域の類のアセスメント

領域	類のアセスメント
1．ヘルスプロモーション	**健康自覚**：結婚2年後にようやく自然妊娠できたが，流産となり，その1年後には子宮外妊娠のため右卵管切除術を受けた．それから，不妊治療は必要であると認識できている．一般不妊治療から，生殖補助医療に移行し，4年間の生殖補助医療を受け，38歳での高齢妊娠，多胎妊娠であり，妊娠中や分娩経過に異常が発生しやすい妊娠であることを自覚している． **健康管理**：遺伝疾患，家族性の疾患，喫煙や飲酒などの生活習慣もない．夫に喫煙習慣があったが，妻の妊娠を境に禁煙した．E氏は常に妊娠に備えて規則的な生活，風疹や季節性インフルエンザなどの予防接種，がん検診も受け，妊娠しやすい身体づくりも意識し，特に冷え予防を意識した生活を心がけていた．妊娠診断後は，切迫流産防止，妊娠高血圧予防，妊娠貧血予防のための日常生活のセルフケアと栄養改善を心がけると同時に，1週間隔での妊婦健診による胎児健康状態確認を行い，特に胎児の発育と健康には関心をもっていた．

領域	類のアセスメント
2. 栄養	摂取：身長158cm，体重57kg（非妊娠時の51kgから6kg増加）であり，BMI：22.8であり，妊娠中期の妊婦として標準体重の妊婦である．胎児の成長にも問題が生じない．妊娠貧血も認めず，食習慣，嗜好品も問題ない．入院後は胎児の成長のためと無理をしても3食，全量摂取している状況であり，栄養状態は良好である． 消化・吸収：つわり症状もなく，下痢もなく消化・吸収は正常である． 代謝：検査データに異常はなく，代謝機能は正常である． 水化：浮腫はなく，排尿回数は多いものの持続点滴のためと考えられ，水分出納は正常である．
3. 排泄と交換	泌尿器系機能：尿中蛋白（−），尿糖（−）であり，血圧の異常もないことから，多胎妊娠に発生しやすい妊娠高血圧の傾向は認めない．腎機能も正常である． 消化器系機能：安静のため便秘傾向にあるが，排便コントロールは残されている． 外皮系機能：皮膚の清潔は保たれ正常である．外皮系機能は正常である． 呼吸器系機能：呼吸状態も動悸は継続しているものの，酸素化は正常である．今後これらの子宮収縮抑制薬の副作用は落ち着いていく可能性が高い．
4. 活動/休息	睡眠／休息：子宮収縮に敏感となり夜間の睡眠は浅く，ベッド上の安静はとれているものの，休息が十分にとれていない． 活動／運動：妊娠期より妊婦に適応した活動，行動ができており，特に入院後には「トイレも心配でいきたくない，常時，管を入れておいてほしい」といい，歩行すること，活動することを不安と感じている．トイレ歩行も控えるほど必要以上の安静が守られているために活動が低下している． エネルギー平衡：休息はとれているとはいえないが，エネルギー平衡は保たれている． 循環／呼吸反応：下肢の深部血栓症の徴候もなく，循環機能は正常である． セルフケア：身のまわりの活動は自らできる．
5. 知覚／認知	注意：子宮収縮，出血，破水などの早産徴候に過敏に注意がはらわれていることから，注意力は正常である． 見当識：見当識障害はない． 感覚／知覚：正常である． 認知：不妊治療後の妊娠には多胎妊娠のリスクがあり，多胎妊娠の場合，胎児異常の発生，早産のリスクなどに関する十分な認知能力と知識をもっている． コミュニケーション：家族，医療者，同室者とのコミュニケーションは良好であり，自らはたらきかけることも多い．
6. 自己知覚	自己概念：不妊治療に努力し念願の妊婦となり，胎児の成長を実感できているが，胎児の親となった理想の自己と現実の自己との間で混乱を生じている． 自己尊重：努力した結果，達成できたという自己肯定感は強かった．妊娠26週での早産の危機は自分の注意が足りなかったため生じたと捉えている．母親役割が果たせない親として失格であるという自己価値が低下している状態である． ボディイメージ：胎児の成長とともに変化するボディイメージは喜びと誇りの象徴であることから，肯定的なボディイメージをもっていると推測できる．
11. 安全／防御	感染：バイタルサインおよび検査データから感染徴候を示す所見は認めていないが，妊娠26週の切迫早産の原因は多胎，子宮頸管無力症，絨毛膜羊膜炎による子宮内感染症が考えられる． 身体損傷：身体損傷のリスクはない． 暴力：対自己，対他者ともに認めない． 危険環境：周産期センター入院時に胎児の肺成熟促進のための副腎皮質ステロイド投与されており，2児の推定体重も現在では800gを超えていると判断でき，2胎児の子宮外生活はNICU（新生児集中治療室）の環境内で十分にできると思われる． 防御機能：子宮頸管無力症による妊娠切迫早産状態であり，早産に移行する可能性が高く，胎児が安全な状態ではないNRFS[*8]である．また，多胎分娩後の弛緩出血など母体の健康状態の危険性も高い．母子の安全のために計画的な帝王切開術を選択しなければならない可能性が高い． 体温調整：体温平衡異常のリスクはない．

領域	類のアセスメント
12. 安楽	**身体的安楽**：子宮収縮抑制薬の副作用から身体的安楽がはかれているとはいえず，精神的にも胎児の状況を常に心配し，安寧な状態ではない． **環境的安楽**：現在の環境は安楽が保たれている． **社会的安楽**：家族関係，友人関係は，ともに良好であり，常時ベッド上で携帯メールなどを使用し，外部と連絡をとることができているために社会的安楽は保たれている．
13. 成長／発達	**成長**：身体的には正常に成長している． **発達**：エリクソンの発達モデルでいう成人期であり，発達課題である親密なかかわりができ，信頼できる配偶者を得るという「親密性の獲得」は達成できており，子どもを産み育てる次世代養育の発達課題の途中段階にあり，「生殖性発達」の段階である．

*8　NRFS：non-reassuring fetal status，胎児機能不全．

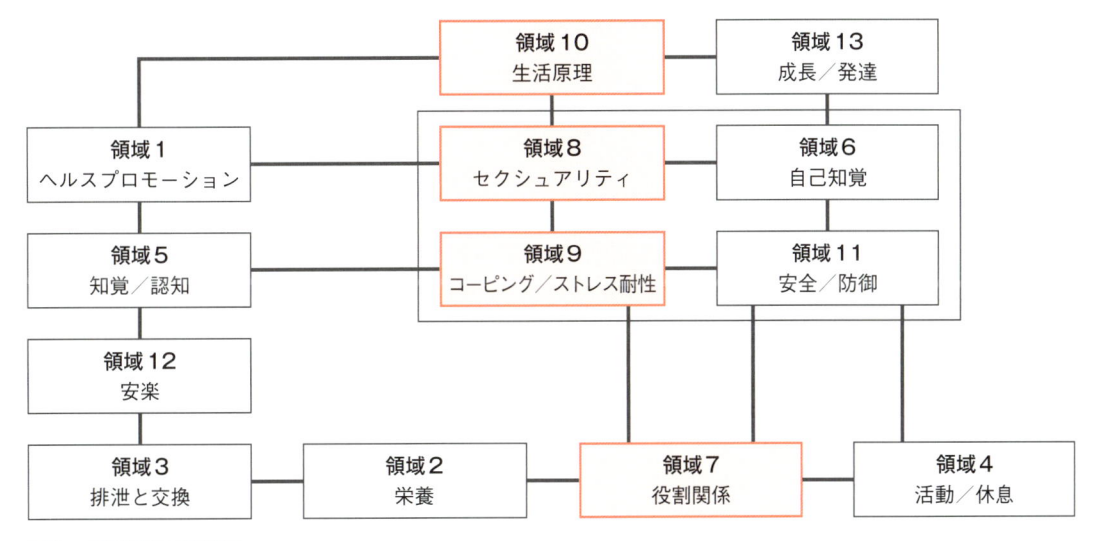

図3　領域別の関連図
(各領域のアセスメントのまとめは表9を参照)

表9　各領域のアセスメントのまとめ

領域8：セクシュアリティ
妊娠継続は胎児の成熟度と感染徴候をモニタリングして決定していく必要があり，現時点では妊娠関連合併症の結果，共生的な母親／胎児二者関係の破綻をきたす危険がある．E氏は自然妊娠ではないものの生殖性は不妊治療を通じて発揮できていた．しかし，妊娠26週時点での早産リスク状況から妊娠継続が不可能となり，妊娠中期に母親と胎児の関係が破綻する可能性が強い状況となっている．その受け入れが十分にできないまま，双胎児の安全を守るため急速胎児娩出法として帝王切開術が選択された場合，不完全な女性性・母性としての自己が継続されることとなり，母親役割取得過程に課題が残る可能性がある．そのため，共生的な母親／胎児二者関係破綻要因の正確な認知が必要であり，それらの問題が解決できることで，たとえ早産になったとしても，自己尊重，母親役割取得が容易にできると思われる．

領域9：コーピング／ストレス耐性
1,000gに満たない超低出生体重児の双胎胎児を自己の体内から娩出しなければならないことで共生関係を失うこと，体外生活に適応できず児の生命が喪失するかもしれないという不安の中に存在している．E氏にとって胎児は4年間の生殖補助医療への自己努力の成果であり，自己価値そのものであるため，絶対に喪失できない存在のものである．多胎妊娠と診断されたときから妊娠期の合併症のリスクは予想していたものであったが，いまだ自己非難，罪悪感を中心とした否定的感情が強いため，早産という出来事を受け入れることができない状態である．ペアレンティングの危機にならないために，バランス保持要因をアセスメントし問題解決をはかる必要がある．
ストレスの多い出来事で心理的な不均衡状態が持続することを危機と捉えるアギュララの「危機理論」のバランス保持要因のアセスメントから，E氏の危機である「①出来事の知覚」としての歪んだ知覚を支援することで，危機的状況が改善されると考えられた．母親役割をさらに発展できるよう，胎児と共生する関係だけでなく，胎児を人格がある独立した1人の人間として考えられ，胎児の生命力を信頼できるような知識の取得が必要である．実際の低出生体重児の治療や生活の実際を見学することも重要である．

領域7：役割関係
E氏夫婦は多胎妊娠であることを妊娠早期から受容し，妊娠初期に適した生活に心がけ，親となる意識も過去の胎児の喪失体験を通じて発達していたため，いまだ生まれていない想像上の子どもに名前をつけ，胎動に合わせて語りかけをするなど，母子相互作用を通じて愛着形成は育まれてきたと思われる．また胎児に名前をつけたり，語りかけや胎教の実施などからも愛着形成は育まれている．胎動や腹部の張りを敏感に感じる感度のよさから，受容は認められるが，協調性，近づきやすさなどの母親の感受性(sensitivity)は発達段階といえる．

双子の胎児にかわいいという感情をよく表現しているが，授乳をはじめとする育児，世話を心配する言動がない．そのため役割遂行状況では，いまだ想像上の子どもの段階であり，現実の子どもの母親役割としての表出的行動（役割遂行に対しての感情：低出生体重児の世話に関する不安や疑問），道具的行動（具体的な行動：早産に対応する情報収集や治療や子どもの世話に関する情報収集）をとることはできていないと考える．これらのことから役割内葛藤（ある1つの役割に対する関係当事者の役割期待が一致しない場合から生じる葛藤）の状態であり，ペアレンティング障害のリスク状態にもなると考える．しかし，家族関係も夫婦関係も良好であり，キーパーソンである夫の役割が大きく，実際の養育過程，親子関係の発展段階では十分なサポートが得られている．

領域10：生活原理
E氏の現段階の価値観は，双胎児が自己の胎内に存在し，妊婦であることである．また，ローカス・オブ・コントロールでは自己努力と自己コントロールに価値をおいている内的統制力が強く，生活信念も自己努力で成功体験を得てきたことから，それらの結果が生きる自信につながっている．妊娠体験も，まさにそうであり，妊娠26週での早産の危機も自己の努力で解決できる可能性があると考えている．早産の要因がE氏のせいではないこと，妊婦から産婦，現実的な母親へと移行する役割変化を自分でコントロールできると考えられることで，役割遂行ができ自己価値も上昇すると思われる．

領域1：ヘルスプロモーション
子どもを授かるためには，できる限りの治療を受けたいというE氏夫妻の考えから，生殖医療を4年間継続し，そして待ち望んだ妊娠を達成することができた．そのため，自らの健康維持，妊孕性[*9]維持への関心は高く，胎児に悪影響を与える可能性がある生活習慣はすべて夫婦で改善し，多胎妊娠でもあり，妊婦健診回数も必要以上に受け，十分に妊婦としての健康管理行動をとれていると考えていた．そのため，突然の妊娠継続が危ぶまれる緊急入院となり，妊娠26週の時点での早産の可能性が高い現実を受けとめることは困難であり，自己および胎児の健康に関する安寧が得られていない．

領域2：栄養
標準体重の妊婦であり，妊娠中期の妊婦の栄養状態として問題はなく妊娠貧血も認めない．妊婦としてのBMIも正常であることから，胎児の発育には問題はない．

領域3：排泄と交換
尿中蛋白（−），尿糖（−）であり血圧の異常もないことから，多胎妊娠に発生しやすい妊娠高血圧の傾向は認めない．浮腫はなく，排尿回数は多いものの持続点滴のためと考えられる．排便は便秘傾向にあるが問題ない．皮膚の清潔にも問題はない．呼吸状態も動悸は継続しているものの，酸素化への問題はない．今後これらの子宮収縮抑制薬の副作用は落ち着いていく可能性が高い．

領域4：活動／休息
妊娠期より妊婦に適応した活動，行動ができており，特に入院後にはトイレへの歩行も慎重になるほど必要以上の安静が守られている．子宮収縮に敏感となり夜間の睡眠は浅く，ベッド上の安静はとれているものの，心身の休息はとれているといえない．下肢の深部血栓症予防の意味は理解し，予防行動がとれており，徴候も認めていない．

領域5：認知／知覚
治療の結果，ようやく妊娠できた2人の胎児との共生関係は，自分がさらに努力することで妊娠継続できるはずであるという解釈があり，これらの誤った認知のまま出産しても，今後の母子関係に影響すると思われる．

領域6：自己知覚
不妊治療をがんばったことで念願の妊娠となり，胎児の成長を実感できていた．努力した結果，達成できたとの自己肯定感は強いだけに，妊娠26週での早産の危機は，自分の不注意のために生じたと捉えている．母親役割が果たせていなかった，妊娠が中断されると子どもとの愛着関係も果たせないと，共生的関係にあった重要対象喪失の不安によって生じている自己価値低下状態である．

領域11：安全／防御
子宮頸管無力症による妊娠切迫早産状態であり，早産に移行する可能性が高く，胎児が安全な状態ではないNRFSである．また，多胎分娩後の弛緩出血など母体の健康状態の危険性も高い．母子の安全のために計画的な帝王切開術を選択する必要がある．入院時に胎児の肺成熟促進のため副腎皮質ステロイドが投与されており，2児の推定体重も現在では800gを超えていると判断でき，子宮内感染徴候も認めないため，2胎児の子宮外生活はNICU（新生児集中治療室）の環境内で十分にできると思われる．これらの治療過程を理解できることが必要である．

領域12：安楽
子宮収縮抑制薬の副作用から身体的安楽ははかれず，精神的にも胎児の状況を常に心配し，安寧な状態ではない．
領域13：成長／発達
E氏はエリクソンの発達モデルでいう成人期であり，発達課題である親密なかかわりができ，信頼できる配偶者を得るという「親密性の獲得」は達成できており，子どもを産み育てる次世代養育の発達課題の途中段階にあり，「生殖性発達」の段階である．

＊9　妊孕性：妊娠のしやすさ，受胎能．

全体像の描写

患者プロフィール

E氏，38歳の専業主婦であり，40歳の会社員の夫との2人暮らしである．E氏は高学歴でもあり，職に就いていたが，結婚後，子どもを希求し，不妊治療に専念するために仕事をやめた．生殖補助医療4年目で多胎妊娠し，現在妊娠26週3日の早産の危機的状況にある．

既往歴・現病歴

30歳で結婚後，32歳時に妊娠7週に自然流産，その後，子宮外妊娠のため右卵管切除術を受け，34歳から不妊専門クリニックで人工授精，さらに体外受精による新鮮胚移植や凍結胚移植を数十回繰り返し，4年間生殖補助医療を受けた．その結果，38歳時に，ようやく凍結胚移植による妊娠が成立した2経妊0経産婦（2回の妊娠，0回の出産）の高年初産婦である．

子どもを授かるためには，できる限りの治療を受けたいという夫婦の一致した考えから，生殖医療を4年間継続した後の待ち望んだ妊娠であった．母子の健康管理のため，自らの健康維持，妊孕性維持への関心は高く，胎児に悪影響を与える生活習慣も夫婦で改善し，妊婦健診も必要以上に受けていた．

妊娠25週3日に切迫早産徴候があり，ただちに周産期医療センターへ緊急入院をした．入院直後から子宮収縮抑制薬（リトドリン，硫酸マグネシウム・ブドウ糖配合）による持続点滴，予防的抗生物質の投与，胎児の肺成熟促進のための副腎皮質ステロイドの投与，胎児心拍数モニタリングが開始された．

2児の推定体重は622gから660gであり，心拍数は正常範囲で健康状態はウェルビーイングである．

栄養，排泄では母子の健康に影響を与える情報は認められない．さらに活動／休息は腹部の張りに敏感で夜間の睡眠は浅く，ベッド上の安静はとれているものの，心身の休息はとれているといえない．下肢の深部血栓症の徴候は認めていない．

陣痛様の痛みはないものの，3分周期の規則的な子宮収縮が認められ，子宮頸管長は1cm，子宮口開大2cm，子宮頸管無力症と診断された．早産移行への危機的状況であり，妊娠継続に関する安楽，安寧は得られていない．

E氏は現状を理解し，2児を1日でも数時間でも胎内に生存させたいとリトドリ

ン，硫酸マグネシウム増量による副作用である激しい動悸，全身倦怠感を乗り越えつつ，妊娠26週3日となり，緊急入院からようやく1週間が経過した．しかし，子宮頸管長は1cm，子宮口開大3cmと早産徴候は進行しており，胎胞が形成されている．不規則な子宮収縮は継続しており，早産，NRFS（胎児機能不全）のリスクはさらに高くなり，感染徴候，陣痛開始徴候，胎児の健康状態を常に観察しアセスメントする必要がある．適応があれば計画的な帝王切開術が選択される状況である．

そのため，妊娠中期に母親と胎児の関係が破綻する"母親／胎児二者関係混乱リスク状態"の看護診断が優先的に選択され，成果と介入を検討する必要がある．

統合したアセスメント

E氏は子ども希求が強く，できるだけの治療を希望し，一般不妊治療および生殖補助医療に専念できていた．そのため，ヘルスプロモーションである自らの健康維持，妊孕性維持への関心は高い．胎児に悪影響を与える生活習慣も夫婦で改善し，妊婦健診も必要以上に受けていたが，多胎妊娠，妊娠26週で早産の危機という現実から，妊娠継続をしたいという健康概念に関する安寧が得られていない．

また，E氏の生活原理は，自分が努力することで成功体験を得ることができ，自己コントロールできることであった．不妊治療後の妊娠体験もそうであったため，妊娠26週での早産の危機も自己の努力で解決できる可能性が高いと考えている．双胎の胎児は長期間の努力でようやく手にできた成果だけに，妊娠25週時点での出血は自分の不注意のために生じたと捉え，重要対象喪失の不安から生じる自己価値の低下状態であると推測できる．

これらの状況は切迫早産の現象認知が正しくできない歪んだ認知状態である．そのため混乱状態，不安，緊張感が持続し，適確な自己選択ができない状況である．2人の胎児との共生関係を継続させることでしか親役割がとれない，親役割がとれない自分は価値がないという解釈になっており，これらの認知は今後の母子関係にも影響すると思われる．

E氏および夫の妊娠期の親役割の取得過程は，多胎妊娠である双子の胎児を早期から受容し，妊娠期に適した生活に心がけ，親意識は十分に発達し，いまだ生まれていない想像の胎児に名前をつけたり，語りかけや胎教を実施するなど，愛着形成は育まれている．また胎動や腹部の張りを敏感に感じており，胎児への感受性もある．

しかし，双子の胎児はかわいいという感情は，よく表現しているが，出産後の2人の授乳をはじめとする育児，世話に関する言動はない．役割遂行状況では，いまだ想像上の子どもの段階であり，現実の子どもの母親役割での表出的行動（役割遂行に対しての感情），道具的行動（具体的な行動をとること）はできていない状況である．これは，共生的な母親／胎児二者関係破綻要因の正確な認知ができず，現状の出来事を適確に認知できず，自己コントロールができないという外的統制力が強い状態から生じていると考える．

これらの支援を適切に受けることができない場合，たとえ無事に2児が出生できたとしても，親としての役割が果たせない状況としての"ペアレンティング障害リスク

状態"となることが考えられるため，効果的なペアレンティングにつながるよう支援する必要がある．

健康問題に対する反応をNANDA-I看護診断で表現する

　E氏は，妊娠26週早産のリスク状態であり，母子の安全最優先である医学的診断との共通診断である多胎，妊娠26週子宮頸部の早期開大から生じる切迫早産状態である．全体像からE氏に支援しなければならない健康問題に対する反応を優先するものを考えていく．

　13領域のアセスメントのまとめから重要視した領域は〈領域7：セクシュアリティ〉，関連領域は〈領域11：安全／防衛〉〈領域9：コーピング／ストレス耐性〉〈領域6：自己知覚〉〈領域8：親役割〉であった．

　〈領域7：セクシュアリティ〉の類には「性同一性」「性的機能」「生殖」がある．E氏の全体像からの健康問題に対する反応は，出産育児行動(生殖)に関することである．「生殖」には2つの看護診断"出産育児行動促進準備状態"と"母親／胎児二者関係混乱リスク状態"が採択されている．そこで，この2つの看護診断の定義，診断指標，危険因子から検討した．

　"出産育児行動促進準備状態"の診断指標では「出産前に定期健診を受けている」の1つが該当し，"母親／胎児二者関係混乱リスク状態"の危険因子では「妊娠の合併症(多胎妊娠)」「酸素運搬の障害(早産)」の2つが該当する．そのため，NANDA-I看護診断名は〈領域8：セクシュアリティ〉の"母親／胎児二者関係混乱リスク状態"を選定することとした(表10)．

看護成果（NOC）と看護介入（NIC）

　E氏の看護診断"母親／胎児二者関係混乱リスク状態"の定義は「病気との併存または妊娠関連合併症の結果，共生的な母親／胎児二者関係の破綻をきたす危険がある状態」である(Herdman，2008／日本看護診断学会・中木，2009)．すなわち妊娠関連合併症からの安全な分娩は，医学診断との共同診断成果を使用するべきであると考えた．

　共生的な母親／胎児二者関係の破綻予防または損傷から母親自身と胎児を守るための看護成果は，NOCの〈領域Ⅳ：健康知識と健康行動〉の〈類Q：健康行動〉と〈類S：健康知識〉を選択した．E氏のアセスメントの統合から〈類Q：健康行動〉では"ヘルスケアの意思決定への参加"，〈類S：健康知識〉は"知識：未熟児のケア"を選定した(Moorhead，Johnson，Maas，Swanson，2008／江本，2010)．

　E氏の場合，自己価値の低下状態も問題

表10　E氏のNANDA-I看護診断－NOC－NIC

NANDA-I看護診断	NOC：成果		
母親／胎児二者関係混乱リスク状態（領域8：セクシュアリティ，類3：生殖） **定義**：病気との併存または妊娠関連合併症の結果，共生的な母親／胎児二者関係の破綻をきたす危険がある状態 **危険因子** ■妊娠の合併症（不妊治療後妊娠，多胎妊娠） ■酸素運搬の障害（早産） □糖代謝障害 □身体的虐待 □物質乱用 □治療に関連する有害作用	**ヘルスケアの意思決定への参加**（領域Ⅳ：健康知識と健康行動，類Q：健康行動） **定義**：望ましい成果を達成するためにヘルスケアの選択肢からの選択と評価に自ら関与すること		
	指標	全くみられない	まれにみられる
	■主導的な意思決定を示す	1 分娩について全く考えられないと述べる	2 （入院7日目）
	■望んでいる成果を達成するための得られるサポートを明らかにする	1 自己の力で解決しなければならないと言う	2 （入院7日目）
	知識：未熟児のケア（領域Ⅳ：健康知識と健康行動，類S：健康知識） **定義**：妊娠24週から37週で生まれた未熟児のケアについて伝えられた理解の程度		
	指標	知識なし	限られた知識
	■早産の原因と寄与因子	1	2 （入院7日目） 自分の生活態度のせいで早産となったという思いが強い
	■未熟児の特徴	1	2 （入院7日目） 体重が小さく体外生活に適応できない可能性が強いという思いが強い
	■病院内でのペアレンティングの方策	1 （入院7日目） 親役割は何もできないと言う	2
	■絆を強化する方策	1 （入院7日目） 養育上の問題がわからないと言う	2
	■サポートグループの利用	1	2
■：選択された危険因子 NOC，NICは選択された指標，行動のみをあげ，一部，E氏に合わせた内容を加えている			

事例に合わせ下記の文献から許可を得て転載
Herdman,T.H.編（2008）／日本看護診断学会監訳・中木高夫訳（2009）．NANDA-I看護診断─定義と分類 2009-2011（p.280）．医学書院．
Moorhead,S., Johnson,M., Maas,M.L., Swanson,E.編（2008）／江本愛子監訳（2010）．看護成果分類（NOC）─看護ケアを評価するための指標・測定尺度 第4版（pp.790, 715）．医学書院．
Bulechek,G.M., Butcher,H.K., Dochterman,J.M.編（2008）／中木高夫・黒田裕子訳（2009）．看護介入分類（NIC）原書第5版（pp.466, 623, 821）．南江堂

			NIC：介入
ときどきみられる	しばしばみられる	常にみられる	**出生前ケア**（領域5：家族，類W：出産ケア） **定義**：妊娠合併症を予防し，母子ともの健康なアウトカムを助成するために，妊娠期間を通して妊婦をモニターし，管理すること **行動** ■持続的モニタリングでの子宮収縮と胎児心拍数の確認，胎動の有無と回数，NRFSの早期発見，出血と破水の有無とその性状を観察し，母子ともに安全な分娩ができる
3	4 （入院10日目）	5 分娩方法を自分で選択したと述べる	
3	4 （入院10日目）	5 他者の力を借りることも重要であると言える	**帝王切開ケア**（領域5：家族，類W：出産ケア） **定義**：帝王切開で分娩する患者を準備し，支援すること **行動** ■適切な場合，帝王切開に対する患者の知覚と準備状態を明らかにする ■計画していなかった帝王切開に関する気持ちを表出するように患者を指導する
中程度の知識	かなりの知識	広い知識	**予期ガイダンス**（領域5：家族，類Z：養育ケア） **定義**：予期される発達的危機，そして／または状況的危機に患者を準備させること **行動** ■まだ生まれていない子どもに対して妊婦が抱いているイメージを明らかにする
3	4	5 （入院10日目） 安静と早産の関連はない．多胎では早産は避けられなかったと思える	
3	4	5 （入院10日目） 適切な管理があれば，子どもの発達が促進され適応できると理解できる	■やがてくる可能性のある発達的危機／状況的危機，およびその危機が個人と家族の生活に与える影響を明らかにすることができるように，患者を援助する ■患者の行動に関連する現実的な期待について，情報を提供する
3	4 （入院10日目）	5 NICUでの親役割について具体的にあげられる	■問題を解決する方法を決定できるように，患者を援助する ■適切な場合，家族／重要他者を参加させる
3	4 （入院14日目）	5 養育時に予想される問題の解決策を具体的にあげられる	
3	4 （入院7日目）	5 （入院10日目） 早産児の母親に共通した不安を明確にする	

であるが，それは現象を正しく認識できていないことから生じている．早産の要因，必要な治療，低出生児への理解が十分にでき，親役割が具体的にイメージできれば解決できることであると判断した．それらの知識不足を解消し，安全な早産計画に向かい，主体的な意思決定ができ，効果的なペアレンティングができることがE氏の成果となる．

介入は，NICの〈領域5：家族〉の〈類W：出産ケア〉の"出生前ケア"と"帝王切開ケア"，〈類Z：養育ケア〉の"予期ガイダンス"とした（Bulechek, Butcher, Dochterman, 2008／中木・黒田，2009）．

文献

Aguilera,D.C.(1998), Crisis Intervention : Theory and Methodology 8ed. Mosby.

Aguilera,D.C., Mesick,J.M.(1974)／小松源助・荒川義子訳(1978). 危機療法の理論と実際—医療・看護・福祉のために(pp.176-188). 川島書店.

American College of Obstetrics and Gynecologists (2004). ACOG practice bulletin. Cervical insufficiency. J Gynaecol Obstet, 85(1), 81-89.

Bowlby,J.(1958)／黒田実郎・横浜恵三子・吉田恒子訳(1981). 母子関係の理論―Ⅲ対象喪失(p.91). 岩崎学術出版社.

Bulechek,G.M., Butcher,H.K., Dochterman,J.M.編(2008)／中木高夫・黒田裕子訳(2009). 看護介入分類(NIC) 原書第5版. 南江堂.

Herdman,T.H.編(2008)／日本看護診断学会監訳・中木高夫訳(2009). NANDA-I看護診断―定義と分類 2009-2011. 医学書院.

久保田まり(2006). 愛着研究の動向―発達・臨床的問題に焦点をあてて. 乳幼児医学・心理学研究, 15(1), 1-9.

Moorhead,S., Johnson,M., Maas,M.L., Swanson,E.編(2008)／江本愛子監訳(2010). 看護成果分類(NOC)―看護ケアを評価するための指標・測定尺度 第4版. 医学書院.

日本産科婦人科学会・日本産科婦人科医会(2008). 産婦人科診療ガイドライン―産科編2008(pp.58-61). 日本産科婦人科学会.

小此木圭吾(2002). 対象喪失. 小此木圭吾編, 精神分析事典(p.319), 岩崎学術出版社.

大木秀一(2007). わが国におけるpopulation-basedな双生児登録の構築に関する実証研究. 2004-2006年度科学研究費補助金報告.

Rotter,J.B.(1966). Generalized expectancies for internal versus external control of reinforcement. Psychological Monographs, 80：1-26.

佐藤栄子編(2010). 事例を通してやさしく学ぶ中範囲理論入門 第2版(pp.216-218). 日総研出版.

Sister Callista Roy, Andrews,H.A.(1999)／松木光子監訳(2002). ザ・ロイ適応看護モデル(p.419). 医学書院.

第2章 看護診断をアセスメント 小児領域の事例

6 急性糸球体腎炎の患児の看護診断

齊藤珠美　髙原靜子　柳谷博幸　中藤三千代

事例紹介

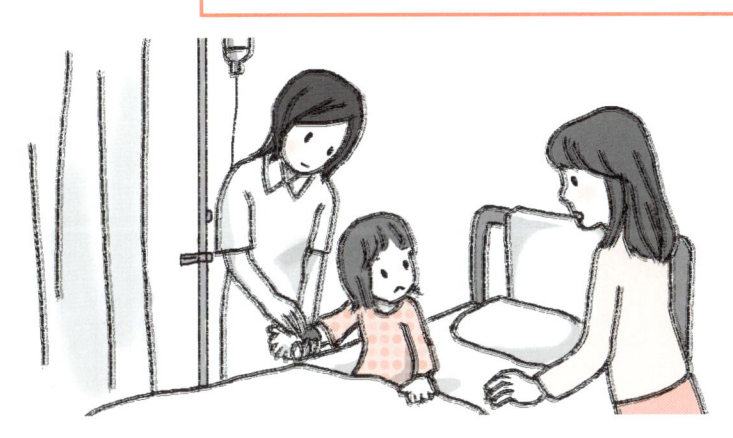

　Fちゃん，5歳，女性，医学診断名は急性糸球体腎炎である．アセスメントを行う設定時点は，入院から6日目の14時とした．さまざまな制限に対する児のストレスが蓄積しはじめ，付き添いをしている母親の疲労感が現れはじめている時点である．

　児の病態が安定せず，入院期間や治療の目途が立たない状況下で，養育者である母親の身体的・精神的な疲労感が蓄積していた．これまで遂行してきた母親としての役割が果たせなくなっていることで，母子関係に影響を与え，今後の児の成長発達に影響を及ぼすことが推測された．そこで〈領域13：成長/発達〉のアセスメントを行っていく際の中範囲理論としてエリクソンの「発達理論」を適用することとした（Erikson，1977／仁科，2007）．

　一方，この事例のNANDA-I看護診断には"家族介護者役割緊張リスク状態"を選定し（Herdman，2008／日本看護診断学会・中木，2009），これに対する成果をNOCから選定し，介入をNICから選定した．

　Fちゃんの検温表を表1に，検査データを表2に示した．

表1 Fちゃんの検温表

患者Fちゃん，5歳，女性　　病名：急性糸球体腎炎

R:呼吸　P:脈拍　T:体温　BP:血圧

★ R(呼吸)　▲ P(脈拍)　● T(体温)　■ BP(血圧)

入院日数		1	2	3	4	5	6
	安静度	ベッド上フリー	→	→	→	→	→
IN	飲水(mL)	250	400	400	400	380	300
	IN合計	250	400	400	400	380	300
OUT	尿量(mL)/回数	410/5	420/5	795/7	600/8	730/7	480/6
	便回数	1/普通	0	1/硬便	0	1/硬便	1/硬便
	嘔吐回数	0	0	0	0	0	0
	OUT合計	410	420	795	600	730	480
IN/OUTバランス		−160	−20	−395	−200	−350	−180
食事	食事(朝)		幼児常食2/7割	幼児常食2/5割	幼児常食2/7割	幼児常食2/5割	幼児常食2/6割
	食事(昼)	幼児常食2/6割	幼児常食2/5割	幼児常食2/8割	幼児常食2/7割	幼児常食2/5割	幼児常食2/6割
	食事(夕)	幼児常食2/7割	幼児常食2/7割	幼児常食2/9割	幼児常食2/6割	幼児常食2/7割	幼児常食2/6割
	おやつ	6割	6割	9割	6割	10割	10割
観察	排尿時痛	− − −	− − −	− − −	− − −	− − −	− − −
	浮腫	＋ ＋ ＋	＋ ＋ ＋	＋ ＋ ＋	＋ ＋ ＋	＋ ＋ ＋	＋ ＋ ＋
	腹痛	− − −	− − −	− − −	− − ±	− − −	− − −
測定	身体測定 体重(kg)	16.5	16.3(−0.2)	16.3(±0.0)	16.2(−0.1)	16.3(＋0.1)	16.0(−0.3)
	身長(cm)	107.8cm					
	尿検査試験紙測定 蛋白質		3＋	3＋	3＋	3＋	3＋
	潜血		3＋	3＋	3＋	3＋	3＋
	ケトン体		陰性	陰性	陰性	陰性	陰性
清潔ケア			清拭	清拭	清拭	清拭	清拭

表2　Fちゃんの検査結果

検査項目（単位）	入院1日目	入院4日目	検査項目（単位）	入院1日目	入院4日目
T-P(g/dL)	6.4	6.6	PLT(×10^4/μL)	43.5	48.3
ALB(g/dL)	3.5	3.5	ASO	500	
AST(IU/L)	27	27	尿混濁	＋	＋
ALT(IU/L)	10	10	尿色調	麦わら色	麦わら色
UN(mg/dL)	20	18	SG	1.020	1.012
Cre(mg/dL)	0.9	0.8	TP	3＋	3＋
Na(mmol/L)	139	139	GLU	－	－
K(mmol/L)	4.4	4.5	KET	－	－
Cl(mmol/L)	105	103	BIL	3＋	3＋
WBC	10,000	9,500	URO	±	±
CRP(mg/dL)	1.0	1.0	RBC	100＜/H	100＜/H
RBC(×10^4/μL)	460	468	WBC	10-19/H	10-19/H
Hb(g/dL)	12.2	12.3	尿中細菌	3＋	3＋

アセスメントの着眼点

　この事例の重要な領域は〈領域7：役割関係〉〈領域9：ストレス／コーピング耐性〉〈領域13：成長／発達〉の3領域である．

　成長・発達プロセスの途上にある乳幼児は，生活環境，親子関係などが直接，成長・発達に影響するため，〈領域13：成長／発達〉のアセスメントは，理論的な知識に基づく必要がある．そこでアセスメントの際の中範囲理論としてエリクソンの「発達理論」を用いた．

　また，児の病気や入院は，児だけではなく母親にとっても重荷，負担であり，さらに児と母親はストレスの高い状況におかれている中で，何らかの対処をとっていると考えられる．これらのことが母子の関係性に何らかの影響を及ぼすこともアセスメントする必要がある．したがって〈領域9：コーピング／ストレス耐性〉のアセスメントも重要と考えた．

　これら2領域について詳しくアセスメントした上で，今後の母子関係が児の成長・発達にどのような影響を及ぼすのか，影響を及ぼさないために，どのようなかかわりが必要なのかを，看護の視点から捉える必要がある．そのため〈領域7：役割関係〉において母親役割をどのように遂行して，現在の母子関係に至ったのかをアセスメントする必要がある．

　乳幼児は，身体的，精神的，心理社会的にも，成長発達のプロセスにおかれている．また，言語的コミュニケーションにより自己表現をすることや，相手の意図するところを理解することもむずかしく，泣く，怒る，笑うなどの感情で自己表現する．したがって，乳幼児とコミュニケーションを図る上で，看護師は児の成長・発達に応じた非言語的な表現を理解する必要がある．そのためには，児と多くの時間を共にする主たる養育者である母親から，児の非言語的な表現について情報を得る必要がある．

　それらを知ることは，日ごろの母子のコミュニケーション方法や，母親の児に

対する接し方，すなわち母子の関係性を捉えるうえでも重要である．

ボウルビィは，乳幼児の成長・発達のプロセスにおいて，家族，特に母親との関係性について，3歳までに構築された母子関係が，その後の人間関係における愛着行動に影響を与えると述べている（Bowlby, 1976／黒田・岡田・吉田, 2003）．

また，エリクソンは「乳児が最初期の経験から得る信頼の念の量は，食物や愛情の表示の絶対量に依存するのではなく，むしろ母親との関係の質によるらしい」と述べている（Erikson, 1977／仁科, 2007, p.320）．

これらのことから，乳幼児期に構築される安定した母子関係が社会性を獲得することにつながり，成長発達のプロセスに大きく影響を及ぼすと考えられる．

〈領域13：成長／発達〉のアセスメント

領域13：成長／発達
類1：成長
類2：発達

入院時，母親からの情報

児は大阪において正常分娩で生まれた第1子である．同居家族は両親である．母親は専業主婦であり，実家の祖母の協力を得ながら育児を行った．会社員である父親は多忙で帰宅時間が遅いが，休日にはおむつ交換や授乳，掃除や洗濯など家事に協力していた．母乳による授乳を1歳まで行い，発語，定頸（首のすわり），歩行と，成長・発達に遅延はなく，検診時に異常を指摘されたこともなかった．

母親は「多少のけがは気にしません．けがは子どもにつきものだから」と，児が興味をもつことをできる限り経験させ，積極的に公園に行き同世代の子どもと遊ぶことを優先し，見守ってきた．

食事・排泄行動は，4歳で幼稚園へ入園するまでに，ほとんどできるようになっていた．入園して，しばらくは登園時，母親と離れるときに泣いていたが，1週間もすると泣くこともなくなり，集団生活に馴染み，徐々に友だちが増えていった．幼稚園から帰ったあとは，近所の友だちと公園などで遊ぶ活発な子だった．

父親の転勤で，大阪から東京に引っ越してくると，新しい幼稚園に馴染めずにいたが，1か月もすると友だちができ，先生にも自分から声をかけられるようになった．父親は仕事が多忙で，休日に公園で遊ぶくらいしか一緒の時間がとれなかったが，児は父親のことが好きで，遊べるのを楽しみにしていた．

父親は児を叱ることはなく，母親は児が悪いことをすると，話を聞いた上で，なぜ悪いことなのかがわかるように話をした．同じことを何度言ってもわからないときや他人に迷惑をかけそうなときは，感情的に叱ることもあった．

エリクソンの「発達理論」を適用する

【乳児期：信頼対不信】

　乳児が抱く社会に対する信頼は，摂食時に示すくつろぎ，睡眠の深さ，便通のよさなどで表わされる．しかし生き続けるには，基本的信頼と不信の核心的葛藤があり，それを解決する永続的な様式を確立することが，自我に課せられた最初の仕事となる．それは母親にとっても第一の課題となる．乳児が最初期の経験から得る信頼の念は，食物や愛情の絶対量に依存せず，むしろ母親との関係の質で決まるといえる．母親は乳児の個々の要求に敏感に反応し世話をするが，その生活様式の中で母親自身も一個人として信頼されているという確信を得ることができる．こういう特質に裏づけられた育て方によって，子どもの心の中に信頼感が根づき，子どもに同一性の観念の基礎を形づくらせる(Erikson, 1977／仁科, 2007, p.317, pp.319-320)．

　事例の場合：第1子であり，同居家族は両親である．母親は専業主婦であり，実家の祖母の協力を得ながら育児を行っていた．1歳まで母乳で養育され，発語，定頸，歩行など成長・発達の遅延はなく，検診時に異常を指摘されたこともなかった．

　アセスメント：児は母親に愛情をもって養育され，母親との関係の中で，基本的信頼を獲得したと考えられる．

【幼児前期(1～3歳)：自律性対恥・疑惑】

　この段階で幼児は，外部からのコントロールによって確かな安心を得なければならない．幼児は自分の態度の転向によって，すなわち自由に遊び，強要的に専有し，がんこに排除するという激しい行動によっても，自分の生存が危険にさらされないと感じられなければならない．幼児は識別感が訓練されておらず，また正しい分別もないため混乱状態に陥るが，そのような無秩序を生じさせない大人の姿勢が必要である．

　幼児をとりまく環境は「自分の足で立つ」ように励ますが，同時に恥や初期の疑惑の念という無意味で便宜的な経験をしないように守られねばならない．子どもは正しく導かれて自律を経験することを否定されると，人を差別し操作したいという衝動をすべて自分自身に向ける．子どもは過度な自己操作を行って，早熟な良心を発達させる．

　恥ずかしいということは，人が完全にむき出しの状態で他人の視線にさらされていると意識することである．それは自己を意識することでもある．したがって子どもの心に育つ愛と憎しみの割合をはじめ，協力と強情や，自己表現の自由とその抑制などの割合にとって，決定的な意味をもつ自尊心を失わずに獲得した自制の観念から，善意と自負の永続的感覚が生まれる．自制心の喪失や外部からの過度の統制から，疑惑や恥を抱く永続的性癖が生じる(Erikson, 1977／仁科, 2007, pp.323-326)．

　事例の場合：母親は「多少のけがは気にしません．けがは子どもにつきものだから」と，児が興味をもつことを，できる限り経験すること，さらに積極的に公園などに連れていき，同世代の子どもと遊ぶように見守ってきた．食事・排泄行動は失敗することもあるが，幼稚園に入園するまでに，ほとんどができるようになっていた．母親は，児が悪いことをすると，話を聞いた上で，なぜ悪いことなのかをわかるように話をする．同じことを何度言ってもわからないときや，他人に迷惑をかけそうなときは感情

的に叱ることもあった．

アセスメント：母親のしつけという形で，外からコントロールが十分になされている．興味のあることはできる限り経験してもらい，外で同年代の子どもと接することで自律性を獲得，失敗や恥の体験も獲得してきたと考えられる．

【幼児後期（3〜6歳）：自発性（積極性）対罪悪感】

この段階における危険は，新たに得た運動能力と知力で楽しもうとした行為に罪悪感を抱くことである．攻撃的に操作し，強制する行為は，やがて身体や精神の実行力をはるかに越え，その結果，自分が意図した自発性に強力な停止を命じる必要が生じる．

自律は，自分の競争相手になる可能性のある者を排斥することに全力を注ぐ．したがって嫉妬心からくる怒りになることがあり，それは年下の同胞の侵害に向けられることが多い．一方，自発性は，それが向けられる領域に，すでに誰かが先におり，しかもより優れた知識や技術を身につけて占有しており，その相手との競争を予期させる．

幼児の嫉妬と競争は，誰からも疑われない確かな特権を明確にしようと行われる苦しい試みであり，しかも本質的に無駄な努力であるが，今やそれは母親に気に入られる地位を獲得する最終的競争において，その頂点に達する．そして，お決まりの敗北は諦めや罪悪感，不安を生じさせるのである（Erikson，1977／仁科，2007，p.317，pp.328-329）．

事例の場合：4歳で幼稚園に入園し，しばらくは登園時，母親と離れるときに泣いていたが，1週間もすると泣くこともなく，集団生活にも馴染み，徐々に友だちが増えていった．幼稚園から帰ったあとは，近所の友だちと公園などで遊ぶ活発な子だった．父親の転勤で，大阪から東京に引っ越してくると，新しい幼稚園に馴染めずにいたが，1か月もすると友だちができ，先生にも自分から声をかけられるようになった．父親は仕事が多忙で，休日に公園で遊ぶくらいしか一緒の時間がとれなかったが，児は父親のことが好きで，遊べるのを楽しみにしていた．

アセスメント：幼稚園での友だちとの接触や遊び，先生とのかかわりを通じて対人関係能力が培われている段階である．そして，周囲への強い関心や興味を示し，内発的動機づけができ，積極的に遊びや探索欲求を追求し，自発性が養われている．また，その中で失敗を体験し，自己の力の不信や罪悪感をもつことを経験している．

エリクソンの「発達理論」の適用でわかったこと

入院時の母親の情報から，乳児期の「信頼対不信」，幼児前期の「自律性対恥・疑惑」という各期における発達段階の課題を達成できている．現在の幼児後期の「自発性対罪悪感」に対しても，幼稚園の友だちや先生とのかかわりを通じて，対人関係能力を獲得しはじめ，順調に課題の達成に向かっている．

また入院中，母親との遊びの中で，ごっこ遊びをしているのが見受けられた．これは，この時期に特徴的な遊びで，1人遊びから友だちとの共同遊びができるようになり，家族から外社会での社会的相互作用により，協調性や自主性などの社会性が培わ

れていることを意味している．身体的成長も年齢相応であり，一般的な成長・発達段階からの逸脱はないといえる．

しかし，今回の入院により行動制限が強いられ，この時期の生活そのものである遊びが阻害されている．外で活発に動きまわれないことは，幼児後期の社会的行動様式として重要である"思い通りにする"ことを阻害してしまうことになる．

この発達段階では「どんな子どもでも，自由に動きまわることを制限されたり，しつこく質問することをたしなめられるのは我慢できないことである．この段階の発育盛りの子どもは，現実の行動においても空想の世界での遊びにおいても自発性が強く高まるので，とくに『目には目』の原則による仕返しに敏感になる」と述べている（Erikson，1977／仁科，2007，p.30）．

今後，入院が長期化し，思い通りにならない状況が続くと，自発性が失われ，内発的動機づけができなくなり，その結果，自分で試みることに罪悪感をもってしまう恐れがある．

また，入院が長期化すると，幼稚園に通園できず，この時期に重要な同年代の子どもや，先生など親以外の大人とのかかわりがもてなくなる．入院という新たな生活環境では，医師や看護師，入院している子どもたちなど，児にとっては新たな関係性を築き上げるという課題も出てくる．その関係性は幼稚園とは異なる．個室で1日の大半を母親と過ごし，限られた人間関係によって，子どもらしさが失われ，対人関係能力や社会性の獲得が十分にできなくなる可能性がある．

活動制限のため，入院している子どもとの接触がほとんどない状況では，周囲への強い関心や興味が薄れてしまう可能性もある．さまざまな制限を強いられている中で，家族は児がどのような行動をとっても，やさしく受け入れている状況である．家族，特に母親は，児が病気になってしまったことに対して自責の念を抱き，親の役割として本来あるべき姿といえる注意をしたり，叱ることができなくなっている．このような状況が続くと，児は失敗経験や罪悪感をもつ機会を失い，この時期の発達課題が達成できなくなる可能性がある．

また，この時期は，親から要求されなくても，自ら親の期待を感じとり行動する時期といわれており，母親の情動面の変化を敏感に感じとる．幼児期において「子どもが大人の理屈を納得できなかった場合，特に，それどころか大人の潜在的な嫌悪や困惑に気づいた場合は，漠然とした破滅のパニック感覚がいつでも起こりうる可能性として子どもの心のなかに残ることになる」という（Erikson, 1980／仁科, 2009, p.188）．現時点で成長・発達に問題が生じていなくとも，この時期のさまざまな経験が生涯にわたり大きな影響を及ぼすため，望ましい成長・発達が遂げられるように看護を展開していく必要がある．

成長／発達のアセスメントのポイント

アセスメントに必要な情報を，入院時初期情報のデータベースおよび入院してから6日間の経過記録から抜粋し（表3），各類のアセスメントをした（表4）．

表3 成長／発達のアセスメントに必要な情報

入院時の データベース	先天性・遺伝的疾患：無 身長：107.8cm，体重：16.5kg 生育歴：出生時体重2,856g，在胎週数40週 分娩：正常 発達段階：定頸3か月，寝返り5か月，おすわり6か月，はいはい6か月，つかまり立ち7か月，1人歩き10か月 運動機能障害：無 言語障害：無 社会性障害：無 生活習慣行動：自立（食事，歩行，排泄），見守り（歯みがき，更衣，整容，清潔） 現在の発達課題：幼児後期（エリクソン）
関連情報	母親は専業主婦であり，主に母親によって養育されている． 4歳より幼稚園に通園し現在，年中である．父親の転勤で大阪から東京に引っ越し，新しい幼稚園の友だち，先生にも慣れてきた． 児の発言：「幼稚園いきたいな．お友だちと先生にも会いたいな」「Fちゃん（自分自身）ね，これできるんだよ」「お友だちたくさんいるよ」「お友だちとおままごとで遊ぶんだよ．幼稚園ごっこもするよ．Fちゃん，先生やるんだ」

表4 成長／発達の類のアセスメント

類	アセスメント
成長	身体的な成長は年齢相応である．
発達	現在，エリクソンの発達段階の幼児後期にあり，幼稚園での同世代の子どもや先生などの家族以外の大人とのかかわりを通じて，対人関係能力や社会性を獲得していく時期であり，順調に発達課題の達成に向かっている．しかし，今後病態の悪化や入院が長期化することで，幼稚園に通園できず，同年代の子どもや先生などと疎遠になり，病院内での限られた人間関係から，対人関係能力や社会性を獲得する機会の減少，また母親の介護における疲労の蓄積により，家族関係および親子関係の変化が生じ，発達課題の達成に影響を及ぼす可能性がある．

成長／発達のアセスメントのまとめ

身体的な成長は年齢相応である．発達段階の幼児後期にあり，幼稚園での同世代の子どもや，先生などの家族以外の大人とのかかわりを通じて，対人関係能力や社会性を獲得していく時期であり，順調に発達課題の達成に向かっている．しかし，今後病態の悪化や入院が長期化することで，幼稚園に通園できず，同年代の子どもや先生などと疎遠になり，対人関係能力や社会性を獲得する機会が減少することや，母親の介護における疲労の蓄積により，家族および親子関係の変化が生じ，発達課題の達成に影響を及ぼす可能性がある．

〈領域9：コーピング／ストレス耐性〉のアセスメント

領域9：コーピング／ストレス耐性
類1：身体的／心的外傷後反応
類2：コーピング反応
類3：神経行動ストレス

コーピング／ストレス耐性のアセスメントのポイント

アセスメントに必要な情報を，入院時初期情報のデータベースおよび入院してからの6日間の経過記録から抜粋し（表5），各類のアセスメントをした（表6）．

コーピング／ストレス耐性のアセスメントのまとめ

明らかな外傷体験はなく，神経行動ストレスもない．児は自由に動けないことに対してストレスを感じているが，母親に甘え，感情を表出することで，ストレスを回避できているようである．しかし，今後，病状が悪化したり，入院が長期化することにより，母親の心理的な安定が維持できなくなると，児は母親に甘えられなくなり，これまでの望ましい対処行動がとれず，ストレスを回避できなくなる可能性がある．母親は，自分に向かっている児の対処行動の頻度が増し，さらに児が言うことを聞かなくなり，疲労感がみられるが，自分の思いを看護師に話すことで，望ましい対処行動がとれていると思われる．しかし，今後病状の悪化や入院が長期化することで疲労感やストレスが蓄積すると，母親自身の心理的な安定が得られなくなる可能性がある．

〈領域7：役割関係〉のアセスメント

領域7：役割関係
類1：介護役割
類2：家族関係
類3：役割遂行

役割関係のアセスメントのポイント

アセスメントに必要な情報を，入院時初期情報のデータベースおよび入院してから6日間の経過記録から抜粋し（表7），各類のアセスメントをした（表8）．

児は幼児後期であり，両親とのかかわりによって人間性や社会性を発達させることによって，善悪の判断，規則などを学習する．そのため両親は子どもにとって，もっとも重要なモデルとなる．この時期の課題である「自発性対罪悪感」をどのように解決するかは，両親の子どもの行動に対する評価や制限と密接に関連する．したがって両親の関係性が危ぶまれれば，児の成長・発達に大きく影響を与える．

これまで母親が主として日常的なしつけをしてきたが，幼児後期になると，これまで唯一の安全基地であった母親から1人立ちをしはじめ，父親ともかかわり，父親の存在を近く感じるようになる．また，行動

表5　コーピング／ストレス耐性のアセスメントに必要な情報

入院時のデータベース	心的外傷の体験：無 身体的苦痛と症状：無 病気・治療による身体の外観や容貌の変化：有（肉眼的血尿） 検査・治療・処置により身体への侵襲：有（採血） 病気・治療上の生活制限：有（運動・安静制限，食事・水分制限） 神経および脳機能の異常：無 入院による生活環境の変化：家族との分離，幼稚園にいけない 入院前の環境の変化：有（父親の転勤に伴う引っ越し） ストレスに対する反応・対処法：有（ぬいぐるみ：母親にあたる） 児の病気・治療・予後に対する不安・悩み：「歩いてもどこも痛くないから，ぜんぜん大丈夫だよ．おうちに帰ったら，ジュース飲めるようになる？」「本当はね，お外で遊びたいの．鬼ごっこしたり，かくれんぼしたいな．いつも幼稚園でお友だちとしてるの．お部屋で遊んでるのつまんないな」 家族の病気・治療・予後に対する不安・悩み：「病気は治るのか，治っても再発してしまうのか，一生付き合っていかないといけない病気なのかが心配です．幼稚園にいけるようになるのかも気になります」
関連情報	入院してまもなくは，注意をすると「はぁい」とすぐ行動を改めていたが，入院日数が経過するごとに，「もぉっ」と，いらだちを母親にぶつける回数が多くなってきている．食事時「おいしくなぁい」「みんなと同じごはん？」ということが多い．水分はもともと量を摂るほうではないので，水分制限があることに対する言動はなく，「今は50cc飲もうっと」など，自分で量を決めながら，制限内を厳守できている．
経過記録	〈入院5日目　14：00〉 母親「家でもじっとしていることがなくて，ずっと動いています．今も動きたくて仕方ないみたいです．じっとしてないと，おしっこから血が出るよと，いい聞かせているのですが……」 看護師が安静を促すと「はぁい」とすぐにベッドに座り，折り紙を折りはじめる． 〈入院6日目　12：00〉 昼食時に食事に対する不満の言動あり．ベッド上で動きまわる時間が増え，トイレの歩行時に病室内を歩きまわり，母親が注意しても，いうことを聞かないでいることが多い．また，ベッド上で遊んでいても，折り紙や絵が自分の思うようにいかないと，いらだちを示し，母親に八つ当たりをしている．また，散歩の場所や時間が自分の思うようにならないと，さらにいらだち，泣きながら母親を叩いている．感情を表出した後は，すぐに機嫌をなおし，普段どおりに笑顔で話しはじめる． 〈14：00〉 母親「もう，わがままで……．この子も，この子なりにがんばっていると思いますが，早く動けるようになるといいです．お互いに，この空間で2人きりですし，制限もあるからイライラしてきているのでしょうね．この状況が，あとどのくらい続くのか見えないですし，この先どうなっていくのか，とても心配です．私も，体もですが気持ちも疲れてきました．母親なのにダメですね．すぐにイライラしてしまって．いつもなら，こんなにイライラしないのですが……．これ以上つらくならないように気をつけないといけないですね．こんなことを言ってしまって，すみません」 思うようにならない状況に児がいらだち，母親に八つ当たりをする機会が多くなってきている．母親の表情は硬く，ため息をついている．また，児を注意するときに声を荒げることもある．

表6　コーピング／ストレス耐性の類のアセスメント

類	アセスメント
身体的／心的外傷後反応	明らかな外傷体験はない．
コーピング反応	自由に動けないことに対して，児はストレスを感じているが，母親に甘え，感情を表出することで，ストレスを回避できているようである．しかし，今後，病状の悪化や入院が長期化することにより，母親の心理的な安定が得られなければ，児は母親に甘えられなくなり，これまで行ってきた対処行動がとれず，ストレスを回避できなくなる可能性がある．また，児の対処行動が母親自身に向かっている頻度が増し，さらに児が言うことを聞かなくなっている状況に対して，母親に疲労感がみられる．母親は自分の思いを看護師に話すことで，適切な対処行動がとれていると思われるが，今後病状の悪化や入院が長期化することで，母親の疲労感やストレスが蓄積すると，母親自身の心理的な安定が得られなくなる可能性がある．
神経行動ストレス	神経行動ストレスはない．

表7 役割関係のアセスメントに必要な情報

入院時の データベース	**家族構成**：両親（父40歳，母36歳）と本人の3人暮らし **主な養育担当者**：母親 **面会者**：両親 **育児支援者**：父親 **面会の頻度**：母親は24時間付き添い，父親は仕事が休みである土・日曜日のみの面会 **面会時の親の児に対する接しかた**：母親が個室で付き添いをしている．児は安静を強いられているため，母親が遊びを工夫し，児が安静を保ち，かつ入院生活に退屈しないようにしている．児が散歩に行きたいといえば，おんぶをして病棟内を散歩している．児が安静にできないときは，安静にする必要性を説明し，聞かないときは叱ることがある．基本的には笑顔で，やさしく接している． **面会時の児の親に対する接しかた**：母親に甘えていることが多い．母親のいうことは素直に聞き入れていることが多い． **家族の協力体制**：父親は仕事で多忙であるが，休日は面会にきて，児と遊んでいる．母親付き添い中は，父親が家事を行っている． **入院が家族に与える影響**：家族3人で過ごす時間が少ない．母親が付き添いをするため，家事が一切できない **児の入院・病気に対して心配なこと**：「幼稚園のお友だちと遊べないな」「あと何回お泊まりしたら，おうちに帰れる？」 **母親の入院・病気に対して心配なこと**：「病気は治るのか，治っても再発してしまうのか，慢性と診断されて，一生付き合っていかないといけなくなるのかが心配です．幼稚園も引っ越してきて，ようやく慣れてきたところだったので，しばらくいけなくなってしまうのは，また最初に逆もどりになるかと思うと心配です」 **母親の育児・発達・発育に対して不安・心配なこと**：「これまで元気に育ってくれていたので心配はしていませんでした．でも，もし病気が慢性と診断されて，一生病気と付き合っていくことになったら，あの子のこれからに何か影響が出てしまうのか心配です」
関連情報	母親は専業主婦．大阪から転勤してきたばかりで，身内や知り合いが身近にいない．大阪に子育てなどで相談できる友だちがいる． 母親は児の行動をすべて受けとめ，笑顔で接している．トイレ歩行時に歩きまわったり，ベッド上で歩きまわったり，飛び跳ねてしまうことがある．そのつど母親は「ベッドで大人しくしていないと，おしっこが赤いのが治らないよ」と児に話している． 母親や看護師が「○○してほしいなあ」と希望をいうと，児は「うん，いいよ．やっとくね」と笑顔で希望に応えようとすることが多い． 母親管理のもと，水分制限は400mL/日以内を厳守できている．
経過記録	〈入院6日目　14：00〉 母親「もう，わがままで……．この子も，この子なりにがんばっていると思いますが，早く動けるようになるといいです．お互いに，この空間で2人きりですし，制限もあるからイライラしてきているのでしょうね．この状況が，あとどのくらい続くのか見えないですし，この先どうなっていくのかとても心配です．私も，体もですが気持ちも疲れてきました．母親なのにダメですね．すぐにイライラしてしまって．いつもなら，こんなにイライラしないのですが……．これ以上つらくならないように気をつけないといけないですね．こんなことを言ってしまって，すみません」 思うようにならない状況に児がいらだち，母親に八つ当たりをする機会が多くなってきている．母親の表情は硬く，ため息をついている．また，児を注意するときに声を荒げることもある．

力の性差や，性別の役割意識などを，しつけや両親の関係を見て学んでいく大切な時期でもある．

　幼児後期の子どもは，心の中には"独立したい"という思いと"甘え，依存していたい"という相反する思いがあり，入院により生じる制限から，児にとって一番身近な存在である母親への依存心は，より一層高まるのではないかと考えられる．児にとって，母親に甘え依存できなくなることは，自我を抑圧することになる．ボウルビィは母子関係理論で「母性的人物に対して愛着感を形成していた乳幼児が，無理に母親から分離されると苦悩を示す．そしてもしも

表8 役割関係の類のアセスメント

類	アセスメント
介護役割	父親は仕事で多忙であり，母親が主として児の養育を担っている．母親は，母親，妻，1人の女性として，多くの役割を担う中で，児の入院により24時間付き添い，介護においては，ほぼ1人で責任を負っていることから，疲労感が垣間みられる．今後，病状の悪化や入院が長期化することで，さらに母親の疲労が蓄積され，付き添いをはじめとする介護役割が十分に果たせなくなる可能性がある．
家族関係	入院中の様子から，児はこれまで母親と十分な愛着形成ができている．また，父親は仕事で多忙であるが，休日は面会にきて，家族3人楽しそうに過ごしていることから，家族関係は安定している．父親は家事をサポートしている．父親が平日の面会がむずかしいため，児のことを一番に考え，母親に24時間付き添いをさせており，家族の協力も得られている．しかし今後，入院が長期化することで，これまで十分に形成されていた母親との関係性における変化や幼児後期に必要な父親とかかわる時間が限られることで，児にとっての安全な場所が両親にならず，家族関係や親子関係に影響を与える可能性がある．
役割遂行	入院中，児は看護師や母親のいうことを聞き入れ，母親の協力は大きいが，児なりに患者役割を果たしているように感じる．母親は，児に24時間付き添い，身のまわりの世話をはじめ安静を強いられている児と遊ぶなど，親役割を果たしているが，児に対して自責の念を抱いていることから，親として本来あるべき姿である振る舞いができなくなりつつある．児は幼稚園に通園しており，今後入院が長期化すれば，同世代の子どもとのかかわりがもてず，子どもらしさが失われ，園児として社会的な役割が果たせない可能性がある．また，母親の疲労感が蓄積されると，親役割が遂行できなくなる可能性がある．

その子どもが未知の環境において数名の見知らぬ人物によって養育されると，その苦悩は増大しやすい」と述べている（Bowlby，1977／黒田・岡田・吉田，2002，p.28）．

役割関係のアセスメントのまとめ

児は母親や看護師など，まわりの要求を聞き入れており，母親の協力は大きいが，児なりに患者役割を果たしているように感じられる．母親が主として児の養育を担い，入院後は24時間付き添い，身のまわりの世話をはじめ，安静を強いられている児と遊ぶなど，責任をもって親役割を果たしているが，児に自責の念を抱いていることから，親として本来あるべき姿としての振る舞いができなくなりつつある．

家族関係は安定し，家族の協力は得られているが，今後入院が長期化すると，児は同世代の子どもとのかかわりがもてず，子どもらしさが失われ，園児として社会的な役割が果たせなくなる．そのことから家族関係および親子関係の変化が生じる可能性がある．また，母親は身体的，精神的な疲労が蓄積され，介護役割を十分に果たせない可能性がある．

全体像描写のための関連図の作成

子どもと家族，特に母親との関係は，子どもが幼少であればあるほど，その成長・発達に大きく影響を及ぼす．そのため，母親の介護役割の緊張を緩和しなければ，母親の抱えるさまざまな役割に支障が生じ，その結果，児の成長・発達にも大きな影響を与える．

母親が児に対して，感情のコントロールができ，常に安定した接しかたができるように情動面への看護を展開していく必要が

ある．その結果は，児の正常な成長・発達の支援にもつながる．

事例の3つの中心領域以外の10領域の類のアセスメントを表9に示し，入院後6日目，14時の時点の領域別のアセスメントをまとめ（表10），関連図を作成した（図1）．

この事例で，最も重要な領域は〈領域7：役割関係〉と〈領域13：成長／発達〉と考えた．この2つの領域は，成長・発達過程にある児の看護を展開する上で，大きく影響を及ぼすことから，大きな枠で囲い中心においた．

これらの領域と〈領域9：コーピング／ストレス耐性〉が相互に関連しあい，現在の児と母親の心理・社会的側面における健康状態を生み出していると考え，太い線で結んだ．

また〈領域2：栄養〉〈領域3：排泄と交換〉〈領域4：活動／休息〉は生理的活動として関連しあっているため，大きな枠で囲っている．これらは〈領域1：ヘルスプロモーション〉で，塩分・水分制限や運動制限が厳守できれば，症状の改善が見込まれるため，これらの領域と結んだ．また，これらと〈領域11：安全／防御〉も深く関連している．

〈領域1：ヘルスプロモーション〉は〈領域7：役割関係〉〈領域13：成長／発達〉にも深く関連している．〈領域5：知覚／認知〉〈領域6：自己知覚〉は，成長・発達過程で変化していくと考え，〈領域13：成長／発達〉と結んだ．

〈領域10：生活原理〉で，児の成長・発達の状況と価値観は，家族が大きく影響すると考え，〈領域7：役割関係〉〈領域13：成長／発達〉に結んだ．〈領域8：セクシュアリティ〉に関しては，現在は異常に関するデータがないため，どこにも結びつけていない．

次に，この関連図を見ながら入院後6日目，14時の時点の児の全体像を描写する．

表9　3領域以外の領域の類のアセスメント

領域	類のアセスメント
1. ヘルスプロモーション	**健康自覚**：自己中心性と，身体のしくみについての理解が浅いという5歳児の特徴から，病気を正しく理解することは，むずかしいといえる．児は血尿について認知しているが，自分の身体で起きていることは理解できていない．しかし，母親や看護師の言動から，安静にしなければ血尿がよくならないということは感じている．また，今回の突然の発症に母親は困惑し動揺がみられたが，医師の説明により，疾患に対し安静をはじめとする制限については理解しているようである． **健康管理**：今まで児の健康管理は，主な養育者である母親により行われていた．入院中は，母親が付き添い，医師や看護師の説明により，さまざまな制限の必要性を理解し，母親自身が行える範囲内で児に必要とされる健康管理行動がとれている．児はトイレ歩行時，歩けるうれしさから病室内を歩きまわることもあるが，注意すると，すぐにベッドにもどり，安静にできることから，母親と看護師の見守りは必要であるが，児なりに健康管理行動をとることができていると思われる．
2. 栄養	**摂取**：カウプ指数14.2%とやせ気味であり，入院後わずかながら体重が減少しているが，塩分制限による薄味の影響はなく食事摂取できている．児の体格や入院中の生活強度や，もともと少食であることを考慮すると，必要最低限のエネルギーを摂取できていると考えられ問題がない． **消化・吸収**：排便が毎日あり，嘔吐や下痢がないため，消化吸収機能は正常であると思われる． **代謝**：代謝に関する検査データに異常はなく，代謝機能は正常である． **水化**：浮腫がみられるが電解質に関する検査データに異常はなく，慢性と診断される過渡期であるが，水分出納はマイナスバランスを維持している．

領域	類のアセスメント
3. 排泄と交換	泌尿器系機能：糸球体腎炎で，糸球体血管内の内皮細胞の炎症により腎血流量が減少し，血尿と蛋白尿が持続，高血圧，浮腫がみられ，データ上腎機能の低下がある． 消化器系機能：消化器系機能は正常である． 外皮系機能：外皮系機能は正常である． 呼吸器系機能：呼吸器系機能は正常である．
4. 活動／休息	睡眠／休息：母親の付き添いがあり，夜間途中覚醒することなく，自宅同様の睡眠が維持できている． 活動／運動：活動範囲はベッド上に限定されているが，活動に影響を及ぼすような運動機能障害はない． エネルギー平衡：児より「疲れた」という言動は聞かれないため，エネルギー平衡は保たれている． 循環／呼吸反応：循環・呼吸反応に関する症状は認められない． セルフケア：本来，セルフケアを行える能力は備わっているが，治療による制限があり，見守りや援助が必要な状況である．
5. 知覚／認知	注意：滲出性中耳炎により，聴覚機能の低下が認められるが，安静のため危険な状況にさらされていない． 見当識：見当識障害はない． 感覚／知覚：滲出性中耳炎により，聴覚機能の低下が認められるが，日常生活上，支障はないようである．その他の感覚・知覚機能は正常である． 認知：母親や看護師が説明することを，児なりに認知し行動にうつすことができている．また，同年代の児との遊びは，ごっこ遊びが中心であり，目の前にないものを見立て，友人とイメージを共有できていることから，年齢相応の認知力の発達を遂げている． コミュニケーション：言語的コミュニケーションが可能であり，日常の会話での理解はあるため，年齢相応のコミュニケーション能力を獲得している．
6. 自己知覚	自己概念：この時期の自己概念の特徴として，身体的特徴と行為的な特徴の2つが混在しており，しつけなどを通じて養育者である親からも強化されるといわれる．児は自己概念について，身体的な特徴と自分ができること，すなわち行為的な特徴を話しており，年齢相応の自己概念を確立している． 自己尊重：この時期の自尊感情は，自分が他者から，どのような評価を受けるかに影響される．この時期に得た自尊感情は，その後の自己をどのように捉えるのかという基盤となる．母親は児が行ったことに対し，肯定的に言葉をかけているため，児は自分ができることやプラスのイメージとなることを主張している．母親や看護師など，まわりの要求を受け入れ，大人の期待に応え，その結果ほめられることで満足感を得ており，自尊感情を高く保てているようである． ボディイメージ：血尿や食事制限があることから，他の児との身体の違いを感じている．また，児は両親の行動や社会的な性別役割，両親とのかかわりにより，ボディイメージの性差について理解している．ボディイメージの性差がわかる時期といわれており，児は両親とのかかわりを通じて，年齢相応の理解ができていると思われる．
8. セクシュアリティ	性同一性：児の行動から，女の子らしい振る舞いができており，児も自身を女児として自覚しているようである． 性的機能・生殖：5歳で，成長・発達段階途中である．現時点で，外性器に奇形はないため，異常はないと思われる．
10. 生活原理	価値観：幼児後期の子どもが獲得すべき課題は，良好な原初的価値観の形成である．たとえば「話を聞くときは相手を見る」「あいさつをしない人に不快感を覚える」という無意識の反応であり，人間関係のありかたなどの社会的行動の基礎となるものである．また，幼稚園などの外社会で，仲間との集団生活を通じて，社会性の獲得をめざす時期でもある．児は両親，特に母親の行動をまねることで，あいさつや，お礼をいうことや，食事時に必要なマナーなどが身についており，母親が児の社会的活動のモデルとなっている．児は，家族のしつけや幼稚園での同世代の子どもたちや先生との社会的相互作用により，この時期の課題である原初的価値観の形成をめざしているといえる． 信念：信仰・宗教はなく，治療に影響を与えることはない． 価値観／信念／行動の一致：児が価値観や信念を決めることはむずかしく，両親が支えている．母親は児に対して，あいさつや友だちを大切にしてほしいと思い，養育を通じて，しつけを行っていたと思われ，母親の思いと児が獲得しつつある価値観は一致していると思われる．

領域	類のアセスメント
11. 安全／防御	**感染**：入院時，炎症反応が上昇していたが，感染の徴候はなく，感染によるものかは明らかではない． **身体損傷**：現時点で転倒などの既往はないが，児は活動的に振舞うことが少なからずあり，ベッドに身体をぶつけたり，転落するなどの身体損傷を起こす可能性がある． **暴力**：暴力にさらされる環境にはない． **危険環境**：現時点で，児は危険環境にいない． **防御機能**：防御機能は正常である． **体温調節**：体温調節する生理的過程は正常である．
12. 安楽	**身体的安楽**：現時点で自覚症状はなく，身体的安楽は保たれている． **環境的安楽**：治療に伴う制限を強いられている環境下では，安寧が得られているとはいえない． **社会的安楽**：母親が付き添いをしているため，親密性が保たれている．しかし，入院が長期化すると，幼稚園に通園できず，発達的側面からも同年代の子どもや先生などとの相互作用を通じて社会性を獲得する機会が減少し，社会的安楽が保てなくなる可能性がある．

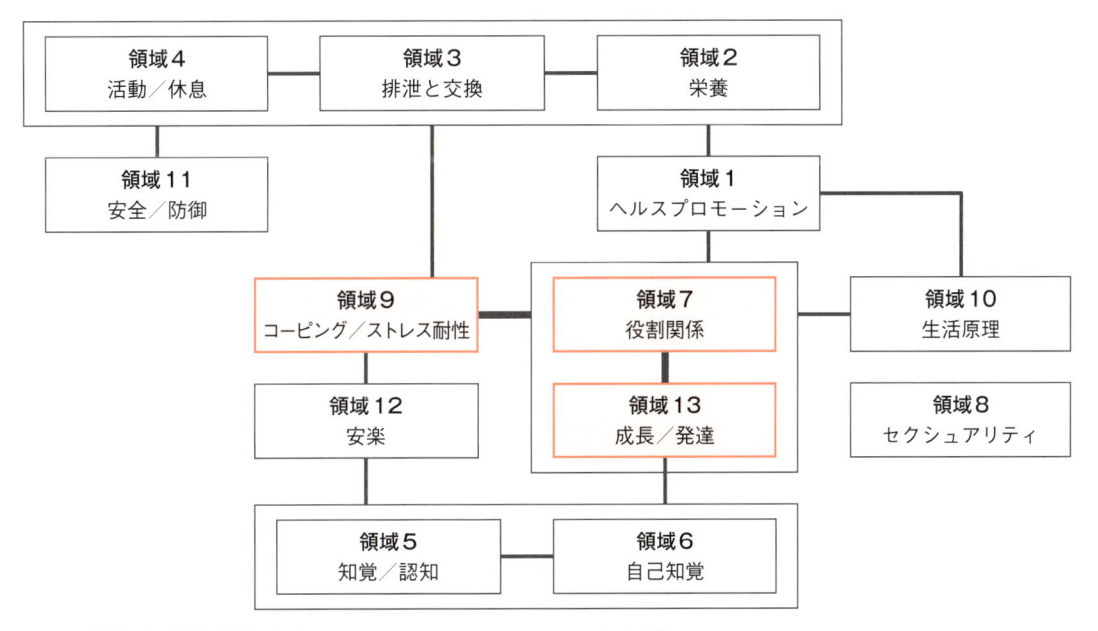

図1 領域別の関連図（各領域のアセスメントのまとめは表10を参照）

表10 各領域のアセスメントのまとめ

領域13：成長／発達
身体的な成長は年齢相応である．発達段階の幼児後期にあり，幼稚園での同世代の子どもや，先生などの家族以外の大人とのかかわりを通じて，対人関係能力や社会性を獲得していく時期であり，順調に発達課題の達成に向かっている．しかし，今後病態の悪化や入院が長期化することで，幼稚園に通園できず，同年代の子どもや先生などと疎遠になり，対人関係能力や社会性を獲得する機会が減少することや，母親の介護における疲労の蓄積により，家族および親子関係の変化が生じ，発達課題の達成に影響を及ぼす可能性がある．

領域9：コーピング／ストレス耐性
明らかな外傷体験はなく，神経行動ストレスもない．児は自由に動けないことに対してストレスを感じているが，母親に甘え，感情を表出することで，ストレスを回避できているようである．しかし，今後，病状が悪化したり，入院が長期化することにより，母親の心理的な安定が維持できなくなると，児は母親に甘えられなくなり，これまでの望ましい対処行動がとれず，ストレスを回避できなくなる可能性がある．母親は，自分に向かっている児の対処行動の頻度が増し，さらに児が言うことを聞かなくなり，疲労感がみられるが，自分の思いを看護師に話すことで，望ましい対処行動がとれていると思われる．しかし，今後病状の悪化や入院が長期化することで，疲労感やストレスが蓄積すると母親自身の心理的な安定が得られなくなる可能性がある．

領域7：役割関係 児は母親や看護師など，まわりの要求を聞き入れており，母親の協力は大きいが，児なりに患者役割を果たしているように感じられる．母親が主として児の養育を担い，入院後は24時間付き添い，身のまわりの世話をはじめ，安静を強いられている児と遊ぶなど，責任をもって親役割を果たしているが，児に自責の念を抱いていることから，親として本来あるべき姿としての振る舞いができなくなりつつある． 家族関係は安定し，家族の協力は得られているが，今後入院が長期化すると，児は同世代の子どもとのかかわりがもてず，子どもらしさが失われ，園児として社会的な役割が果たせなくなる．そのことから家族関係および親子関係の変化が生じる可能性がある．また，母親は身体的，精神的な疲労が蓄積され，介護役割を十分に果たせない可能性がある．
領域1：ヘルスプロモーション 自己中心性と，身体のしくみについての理解が浅いという年齢的特徴から，病気を正しく理解することは，むずかしいといえる．血尿については認知できているが，自分の身体で起きていること自体は理解できていない．そのため，児1人では必要とされる健康管理ができる状況にない．母親は児に対して，病気にさせてしまったことに自責の念を抱いている．しかし，これまで児の健康管理は母親が担っており，入院中も医師の説明を受け，動揺はあるものの病状と制限の必要性を理解し，行える範囲内で児の健康管理行動をしていると思われる．
領域2：栄養 食事の摂取，摂取過程，消化吸収，代謝は正常であると思われる．しかし，現時点で血尿，蛋白尿は持続しているため，糸球体腎炎の悪化および慢性化すると，腎機能が低下する可能性がある．その結果，糸球体での血液の濾過量が減少し，腎血液量の減少に伴い体液が貯留し，栄養状態の低下につながる可能性がある．
領域3：排泄と交換 消化器系・外皮系・呼吸器系機能は正常であると思われる．しかし，泌尿器系機能は，糸球体腎炎で糸球体血管内の内皮細胞の炎症により腎血流量が減少し，血尿と蛋白尿は持続，高血圧，浮腫がみられ，データ上からも腎機能の低下が明らである．
領域4：活動／休息 活動と休息のバランスは維持できており，活動範囲はベッド上に限定されているが，活動と休息に影響を及ぼすような運動機能障害はない．セルフケアは自立しているが，治療による制限があり，母親や看護師の見守りや援助が必要な状況である．
領域5：知覚／認知 滲出性中耳炎により聴覚機能の低下が認められるが，その他の感覚・知覚機能は正常であり，コミュニケーションにおいて日常会話に支障がないことから，年齢相応の認知力の発達を遂げている．
領域6：自己知覚 児は身体的，行為的な自己の特徴を話しており，年齢相応の自己概念を確立している．また，母親は児に対して，肯定的に言葉がけをしており，児は母親や看護師など，まわりの要求を受け入れ，大人の期待に応え，その結果，ほめられることで自尊感情を高くもてているようである．そして，血尿や食事制限があることから，他の児との身体の違いを感じている．両親とのかかわりを通じて，この年齢の特徴であるボディイメージにおける性差についても理解できている．
領域8：セクシュアリティ 年齢相応の女の子らしい振る舞いができている．
領域10：生活原理 児の年齢から，価値観や信念が確立されているとはいいづらい．児にとって，母親が社会的活動のモデルであり，家族のしつけや幼稚園での同世代の子どもたちや先生との社会的相互作用により幼児後期の課題である原初的価値観の形成をめざしている．現時点で児が獲得している社会性は，母親の価値観と一致している．また信仰する宗教はなく治療に影響はない．
領域11：安全／防御 入院時，炎症反応が上昇していたが，感染の徴候はなく，感染によるものかは明らかではない．現時点で転倒などの既往はないが，児は活動的に振舞うことが少なからずあり，ベッドに身体をぶつけたり，転落するなどの身体損傷を起こす可能性がある．暴力や危険にさらされる環境ではなく，防御機能，体温調節する生理的過程も正常である．
領域12：安楽 現時点で自覚症状がなく身体的安楽は保たれている．半面，制限を強いられる環境下では安寧が得られているとはいえない．また，母親が付き添いをしているため親密性が保たれているが，入院が長期化すると幼稚園に通園できず，同年代の子どもや先生などとの相互作用を通じて，社会性を獲得する機会が減少し，社会的安楽が保てなくなる可能性がある．

全体像の描写

患者プロフィール

Fちゃん，5歳，女児．両親と本人の3人暮らし．父親は会社員で平日は夜遅くまで仕事をしている．母親は専業主婦である．児は幼稚園に通園している．父親の転勤で大阪から東京に引っ越した．母親は児を明朗でおしゃべりだと捉え，児自身は自分をいつも笑っているイメージとして捉えている．児は出生以来，これまで大きな病気をすることなく，健康に過ごしてきた．

既往歴・現病歴

38℃台の発熱がみられ，血尿が出現したため，近隣の小児科診療所を受診する．肉眼的血尿がみられ病院を紹介され，糸球体腎炎の疑いで精密検査・安静目的で入院となる．

経過

入院後の検査により，糸球体腎炎と診断される．しかし，現時点では急性か慢性かの判断はできず，経過をみている状況である．入院後も変わらずに血尿，蛋白尿，高血圧，浮腫がみられている．水分出納は水分制限によりマイナスバランスが維持できている．治療として，トイレ以外ベッド上安静，塩分制限5g/日，水分制限400mL/日と，さまざまな制限を強いられているが，個室入院で母親が24時間付き添い，母親の協力を得て制限が守られている状況である．

しかし，トイレ歩行をきっかけに病室内を動きまわったり，ベッド上を動きまわり，飛び跳ねるなど，安静が保持できない状況が多くなりつつある．また，気に入らないことや自分の思うようにならないことがあると，いらだちを示し，母親に当たっている．このような状況から，母親の疲労感がみられるようになった．

統合したアセスメント

糸球体腎炎で糸球体血管内の内皮細胞の炎症により，腎血流量が減少し，血尿と蛋白尿は持続，高血圧，浮腫がみられている状態である．また，現在の状態では急性と慢性の診断がつけられないため，今後も入院を継続する必要がある．入院が長期化すると，児はさまざまなストレスにより，必要とされる制限を守ることがむずかしくなり，その結果，糸球体腎炎の悪化につながり，さらに腎機能が低下する可能性がある．

児は，血尿について認知しているが，自分の身体で起きていることは理解できていない．5歳という年齢から病気に対する意識はまだ低く，母親や看護師などまわりの要求を聞き入れ，母親の協力は大きいが，児なりに患者役割を果たしているようにみられる．また，児はあらゆる制限に対してストレスを抱いていることがうかがえ，特に安静を強いられていることが一番のストレスになっているようであり，安寧が得られていない状況である．

現在，児は母親に感情を表出し，ストレスを発散しており，効果的な対処行動がとれている．また，母親が主として児の養育

を担い，入院後は24時間付き添い，身のまわりの世話をしている．母親は医師の説明を受け，動揺がみられたが，病状や制限の必要性を理解し，行える範囲内で，責任をもって親役割を果たし，児の健康管理行動を担っている．

家事全般は多忙の父親が行い，家族関係は安定し，協力も得られている．しかし現在，母親は児に対して病気にさせてしまったという自責の念を抱いており，児の行動すべてを受け入れ，笑顔で接しているが，本来親としてあるべき姿といえる振る舞いができなくなりつつあり，疲労感も見えはじめている．

父親は多忙であるため，今後の全面的なサポートの継続はむずかしく，入院が長期化すると母親の身体的・精神的な疲労が蓄積し，介護役割が十分に果たせなくなる可能性がある．また，これまでできていた親役割への影響も考えられる．したがって，母親の心理的な安定が得られなければ，児は母親に甘えられなくなり，これまでの望ましい対処行動がとれず，ストレスを回避できなくなる可能性がある．そのため母親が効果的に気分転換を図れる支援が必要と考える．

また，児はエリクソンの「発達理論」の幼児後期にあたり，これまで両親や，幼稚園に通園しての同世代の子どもたちなどとのかかわりを通じて，身体的・精神的・心理社会的側面において年齢相応の成長・発達を遂げてきている．しかし，入院が長期化することで家族および親子関係に影響を及ぼし，かつ幼稚園に通園できず，同年代の子どもや先生などとの相互作用を通じて社会性を獲得する機会が減少するため，社会的安楽が保てなくなり，発達に影響を及ぼす可能性がある．

健康問題に対する反応をNANDA-I看護診断で表現する

児は糸球体腎炎であり，腎機能のデータの悪化，血尿，蛋白尿がみられており，治療として，塩分・水分制限と，ベッド上安静による運動制限が強いられている．入院当初は，母親の協力により，制限を守ることができていたが，入院6日目となり，制限の中でもトイレ以外のベッド上安静，運動制限に対して，ストレスが増強している．しかし児は母親に感情を表出することで対処行動がとれている．児が感情を表出し，日に日に言うことをきかなくなっている状況に対し，24時間付き添っている母親に疲労感がみられる．しかし母親も看護師に気持ちを表出し，母親なりに対処行動がとれているため〈領域9：コーピング／ストレス耐性〉は中心領域ではないと考えた．

児の年齢を考慮すると，これまでどのような成長・発達過程を経て，現在どのような段階にあるのか，病気や入院がどのような影響を及ぼすのか，〈領域13：成長／発達〉に注目する必要がある．児と母親から得た情報をアセスメントするために，エリクソンの「発達理論」を適用した．児は幼児後期の段階であり，課題は「自発性対罪悪感」である．

生育歴から，児は乳児期・幼児前期の発

達課題を順調に達成している．現時点も，幼稚園で同年代の子どもや，先生などの家族以外の大人との関係をもち，さまざまな経験から対人関係能力や社会性などが養われている段階であり，成長・発達に問題はない．しかし，〈領域9：コーピング／ストレス耐性〉において，児のストレス，母親のストレスおよび疲労感が増強してきている．今後入院が長期化すれば，母親の疲労感の蓄積により，その役割遂行がむずかしくなり，これまで良好であった母子関係にも変化が生じる可能性がある．

　幼児後期の段階にある児にとって，家族外の社会との関係は重要であるが，これまで良好に愛着形成ができている母子関係も引き続き重要であり，子どもの成長・発達に大きく影響を及ぼす．そのため，母親の介護役割緊張を緩和しなければ，母親の抱えるさまざまな役割にも支障が生じ，児の成長・発達にも大きな影響を与える．そのため，母親が児に対して，感情のコントロールができ，常に安定した接しかたができるように看護を展開していく必要がある．

　これらをまとめると，「児は自由に動けないことに対してストレスを感じているが，母親に甘え，感情を表出することで，ストレスを回避できているようである．しかし今後も，母親の付き添いが継続でき，母親が心理的な安定を保てなければ，児は母親に甘えられなくなり，これまで行ってきたコーピングがとれず，ストレスを回避できなくなる可能性がある．現在，児のコーピングが母親自身に向けられる頻度が増し，児が言うことを聞かなくなっている状況であり，母親に疲労感がみられる．母親は自分の思いを看護師に話すことでコーピングはとれていると思われるが，今後病状の悪化や入院が長期化することで，母親の疲労感やストレスが増し，母親自身の心理的な安定が得られなくなる可能性がある」．

　母親が児に対して，感情のコントロールができ，常に安定した接し方ができるように看護を展開していくことが重要と思われ，〈領域7：役割関係〉の〈類1：介護役割〉の看護診断"家族介護者役割緊張リスク状態"を検討してみた．看護診断の選択に関しては，児と母親の現状が看護診断の定義と一致するか，危険因子は何かを検討する必要がある．

　"家族介護者役割緊張リスク状態"の定義は「家族の介護者としての役割を遂行するうえで，介護者が困難を感じやすい状態」である（Herdman，2008／日本看護診断学会・中木，2009）．現在の児は，入院におけるさまざまな制限，特にトイレ以外ベッド上安静による運動制限に対して，ストレスが増強しているが，母親に感情を表出し対処行動がとれている．入院6日目で，日に日に母親に向けられる感情が激しく，児が母親の言うことを聞かなくなっている．そのため，母親は児に対して感情的になるなど，いらだちが隠せなくなり，疲労感が蓄積している．これは"家族介護者役割緊張リスク状態"の定義と一致している．

　次に危険因子は，母親が24時間付き添いをしており，父親は多忙であるため，児のことは，ほとんど母親が行っていることから「介護の仕事の量」「介護者が女性」「介護者のレクリエーション（元気回復）の不足」「介護者のレスパイト（息抜き）の不足」を選択した．また，日に日に児のストレスが増強し，母親に対する感情の表出が激しくなっていることから「ケア利用者がとっぴな行動を示す」を選択した．

表11　F氏のNANDA-I看護診断－NOC－NIC

NANDA-I看護診断	NOC：成果		
家族介護者役割緊張リスク状態（領域7：役割関係，類1：介護役割） 定義：家族の介護者としての役割を遂行するうえで，介護者が困難を感じやすい状態 危険因子 ■介護の仕事の量 　（母親が24時間付き添いをしている） ■ケア利用者がとっぴな行動を示す 　（日に日に児の母親に対する感情の表出が激しくなっている） ■介護者が女性 　（父親は仕事で多忙で，入院中の児に関することは，ほとんど母親が行っている） ■介護を未経験 　（児は，これまで大きな病気をしたことがない） ■介護者のレクリエーション（元気回復）の不足 　（母親は児が入院してから個室で24時間付き添いをしている） ■介護者のレスパイト（息抜き）の不足 　（母親は児が入院してから個室で24時間付き添いをしている．休日父親が面会にくるが，その間は帰宅し家事をしている） ■介護者のぎりぎりのコーピングパターン 　（父親は多忙であるため，面会が限られており，母親は看護師に思いを表出している．また大阪より引っ越してきたばかりであり，父親以外に身近に頼れる人がいない） ■正常でも家族に影響を与える状況的ストレス因子の存在 　（児の糸球体腎炎の発症，入院） ■疾患経過が予測不能なこと 　（糸球体腎炎の診断は出ているが，急性か慢性かの判断が現時点ではつけられない状況である） NANDA-I看護診断，NOC，NICは選択された危険因子，指標，行動のみをあげている	**家族介護者のストレス因子**（領域Ⅵ：家族の健康，類W：家族介護者の介護能力） 定義：長時間，他者を介護する家族介護者への生物・心理・社会的圧迫の程度		
	指標	重度	強度
	■介護によるストレス因子の訴え	1 身体的精神的社会的に関するストレスの訴えがある	2 （入院6日目）
	■個人的時間の喪失	1 （入院6日目） 母親の個人的時間がない	2
	■介護者と患者の関係の障害	1 母親が児に関心がもてない	2

事例に合わせ下記の文献から許可を得て転載
Herdman,T.H.編（2008）／日本看護診断学会監訳・中木高夫訳（2009）．NANDA-I看護診断―定義と分類 2009-2011（pp.249-250）．医学書院．
Moorhead,S., Johnson,M., Maas,M.L., Swanson,E.編（2008）／江本愛子監訳（2010）．看護成果分類（NOC）―看護ケアを評価するための指標・測定尺度 第4版（p.284）．医学書院．
Bulechek,G.M., Butcher,H.K., Dochterman,J.M.編（2008）／中木高夫・黒田裕子訳（2009）．看護介入分類（NIC）原書第5版（pp.196, 166）．南江堂

	中程度	軽度	なし	NIC：介入
				家族支援（領域5：家族，類X：生涯ケア） **定義**：家族の価値観や興味，目標を強化すること **行動** ■患者の状態に対する家族の情緒的な反応を評価する
	3	4 （入院13日目）	5 ストレスの訴えがない	■家族の関心，感情，疑問に耳を傾ける ■患者─家族間，または家族メンバー間の心配／感情の伝達を促進する
	3 （入院13日目）	4	5 母親の個人的時間がある	（母親だけでなく，父親の面会時にも父親の思いを傾聴し，児の状態だけでなく，母親の状態についても説明する） ■休憩場所，食物，衣類など，家族の基本的なニーズを満たす援助を提供する
	3	4	5 （入院6日目） 母親が児に関心がある	■家族の負担を軽減するために，そして／または家族がケアを提供できない場合に，家族に代わって患者をケアする （食事の見守りや清潔ケアなどは看護師で行う．また，看護師が児のそばにいられるときは，母親1人の時間がもてるように配慮する）
				介護者支援（領域5：家族，類X：生涯ケア） **定義**：ヘルスケア専門職以外の人が患者に介護を行うのを促進するために，必要な情報や擁護，支援を提供すること **行動** ■介護者の努力に関して肯定的な意見を述べる （母親が児に対して行ったことに肯定的なフィードバックを行い，児の変化を伝える．また，母親をねぎらう） ■ストレスの指標をモニターする ■介護者がどのように対処（コーピング）しているのか，一緒に探求する

＊看護診断名「家族介護者役割緊張リスク状態」は「NANDA-I看護診断─定義と分類2012-2014」では「介護者役割緊張リスク状態」に日本語診断名が変更されている．

母親は父親が多忙で面会が限られているため，看護師に思いを表出している．また大阪より引っ越してきたばかりであり，父親以外に身近に頼れる人がいないことから「介護者のぎりぎりのコーピングパターン」を選択した．児はこれまで大きな病気をしたことがなく，糸球体腎炎の診断は出ているが，急性か慢性かの判断が現時点ではつけられない状況であり，入院が家族に影響を与えると考え，「介護を未経験」「疾患経過が予測不能なこと」「正常でも家族に影響を与える状況的ストレス因子の存在」を選択した（表11）．

看護成果（NOC）と看護介入（NIC）

Fちゃんは，治療によるさまざまな制限に対してストレスを抱えているが，母親に感情を表出し，ストレスを発散し，効果的な対処行動がとれている．しかし，Fちゃんはストレスが増強するにつれ，いらだちを示し，母親に当たるようになり，母親に疲労感がみえはじめている．したがって，母親の心理的な安定が得られるように，母親が効果的に気分転換をはかれる支援が必要である（表11）．

そこで，NOCは〈領域Ⅵ：家族の健康〉の〈類Ｗ：家族介護者の介護能力〉の"家族介護者のストレス因子"を選定した．その定義は「長時間，他者を介護する家族介護者への生物・心理・社会的圧迫の程度」である（Moorhead, Johnson, Maas, Swanson, 2008／江本，2010）．

NICは〈領域5：家族〉の〈類Ｘ：生涯ケア〉の"家族支援"と"介護者支援"を選定した．その定義は，それぞれ「家族の価値観や興味，目標を強化すること」と「ヘルスケア専門職以外の人が患者に介護を行うのを促進するために，必要な情報や擁護，支援を提供すること」である（Bulechek, Butcher, Dochterman, 2008／中木・黒田，2010）．

文献
Bowlby,J.(1976)／黒田実郎・岡田洋子・吉田恒子訳（2003）．母子関係の理論—Ⅰ愛着行動 原著第5版（pp.246-268）．岩崎学術出版社．
Bowlby,J.(1977)／黒田実郎・岡田洋子・吉田恒子訳（2002）．母子関係の理論—Ⅱ分離不安 原著第4版（pp.27-29, 243-245）．岩崎学術出版社．
Bulechek,G.M., Butcher,H.K., Dochterman,J.M.編（2008）／中木高夫・黒田裕子訳（2009）．看護介入分類（NIC）原書第5版．南江堂．
Erikson,E.H.(1977)／仁科弥生訳（2007）．幼児期と社会Ⅰ（p.30）．みすず書房．
Erikson,E.H.(1980)／仁科弥生訳（2009）．幼児期と社会Ⅱ（pp.185-188）．みすず書房．
Herdman,T.H.編（2008）／日本看護診断学会監訳・中木高夫訳（2009）．NANDA-I看護診断—定義と分類 2009-2011．医学書院．
Moorhead,S., Johnson,M., Maas,M.L., Swanson,E.編（2008）／江本愛子監訳（2010）．看護成果分類（NOC）—看護ケアを評価するための指標・測定尺度 第4版．医学書院．
中木高夫（2009）．中範囲理論とは．黒田裕子監修，看護診断のためのよくわかる中範囲理論（pp.252-296, 334-351），学習研究社．

第3章

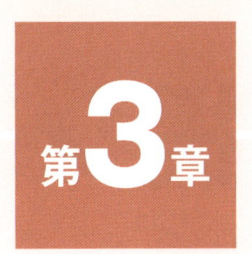

NANDA-I 看護診断・NOC・NIC を用いた看護支援システムの構築と監査

　本章は，NANDA-I看護診断・NOC・NIC（以下NNN）を用いた看護支援システムの構築と監査の方法を解説している．

　看護支援システムの構築については，東京臨海病院の実際例を，現場の立場から解説しており，どのような方法でシステムづくりをしていけばよいかが理解できる．今後，NNNを看護支援システムに導入しようとしている方々には，具体的な方法や仕組みがわかり有用だろう．

　一方，監査に関しては，NNNを用いた看護支援システムを導入している聖隷浜松病院の監査の方法が現場の状況に即した形で解説されている．監査で困っている方々には有用だろう．

1. 看護支援システムの構築	150
2. 看護記録の監査法	156

1 看護支援システムの構築

中藤 三千代

システムの構築に向けて

　東京臨海病院では病院総合システムの構築を行い，現在21のシステムが導入されている(**図1**)．看護支援システムも，その中の1つであり，その一部にNANDA-I看護診断−NOC(看護成果分類)−NIC(看護介入分類)を導入した．

　看護支援システムは，看護業務を支援するためのシステムであり，①看護プロファイル(アナムネ記録)，②管理日誌，③看護日誌，④経過表，⑤インチャージ(指示受け)，⑥看護指示，⑦看護診断・計画，⑧看護記録，⑨看護サマリ，⑩ワークシート，⑪患者スケジュール，⑫看護勤務管理などがある．

　NANDA-I看護診断−NOC−NIC(以下NNN)を導入した当時(2002年)は，国内に参考となるシステムがなかったため，ゼロからの構築であった．

　システム化するにあたって考慮したことは，①NNNの領域ごとにデータベース化

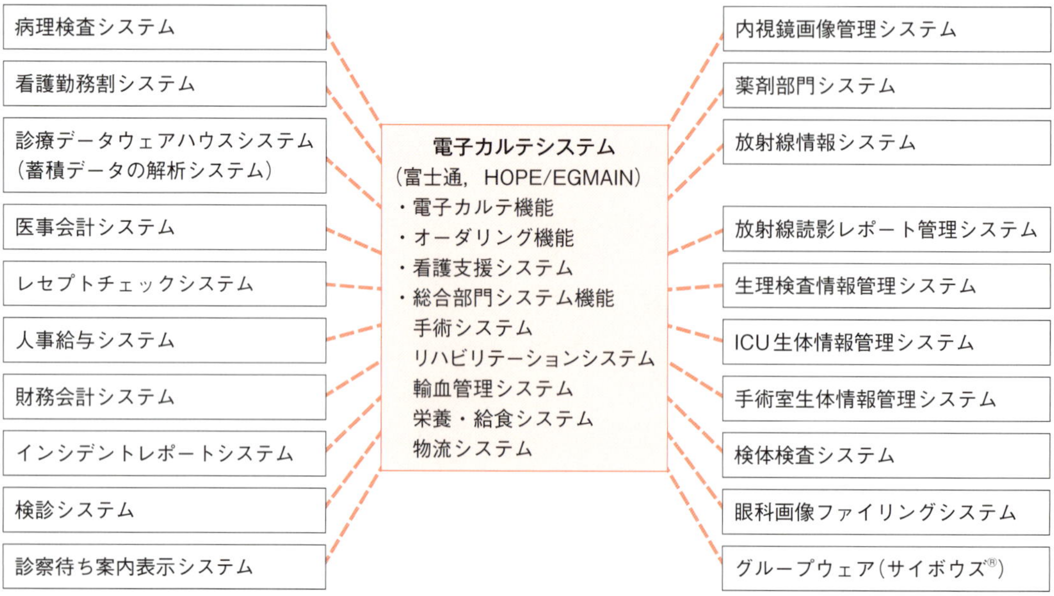

図1　東京臨海病院の病院総合システム

- 病理検査システム
- 看護勤務割システム
- 診療データウェアハウスシステム(蓄積データの解析システム)
- 医事会計システム
- レセプトチェックシステム
- 人事給与システム
- 財務会計システム
- インシデントレポートシステム
- 検診システム
- 診察待ち案内表示システム

電子カルテシステム(富士通，HOPE/EGMAIN)
・電子カルテ機能
・オーダリング機能
・看護支援システム
・総合部門システム機能
　手術システム
　リハビリテーションシステム
　輸血管理システム
　栄養・給食システム
　物流システム

- 内視鏡画像管理システム
- 薬剤部門システム
- 放射線情報システム
- 放射線読影レポート管理システム
- 生理検査情報管理システム
- ICU生体情報管理システム
- 手術室生体情報管理システム
- 検体検査システム
- 眼科画像ファイリングシステム
- グループウェア(サイボウズ®)

する，②情報収集画面はNANDA-I看護診断の分類構造である13領域の枠組みを基に作成する，③NANDA-I看護診断の診断指標，関連因子，NOCの指標，NICの行動のそれぞれにテキスト入力の機能を追加する，④NICの行動の中で日本の保健師助産師看護師法のもとに看護師が実施できない行動を削除し，実際の業務で使われている用語とNICの用語を統一し整理する，⑤NICの行動が患者スケジュールに反映できるように看護オーダーを作成する，などである．

しかし，この最初の段階では，システム上の制約から，NANDA-I看護診断の各領域のアセスメントが1画面に表示されず，アセスメントを統合する際に何度も画面を切り替える必要があった．またNOC，NICの選択時に領域が1画面で表示されないために，紙の資料を用い選択する必要があったなどの問題があった．導入後7年が経過し，システムの更新を行い，これまでの問題は大幅に改善された．当院での看護支援システム構築へ向けた取り組みから，そのポイントを紹介する．

ベンダ企業との関係とNNN使用時の手続き

医療機関において電子カルテシステムの導入が決まると，その中の1つとして看護支援システムが導入されることになるのが一般的だろう．

全体のシステム導入の過程では，外来，入院，手術などの医療業務ごとに20以上のワーキンググループが組織され，各ワーキンググループにおいて業務の流れが決定されるとともに，システム内容の詳細が検討された．

看護支援システムのワーキンググループにおいては，現場の看護師の意見や要望を出し，議論がすすめられた．この議論には，ベンダ企業（システムを販売する企業）のシステムエンジニアにも参加してもらい，ベンダ企業がすでに構築しているパッケージ（複数のシステムを1つの商品としてセットしたもの）を使用し，施設に合ったマスタ（システムの基盤になるデータ）を作成し，NNNを含めた看護支援システムを構築していった．

NNNを使用する際には，翻訳出版している出版社の許諾が必要であり，NANDA-I看護診断，NOCは医学書院，NICは南江堂に，日本語版を使用する許諾申請を行った．これは2年ごとに契約更新する必要がある．さらにNOCとNICについては，その著作権管理を行っている出版社であるアメリカのElsevierと契約し，毎年使用料を支払う必要がある．

NNNシステム化の実際

ここでは，入院時初期情報，全体像，そしてNNNの3つに分けて説明する．

入院時初期情報の入力

入院時初期情報の様式としては，NANDA-I看護診断の分類構造である13領域を使用している．NANDA-I看護診断を使うのであれば，アセスメントの枠組みにもNANDA-I看護診断と一貫したものを使ったほうが，思考の道筋が明確になると考えたからである．

〈基礎情報の入力画面〉

13領域の情報収集に入る前の基本情報の入力画面を作成した（図2）．

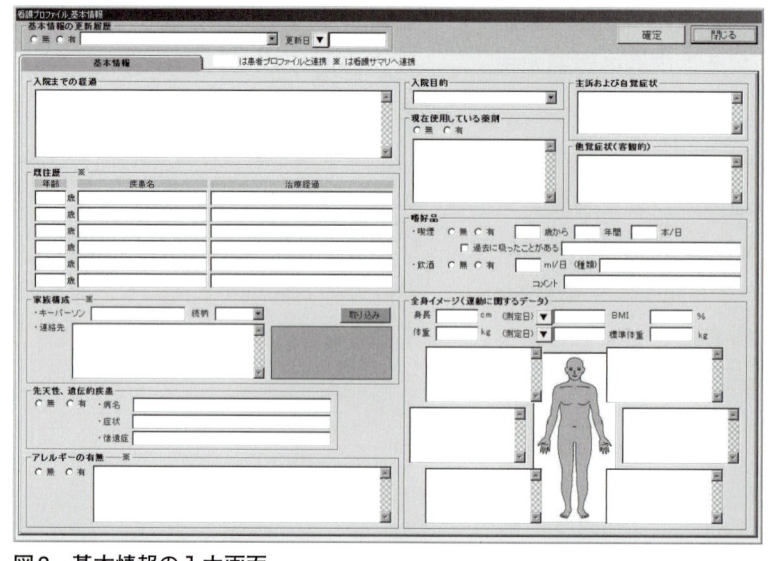

基本情報の入力画面では，入院までの経過，既往歴，家族構成，入院目的，主訴および自覚症状，他覚症状，現在使用している薬剤，嗜好品，全身イメージとして麻痺や機能障害，留置されているライン類や使用している装具などを記載し，患者情報の概略が把握できるように構成した．

最近では，クリニカルパスを使用する短期間入院の患者が増加しており，その場合には基本情報の入力のみで対応し，13領域の画面には入力しない．基本情報の入力画面の情報には13領域の情報と重複しているものもある（入院までの経過や家族構成，全身イメージなど）．そのため，どちらかの画面に入力すれば，両方の画面に反映されるように構築している．

〈13領域の画面〉

13領域の画面の構成を考えるにあたり，基本的には1つの領域に1つの画面として構築し，当該領域のアセスメントまで入力できるようにした．しかし，領域によっては成人とは別に，小児に限定した入力画面を作成したほうがよいと思われる領域があ

図2　基本情報の入力画面

（図2〜5の画面は，東京臨海病院の許可を得て収載）

表1　対象に配慮した入力画面を作成した領域

画面構成	領域
小児に限定した入力画面	ヘルスプロモーション 役割関係 コーピング／ストレス耐性 成長／発達
成人の一部に小児の入力画面を追加	栄養 安全／防御

妊産婦には助産画面を作成した.

った(**表1**).すなわち,ヘルスプロモーション,役割関係,コーピング／ストレス耐性,成長／発達の4領域であった.さらに,栄養,安全／防御の2領域は,成人の画面の一部に小児用の入力画面を追加した.その他,妊産婦については,助産画面を追加した.

13領域の画面は看護プロファイルとしても利用し,入院時だけではなく,入院後も継続して情報を追加,修正し,データベースとして使えるようにした.

また,各領域での情報入力は,選択項目以外に関連情報などのテキスト入力画面を設けて,必要な情報を収集し入力ができるように構成した.

それぞれの領域の情報として必要な検査データは,直近のデータが自動反映されるようにした.

各領域の画面は,領域ごとに情報収集の視点をまとめ,適切な情報収集ができるように,必要時ガイダンスが見ることができるようになっている.

また心理社会的領域の画面には,アセスメントに活かせる中範囲理論の概要がまとめられており,必要時に見ることができる(**図3**).

情報量が多い「活動／休息」の領域はタブ(複数画面の切り替え)を使用し,2つの画面で構成し,情報量の少ない「生活原理」と「安楽」の2領域は,1つの画面で2つの領域とした.

例外はあるが,できる限り情報を見ながらアセスメントを記載できるようにした.

このように画面の構築は,ベンダ企業と具体的に交渉すれば,比較的自由に作成できる.画面構成上の文字入力や画面の見やすさ,入力時間と情報活用の効率性を考慮して構築する必要がある.

全体像の描写

全体像は13領域のアセスメントを統合させることによって,患者を全人的な視点で捉えることができるために重要である.

全体像画面は,①患者プロフィール,②現病歴,③病態経過(入院後の疾病経過,治療経過,今後の方針),④13領域のアセスメントの統合の4つからなり,自由記載ができるようにしている.

また,13領域のアセスメントの統合は,各領域で行ったアセスメントを1つの画面に表示させ,それを見ながら記載できるように構成した(**図4**).

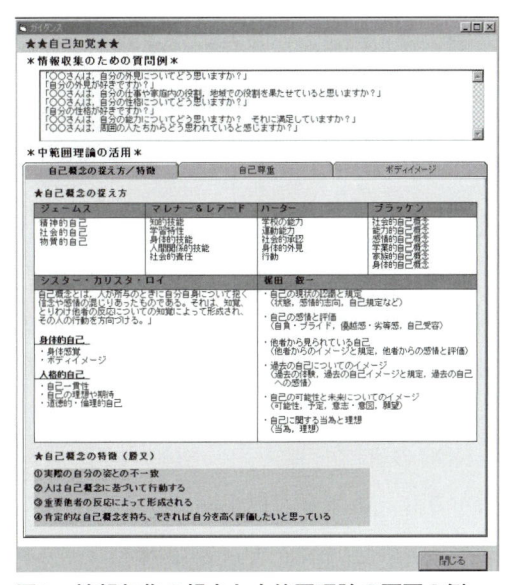

図3　情報収集の視点と中範囲理論の画面の例

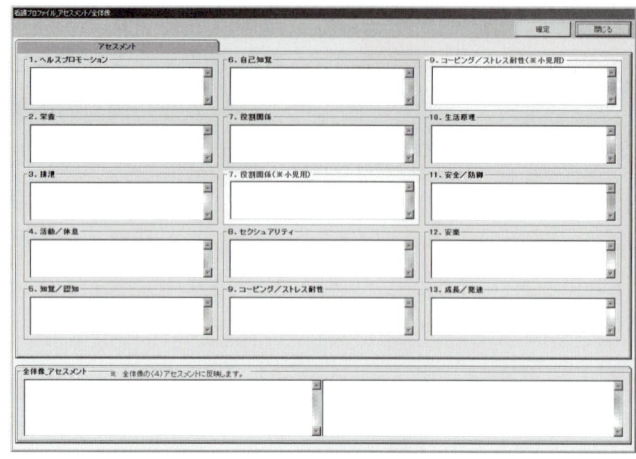

図4　13領域のアセスメントの統合の画面

NNNの選択

　看護計画作成画面は，看護問題リスト画面から問題立案を選択すると，看護問題検索画面になり，NANDA-I看護診断の分類構造13領域が表示される．領域を選択すると，その領域の下位に類が表示される．類を選択すると，その類の下位に看護診断が表示され，画面の右側には看護診断の定義，診断指標・危険因子，関連因子が表示される．

　診断指標・危険因子，関連因子を選択し確定すると，選択したものだけが表示される．

　各診断指標には，当該患者の場合，具体的にどのような徴候，症状，行動があるのか，コメントが書き込めるようになっている．

　看護診断を確定すると，NOC-NIC選択画面が表示される．画面左上に看護診断が表示され，左下にNOCとNICのタブがそれぞれ表示される．

　NOCのタブを開くと，NOCの7領域が表示され，領域を選択すると，その領域の下位に類が表示される．類を選択すると，その類の下位に成果が表示される．また，画面の右側には「NOC詳細」として，定義，指標が表示されるように構築している．

　成果指標を選択し確定すると，選択したものだけが表示される．「評価」のボタンをクリックすると，評価記録画面が開き，NOCの各指標の測定尺度を設定したり，評価，評価日を入力できるようになる．

　次にNICのタブを開くと，NICの7領域が表示され，領域を選択すると，その領域の下位に類が表示される．類を選択すると，その類の下位に介入が表示される．また，「NIC詳細」として，定義，行動が表示されるように構築している．

　NICを選択しても，患者スケジュール画面には直接反映されないので，行動ごとに「編集」を選択し，時間設定や付帯条件の選択をすることで，実施日時や回数などを患者スケジュール画面に反映させ，実施漏れをなくすようにした．

　NNNの看護計画の入力すべてが終わると，NNNが1つになった画面となる（図5）．このようにNNNを1つの画面に表示することで，看護師が計画立案や評価をする際に，余計な操作によって思考を中断されることなく進められるようにした．

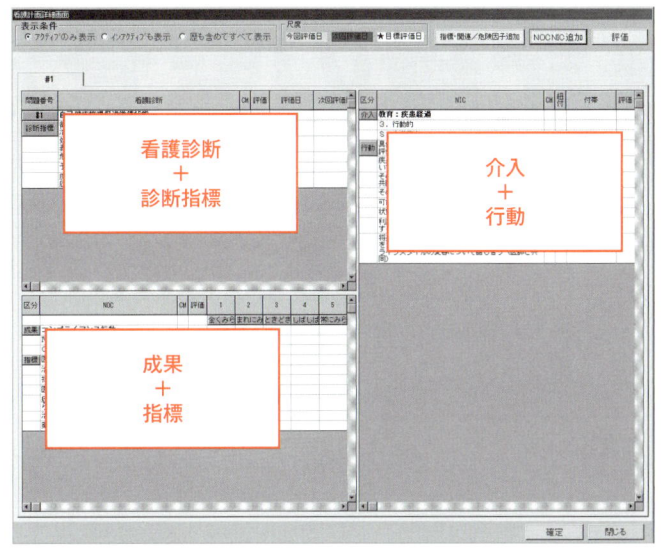

図5　NNNの画面

システム構築後の円滑な運用のために

新入職員への教育

　NNNの導入に限ったことではないが，看護師が意図的に患者から情報を収集し，得られた情報を解釈，推理，推論するという一連の思考過程が重要なのはいうまでもない．NNNを導入するには，その上に，それぞれの分類構造を踏まえた理解が必須である．そのため，当院では新入職員対象にNNNの基本的な講義を行い，また随時，事例を用いた教育も行っている．

　しかし，講義や事例だけでは，すべてを理解することはできない．実際に現場での実践を通して習得できるように，看護記録記載基準や看護記録記載手順を作成し，見ながら入力ができるように各看護単位へ配付している．看護記録記載手順には，電子カルテ画面の入力方法や，記録に残すべき事柄の具体的な記載例などを載せている．

指導者の配置と支援

　各看護単位からの要望により，いつでも現場へ出向いて指導できる看護師を教育担当師長として看護部におき相談にのっている．

　当院の看護記録委員会は，看護師長6名，看護主任3名で構成され，月に1回委員会を開催し，看護記録上の問題を分析，改善策を検討し，年間計画に沿った活動をしている．また各看護単位にはリンクナースが1名おり，現場の問題を抽出し，委員会に提起したり，年数回のリンク会を通して，委員会の活動を周知させている．

　看護記録委員会では，毎年看護記録監査を行い，看護記録の現状を把握し，各看護単位の傾向や問題点を明らかにし，各看護単位にフィードバックしている．

2 看護記録の監査法

中野 由美子

NNNと監査

　NANDA-I看護診断，NIC（看護介入分類），NOC（看護成果分類）のいわゆるNNNは，看護計画であるとともに看護実践そのものでもあり，看護の質向上に直接影響を与える．そのため看護の質向上には，NNNを導き出し立案するまでの過程と，NNNをもとに看護実践した結果を評価・修正する過程での監査が必要である．

　POS（Problem Oriented System，問題志向型システム）を導入し，PONR（Problem Oriented Nursing Record system，問題志向型看護記録）を取り入れてきた臨床現場では，監査の実施は根づいていることだろう．それはPONRが，看護基礎データ，問題リスト，初期計画，経過記録，サマリ（要約），監査（オーディット）から構成されているからである．

　NNNを導入して7年目を迎える施設での経験をもとに，看護記録監査の目的や法的位置づけなどの確認と，NNN監査の実際を紹介する．

監査とは

　医療の現場で行われる監査には，①医療監査，②保険診療における監査，③設置主体や病院施設内で行われる自主監査（内部監査）がある．

医療監査

　医療監査は「医療法第25条第1項」および厚生労働省の「医療法第25条第1項の規定に基づく立ち入り検査要綱」（厚生労働省医薬局・厚生労働省医政局，2001）に基づいて毎年行われる．保健所により，人員や設備，構造が医療法に定めるとおりであるか，またその管理状況や診療録などの帳簿が適正かが監査される．

　看護記録についても，看護計画が立案されているか，サインはされているかなどの監査がされる．

保健診療における監査

保健診療における監査は、保険医療機関における保険診療の取り扱い、診療報酬の請求などに関する事項の周知徹底を目的に行われる。

診療録の様式不備や、病名、症状、所見、治療計画など必要事項の記載や、責任の所在を明らかにするサインの有無、診療録とレセプト(診療報酬明細書)の病名不一致あるいは診療開始日不一致などに関して確認される。

施設内部で行う自主監査

施設内部で行う自主監査では、施設によって異なるが、診療録の確認はもちろん、医療の質評価や診療報酬上の不備の確認をする。また、日本医療機能評価機構の監査項目を参考に幅広く確認し、フィードバックすることで医療の質の担保に貢献する。

監査の対象となる記録

監査の対象となる記録の主なものは診療録と診療記録である。診療録は医師および歯科医師が診療に関する事項を記載するものをいい、診療記録は処方せん、手術記録、看護記録、検査所見記録、X線写真、紹介状などをいう。

以上のように医療の現場などで、ある基準を承認し、質を確認することを監査という。

看護記録の監査とは

看護記録は、遂行した看護業務を客観的に証明する重要な書類であり、看護者が行う記録には、看護記録の他に助産録や指定訪問看護の提供に関する記録などの諸記録がある。助産録は助産師が記録するものであり「保健師助産師看護師法第42条」で法的に記録が義務づけられているが、その他の記録については「医療法施行規則」(昭和23年11月5日厚生省令第50号)や厚生労働省からの通知による施設基準として記載されているのみで、法的な規定はされていない。しかし、看護記録は診療録と同様に法的証拠能力をもち、重要な証拠となる。

証拠は証書と証言に分けられるが、医療訴訟となった場合に証書としての看護記録に不備があると、証言で補ったとしても証拠として認められず、看護者が責任を問われる場合もある。

また、実施した内容について、他の医療従事者の記録との整合性も問題になるため、正確な記載をすることが求められる。自らの看護行為に責任をもち、問題が起きたときに身の潔白を証明するためにも、事実を正確に書く能力が必要である。

看護記録の監査について義務づけている規定や基準はないが、「看護記録および診療情報の取り扱いに関する指針」(日本看護協会看護記録および診療情報の取り扱いに関する指針作成ワーキンググループ,2005)では、看護記録の記載を看護業務と

して位置づけ業務調整することや，看護記録の質保証と向上のために，看護記録に関する施設内の基準・手順を作成し，看護記録の監査体制を整備することを看護管理者の責務としている．

看護記録監査の目的

「看護業務基準」（日本看護協会，1995）に「看護実践の一連の過程の記録は，看護職者の思考と行為を示すものである．吟味された記録は，他のケア提供者との情報の共有や，ケアの連続性，一貫性に寄与するだけでなく，ケアの評価やケアの質向上開発の貴重な資料となる．必要な看護情報をいかに効率よく，利用しやすい形で記録するかが重要である」と規定している．この基準を遵守しようとすれば，看護師は提供する看護行為の根拠となる「思考」と，実践した「行為」を，効率よく利用しやすい形で記録する必要がある．

看護記録監査は，実施したケアが漏れなく正しく記録され，実践したケアそのものを振り返り，ケアの質向上に役立てることを目的に行われる．看護記録としての形式が整えられているとともに，書かれている内容としては，日常ケアの実施記録はもとより，ケアの評価についての記録も必要である．

時として医療過誤や医療訴訟に関連する場合もあり，看護記録はケア実施の証明記録としても重視される．

看護記録監査における倫理的配慮

医療界を取りまく社会情勢は，インフォームド・コンセントや個人情報保護法などの法令順守に関する機運に伴い，患者の権利意識も高まっている．患者の個人的な情報を記した診療録，診療記録の取り扱いに関しても，医療者が記載するものであるが，あくまでも患者のものであるという意識のもとで取り扱われるべきである．

「看護者の倫理綱領」（日本看護協会，2003）は，「1．看護者は，人間の生命，人間としての尊厳及び権利を尊重する」「5．看護者は，守秘義務を遵守し，個人情報の保護に努めるとともに，それを他者と共有する場合は適切な判断のもとに行う」など15項目を示している．人権・人格を侵害するような表現や，医療従事者が優位に感じる表現，医師の診療にかかわる表現や誤解を生じる表現などの監査基準を設けて行う看護記録監査は，倫理的配慮の意識向上にも役立つだろう．

NNN監査とは

形式的監査と質的監査

NNNの記録を対象に監査する場合は，①NNNを導き出し立案するまでの過程の監査と，②NNNをもとに看護実践した結果を評価・修正する過程の監査が必要である．

①は施設や看護部で定めた記載基準に沿った記録になっているか確認する「形式的監査」で見ることができる．②は看護感受性患者成果と呼ばれるNOCの測定尺度の

変化をもとに，看護実践の結果を踏まえて，この計画が効果的であったかどうかを確認する「質的監査」で見ることができる．

自主監査と他者監査

NNNの記録を監査対象としたときには，看護チームの中で行う「自主監査」と「他者監査」がある．「自主監査」とは，自らが作成したNNNを監査基準に沿って監査するものであり，「他者監査」はNNN作成者以外の者が監査基準に沿って監査するものである．

また，NNN監査の対象を看護チーム（もしくは病棟）という組織単位にする場合には，委員会メンバーが，各看護チームのNNNを数事例抽出し監査する「委員会監査」が用いられる．これは，看護部組織の中で，看護チームの単位どうしがどのような修得度を示しているか，比較することが目的となる．しかし，その際には患者に直接かかわっていない者が監査するため，看護実践のプロセスを評価する「質的監査」は現実的ではないため，「形式的監査」を行うことになる．

NNN監査の目的

NNNの質的監査の目的は正解を求めることではない．看護は，患者の情報から推論を立て，看護計画を立案し，実施するという仮説と検証を伴う科学であるからである．そこでは，①患者情報をどのように解釈し看護診断を導き出したか，②看護診断を適用した診断指標に見合ったNOCが選ばれ，③関連因子に働きかけるようなNICが選ばれているか，という形式的な視点から監査したのちに行うディスカッションによって，質的監査ができると考える．

NNNは看護計画であり，看護実践そのものを表すものであるため，その整合性が必要である．それは，行った看護が記録されるべきであるのと同じように，行おうとするケアが看護計画として立案されるべきだからである．その整合性を検査するためにNNNの監査をする．つまり，実践している看護をより確からしいNNNに表現できることを目的に監査するのである．

NNN監査の実際

総合病院聖隷浜松病院ではNNNを導入した2006年7月に監査チェックリストを作成し，翌年からNNNの質向上を目的に監査を試みた．ここで紹介する活動は，主に看護部記録検討委員会でなされたものである．看護部記録検討委員会は，看護次長（副看護部長）1名，看護課長（師長）6名で構成される看護部記録委員会によって運営される下部組織で，各職場から中堅以上の看護師が1名ずつ参加し，月1回開催される．

監査チェックリストの作成

監査の実施においては，共通の監査基準をもつ必要があることはいうまでもない．しかし，公に認められたNNNの監査基準

は存在しておらず,各施設で独自の監査基準が使われている.そこで私たちは,NOCの「看護成果分類の臨床への活用」(Moorhead, Johnson, Maas, Swanson, 2008／江本,2010, pp.89-131)を参考に,「監査チェックリスト」を作成した.

作成にあたってはNNNの立案手順や判断を基本にしたが,臨床現場の看護師は看護診断すること自体に慣れていなかったため,NANDA-I看護診断の適用過程の監査には踏み切れなかった.

そこでNANDA-I看護診断の適用後,NOCとNICがどのように選択され,適用したNANDA-I看護診断とNOCとNICの整合性がとれているかをチェックできる「監査チェックリスト」の作成をめざした.

監査チェックリストのカテゴリーは,①NANDA-I看護診断,②NOC,③NIC,④評価,の4つとした.また,実際に監査チェックリストを使っていくなかで,記録検討委員から監査チェック項目に関して意見が出はじめ,翌年には改訂版の作成に至った.改訂版には新たに,⑤NOCとNICの関係,⑥その他,というカテゴリーを加えた(表1).

版権契約を行い病院のシステムにNOC,NICをマスタ入力・登録を行っているが,システム上の限界(看護診断ラベルとNOCの一部分からの選択,看護診断ラベルとNICの一部分からの選択)があり,採用したいNOCやNICを自由記載しなければならなかった.改訂にあたっては,自由記載(フリーハンド)の入力についてマニュアルを作成し,その遵守を図った.

また,改訂する過程で,記録検討委員が監査項目を理解するための学習を繰り返したが,そこで監査のガイドラインを作成することもできた.監査ガイドラインは各職場でのNNN監査実施に役立っている.

表1 監査チェックリスト

カテゴリー	チェック項目
NANDA-I看護診断	●診断ラベルを選択した理由がコメント欄に記載されている
NOC	●実現可能な成果である ●他の成果と重複していない ●適切な時期の成果である ●NANDA-I看護診断の診断指標がNOCに結びついている ●NANDA-I看護診断の診断指標がなくなることをめざしている ●採用したNICとの整合性がある ●測定尺度の設定がある ●ケアプラン立案日の尺度が評価されている ●評価予定日に評価されている
NIC	●NANDA-I看護診断の関連因子を肯定的変化させる方向に介入している ●採用したNOCを達成するものになっている ●看護行為として実践可能である ●看護行為として具体的である
評価	●評点(尺度評価の点数)が変化した経過の看護記録がある
改訂以後	
NOCとNICの関係	●NOCとNICの整合性がある ●NICは採用したNOCを達成する方向に介入している
その他	●カルテ開示ができる表現で入力されている ●フリーハンド入力はマニュアルに沿って行われている

監査の場

看護提供方式はチームナーシングであり，各チームで日勤帯の30分間を使ってカンファレンスを行っている．カンファレンスの開催目的は，主に看護計画の立案であるが，患者の情報収集や，看護上の問題について検討するなど，チームによって自由に使われている．

監査もカンファレンスの月予定の中に組み込まれて定期的に行われている．たとえば，水曜日は監査の日と決め，第1週はNNN監査，第2週は経過記録監査，第3週は看護情報提供書監査というように予定に組み込まれている．

監査の指導者育成

「監査チェックリスト」と「監査ガイドライン」ができたが，その実施においては，指導的にかかわれる者がいるほうが短時間にでき効果的である．指導的にかかわれる人材は，可能であれば，各看護チームに配置することが望ましい．その考えをもとに，NNNの監査指導のできる看護師の育成を行った．

まず看護部記録検討委員会の毎月の定例会議に，NNN監査のトレーニングを組み込んだ．少人数のグループに分け，第1回目は全グループとも同じ事例を使い，監査後の振り返りを学習の場とした．その後は各職場から持ち寄った事例を監査することで監査手法を学びあった．

たとえば，看護診断の適用の視点が医学診断と混同しがちであったため，NNN立案時に看護の視点での経過記録が残っているかをチェックポイントとした．患者の症状が「心不全」だとすると，それに対して看護診断を適用しようとし「看護診断はむずかしい」と捉える傾向があった．「心不全」は症状を表す言葉ではあるが，患者が実際に生活する中で困難に感じていることや，苦痛に感じていることに視点をあてる思考ができるように促した．

記録検討委員が職場で指導者として困らないため，**表2**のように具体的な事例から

表2 監査の意味を学ぶ

監査チェックリストの わかりにくい項目	説明
NANDA-I看護診断の診断指標がNOCに結びついている	診断指標はNANDA-I看護診断の存在する理由や手がかりを示しているという意味を再確認し，診断指標とNOCの成果指標が表裏の関係にあることの理解を促す．
NANDA-I看護診断の関連因子を肯定的変化させる方向に介入している	「尿閉」のNANDA-I看護診断が，「尿道閉塞」という関連因子の選択のもとに適用されている場合，NIC「導尿」の介入行動によって尿閉状態が解決されれば「尿道閉塞」は問題にならなくなることを肯定的変化と捉える．その場合，NIC「トイレに促す」という介入行動は，「尿道閉塞」による「尿閉」を解決させるものではないので適切ではないと判断する，と例をあげて説明する．
NOCとNICの整合性がある	NOCから見てNICがずれていないかの解説を行い，例としてNOCに「食事」に関する成果指標を選択したとき，「食事」に関するNICが選ばれていなければ適切でないことを説明する．
NICは採用したNOCを達成するものとなっている	NICの介入を行った場合，NOCが達成されるものになっているか確認する（適切なNICが選択されているかを質的に評価する）ことを説明する． 例として，NOCの栄養状態の「経口食物摂取量」という成果指標に対し，NIC「誤嚥の症状と徴候をモニターする」のみでは，摂取量の評価ができないので，適切でないと判断することをあげる．

学び，理解することで多様な場面の指導に役立てることをめざした．

定期的に開催される記録検討委員会を，各職場での活動の共有，問題解決の場とし，職場での活動に活かした．職場では，記録検討委員がスタッフの相談を受け，それに答える役割を担う責任をもち，スタッフからも認められるように支援を行った．

監査に関する学習と同時に，さらなる監査の慣例化を図るために，各職場での活動目標に監査を掲げ，看護記録すべてに関して推進した．

監査の継続と効果

臨床現場でのNNNに関する指導・教育を目的に「看護部認定NNN指導看護師」を看護部で組織している．組織的な活動が3年経過したところで，まだ駆け出しの状態であるが，看護部記録検討委員会の人材育成を発展させている．記録検討委員会に参加する者は，その意思とは関係なく参加が決められるため，せっかく知識が身について指導的な立場になれても，別の委員会に変わることがあった．そういった職員のモチベーション維持に功を奏している．

このNNN指導看護師が各職場に存在することで，各職場の監査が充実しつつある．ある職場の監査では，NNN指導看護師の出勤日と監査日を合わせ，質の高い監査の実施を心がけている．その場で「ストレス理論」や「自己知覚」「自己概念」などのポイントを事例にあてはめて伝達することができ，アセスメント能力の底上げになり，指導する側も他者に伝えることで学習の効果が上がる．

石岡らは監査を重ねるごとに監査のスコアが向上するという研究結果を発表している（石岡他，2005）．まずはNNNの監査を繰り返すことからはじめること，定例化することが必要だろう．

NNN監査の課題

NNN監査基準の作成と監査する者の育成が主な課題であり，監査基準は各施設で作成することになる．形式的監査基準が整ったところで質向上をめざすが，そこでは質的監査基準の作成も避けて通れないものとなる．看護実践であり看護計画でもあるNNNが，看護組織によって，その位置づけが違っている事実もある．施設間で看護計画の比較ができるような監査基準の作成が，今後の看護界全体の課題であると考える．

文献
Bulechek,G.M., Butcher,H.K., Dochterman,J.M.編 (2008) ／中木高夫・黒田裕子訳(2010)．看護介入分類(NIC) 原書第5版．南江堂．
Herdman,T.H.編(2008)／日本看護診断学会監訳・中木高夫訳(2009)．NANDA-I看護診断─定義と分類 2009-2011．医学書院．
石岡彰子他(2005)．看護記録監査の動向．弘前市立病院医誌，14(1)，30-31．
看護記録および診療情報の取り扱いに関する指針作成ワーキンググループ(2005)．看護記録および診療情報の取り扱いに関する指針．日本看護協会．
厚生労働省医薬局・厚生労働省医政局(2001)．医療法第25条第1項の規定に基づく立ち入り検査要綱．
Moorhead,S., Johnson,M., Maas,M.L., Swanson,E.編(2008)／江本愛子監訳(2010)．看護成果分類(NOC)─看護ケアを評価するための指標・測定尺度 第4版．医学書院．
日本看護協会(1995)．看護業務基準．日本看護協会．
日本看護協会(2003)．看護者の倫理綱領．日本看護協会．

看護診断を提案する方法

古川秀敏　下舞紀美代

看護に必要な言葉を自分たちの手で

　私たち看護師は，患者や家族の看護援助を日々行い，その看護計画を立案する際には，看護援助を必要とする患者現象，もしくは家族現象を「NANDA-I看護診断」に分類配置されている看護診断名を使って表現する．しかし，実際に看護援助を行っている患者現象や家族現象であっても「NANDA-I看護診断」に分類配置されていない場合がある．

　このような患者現象，家族現象は，できれば一定の手続きを経たうえで，NANDA-I（NANDAインターナショナル）に新しい看護診断として提案したい．また，すでに日本の看護研究者によって2つの新しい看護診断（パートナーシップ促進準備状態，出産育児行動促進準備状態）が提案されている（Herdman, 2008／日本看護診断学会・中木，2009）．

　看護診断の提案に関しては『NANDA-I看護診断—定義と分類2009-2011』で紹介されているが（Herdman, 2008／日本看護診断学会・中木，2009, pp.482-490），ここでは読者がより提案しやすいように，そのポイントを整理した．

新しい看護診断を提案するには

まず文献検索を

　NANDA-Iの診断開発委員会（Diagnosis Development Committee；DDC）は，新しい看護診断の提案を随時受け付けている．新しい看護診断を提案するためには，看護診断名，定義，診断指標，関連因子，危険因子は，いずれも文献に基づいて根拠を示さなければならない．

　使用する文献は最近5年間に発表されたものでなくてはならないが，文献を調べるためには，医学中央雑誌，CiNii, PubMed, CINAHLといった文献検索システムを用いると，必要な文献を入手しやすい．場合によっては，社会学文献情報データベースやPsycINFOといった心理学・社会学系の文献検索システムを用いることも必要になるだろう（**表1**）．

　入手した文献を検討し，新たに提案しようとする看護診断の診断概念や定義を明らかにしていくが，根拠を示すためには，既存の文献では十分ではなく，新たに臨床研究を行う必要がある場合も出てくるだろう．いずれにしても明確な根拠を文献で示す必要がある．

表1 主な文献データベース

名称	運営主体	収録分野
医学中央雑誌	医学中央雑誌刊行会	日本国内の医学，歯学，薬学およびその周辺分野の論文情報
CiNii（サイニィ）	国立情報学研究所	学協会刊行物，大学研究紀要，国立国会図書館の雑誌記事索引データベースを含む学術論文情報
PubMed（パブメド）	National Library of Medicine（アメリカ国立医学図書館）	日本を含む世界70か国の医学文献情報
CINAHL（シナール）	CINAHL Information Systems	アメリカの看護・保健関連分野の雑誌，図書，博士論文，会議録などの文献情報
社会学文献情報データベース	日本社会学会データベース委員会	日本において発表された，あるいは日本の研究者が発表した社会学関連の文献情報
PsycINFO（サイコインフォ）	American Psychological Association（アメリカ心理学会）	心理学とその関連分野の行動科学および精神医学，社会学，人類学，教育学，薬理学および言語学など社会科学に関する世界中の文献情報

新しい看護診断の提案のためのポイント

看護診断を提案するには，次のような点に気をつける必要がある．

①文献をもとに診断名，診断概念，診断指標，関連因子または危険因子を同定する．
②提案しようとする看護診断を，「NANDA-I看護診断―定義と分類」の最新版で関連する看護診断と合わせて検討する．
③使用した文献が一定の水準をもった研究論文か確認する．用いた文献は書籍ではなく，学術誌や専門雑誌などに発表された研究論文でなくてはならない．看護に関する論文に加え，心理学・社会学などのように関連する領域の論文も用いることができる．
④用いた文献は，アメリカ心理学会（American Psychology Association；APA）の形式で書誌情報を整理し，文献リストを作成する．NANDA-Iはこの形式による表記法を求めている．
⑤提案しようとする看護診断を，NANDA-I看護診断の7つの軸である，診断概念（第1軸），診断対象（第2軸），判断（第3軸），部位（第4軸），年齢（第5軸），時間（第6軸），診断状態（第7軸），のすべてについて検討する．
⑥提案する看護診断が，実在型看護診断か，リスク型看護診断か，ヘルスプロモーション型看護診断か，ウエルネス型看護診断かどうか検討する．
⑦NOC（看護成果分類），NIC（看護介入分類）などの看護の標準用語体系から，提案しようとする看護診断に対する適切な看護成果と看護介入の例を最大3つまで提案する．

新しく提案された看護診断は，看護診断の評価基準に合致しているか否かを判定するために，診断開発委員会（DDC）による詳細審査過程（full review process）に基づく審査を受ける．

わが国から看護診断を提案する方法は，大きく2つに分けられる．1つは，日本看護診断学会用語検討委員会に提案する方法であり，もう1つは直接，NANDA-Iへ提案する方法である．

日本看護診断学会用語検討委員会に提案する方法

　日本看護診断学会用語検討委員会へ提案するには，まず，日本看護診断学会が開設しているホームページ（http://jsnd.umin.jp/）にアクセスする．提案するには，ホームページ上のリンクから申請書をダウンロードする方法と，ホームページ上の申請フォームより必要事項を入力する方法がある．

　どちらも申請者の名前，連絡先，日本看護診断学会の会員番号のほか，申請看護診断ラベル，申請内容（診断の定義や説明など），連絡事項などを入力し，郵送またはインターネット上で登録を行う．

　添付する資料がある場合，ホームページ上からの申請は，Eメールで学会事務局に送付する．郵送での申請の場合は，添付資料の欄に必要事項を記入し郵送する．

　これらの方法を用いる場合は，申請者は日本看護診断学会の学会員であることが必須となる．申請にあたっては，日本看護診断学会のホームページからダウンロードできる「看護診断の提案のためのガイドライン」に必ず目を通しておく．

NANDA-Iへ直接提案する方法

　NANDA-Iへ新しい看護診断を提案するには，『NANDA-I看護診断―定義と分類2009-2011』に掲載されている「新しい診断の提案過程」を参考に，その申請システムを把握しておく必要がある（Herdman, 2008／日本看護診断学会・中木, 2009, pp.484-485）．

　この提案過程にも記載されているように「NANDA-I看護診断提案ガイドライン」をNANDA-Iのホームページ（http://www.nanda.org/Home.aspx）からダウンロードして参照する．

　NANDA-Iへの提案には，内容と様式に対して特定の要件がある．NANDA-Iは提案の準備のために，リソース（資料）と診断提案入力フォーム，ガイドラインを提供している．詳細は診断開発委員会（DDC）へ直接問い合わせてほしい．

文献
Herdman,T.H.編（2008）／日本看護診断学会監訳・中木高夫訳（2009）．NANDA-I看護診断―定義と分類2009-2011．医学書院．

索 引

あ

アイオワ大学看護学部 20
愛着理論 107
アイデンティティ 92
　——拡散 92
アギュララ 107,109,111
アセスメント 12,13,17,18
　——の枠組み 17
アタッチメント理論 107
安全 7
　——(NICの領域) 25,26
　——／防御(NANDA-I看護診断の領域) 7,11
安楽(NANDA-I看護診断の領域) 8,12
　環境的—— 8
　社会的—— 8
　身体的—— 8
医学中央雑誌 163,164
医師主導型治療 26
一絨毛膜性二羊膜性双胎 106,107
一般期待 116
医療監査 156
医療情報システム 10
ウエルネス型看護診断 11,12,15
ウェルビーイング 108
栄養(NANDA-I看護診断の領域) 4,11
エインワース(メアリー) 107
エネルギー平衡 5
エビデンス 16
　——度 16
エリクソン, E.H. 85,89,93,127,129,131,144
エンドトキシン吸着療法 55,62
穏やかな死(NOC) 21,22

か

介護者支援(NIC) 147,148
介護役割 6
外傷 6
　——性脊髄損傷 30
外的統制 116
介入 24,25
概念(自己) 6
開発(看護診断の) 16
外皮系機能 4
回復過程 32
学童期 92
隔離(NIC) 103,105
家族(NICの領域) 25,26
家族介護者のストレス因子(NOC) 146,148
家族介護者役割緊張リスク状態 145,146
家族関係 6
家族支援(NIC) 147,148
家族の健康(NOCの領域) 22,23
価値観 7
　——／信念／行動の一致 7
活動 5
　——／運動 5
　——／休息(NANDA-I看護診断の領域) 5,11
感覚 5
　——／知覚 5
環境ストレス 7
環境的安楽 8
環境的要因 56
看護アセスメント 12,13,17,18
看護介入 24,25,26
　——の分類構造 24,25
　——分類 10,19,20,24,25
看護過程 9,17,27,28
　——の展開 18,27,28
看護感受性患者成果 21
看護記録の監査 157
看護計画 18,19
　——の立案 18,19
看護行動 26
看護支援システム 10,26,150
看護師主導型治療 26
看護実践用語 10
看護診断 2,3,9,19
　身体的側面の—— 11
　心理・社会・行動・統合的な側面の—— 11,12,18,19
　——の開発 2,16
　——の関連因子 13,14
　——の危険因子 13
　——の構造 13
　——の根拠レベル 16
　——の診断指標 13
　——の提案 163
　——の定義 13
　——名 13
看護成果の分類構造 22,23
看護成果分類 10,19,20,22,23
監査 156
　看護記録の—— 157
　保険診療—— 157
　——対象の記録 157
　——チェックリスト 159,160
　——の意味 161

──の指導者	161
──の場	161
患者現象	2,18
患者成果	21
感受性	21,114
間接ケア介入	26
関連因子(看護診断の)	13,14
関連図	42,60,77,99,119,141
緩和ケア	67
危機	33
──モデル(フィンクの)	34
──理論	33,34,107,109,111
危険因子(看護診断の)	13
危険環境	8
基礎情報	152
機能的健康(NOCの領域)	22,23
機能的健康パターン	18
逆境	32,33
キャプラン	33,34
吸収	4
急性期	30
急性混乱リスク状態	16
急性糸球体腎炎	127
休息	5
教育:疾患経過(NIC)	64,66
記録(監査対象の)	157
形式的監査	158
懸鉤	109
健康意識(NOCの領域)	22,23
健康管理	3
健康自覚	3
健康信念(NOC)	64,66
健康信念:コントロール力の認識(NOC)	64,66
現実自己	40
幻聴	88
見当識	5
交換	4
構造(看護診断の)	13
行動	7
看護の──	26
行動的(NICの領域)	25,26
行動変容(NIC)	64,66
ゴードン,M.	2,18
コーピング	6,55
情動中心──	54,56,63
問題中心──	54,56
──/ストレス耐性(NANDA-I看護診断の領域)	6,12,35,56,72,135
──反応	7
呼吸器系機能	4
呼吸反応	5
個人的要因	56
個人の回復力(レジリエンス)(NOC)	46,48
孤独感の重症度(NOC)	103,104
コミュニケーション	6
根拠	16
──レベル(看護診断の)	16

さ

サイコインフォ	164
サイニィ	164
自我の防御規制	68,70,72,74
時間(多軸構造の)	17
子宮収縮抑制薬	108
思考変調の自己コントロール(NOC)	103,104
自己概念	6
自己尊重	6
自己知覚(NANDA-I看護診断の領域)	6,12,95
自己同一性混乱	102,104
自主監査	157,159
実在型看護診断	11,12,15
質的監査	158
シナール	164
死の不安	13,14
社会学文献情報データベース	163,164
社会的安楽	8
社会的支持	111
終末期	67
出生前ケア(NIC)	123,125
ジュリアン・ロッター	107,116
循環/呼吸反応	5
循環反応	5
消化	4
──器系機能	4
情緒の安定(NOC)	103,104
情動支援(NIC)	83,84
情動中心コーピング	54,56,63
小児領域	127
承認(フィンクの危機の段階)	34
情報収集	18
ショック(フィンクの危機の段階)	34
ジョン・ボウルビィ	107
神経行動ストレス	7
人工呼吸器関連肺炎	33
身体損傷	8
身体的/心的外傷後反応	6
身体的安楽	8
身体的外傷後反応	6
身体的側面の看護診断	11
診断概念	17
診断開発委員会	163
診断指標(看護診断の)	13
診断状態	17
診断対象	17
心的外傷後ストレス障害	32
心的外傷後反応	6,7

シンドローム型看護診断	11,12,15
信念	7,8
心理・社会・行動・統合的な側面の看護診断	11,12,18,19
心理学的ストレス	28,54,55
──・コーピング理論	55
心理社会的健康（NOCの領域）	22,23
水化	4
睡眠	5
──／休息	5
推論	13
スーザン・フォルクマン	28,54
ストレス	6,28,110
心理学的──	28,54
──過剰負荷	16
──耐性	6
ストレスフル（1次評価）	28,54
成果	21,22
生活原理（NANDA-I看護診断の領域）	7,12,70,116
脆弱性因子	32,33
生殖	6
精神神経科	85
成長	8
──／発達（NANDA-I看護診断の領域）	8,12,89,130
性的機能	6
性同一性	6
青年期	92
生理学的：基礎（NICの領域）	25,26
生理学的：複雑（NICの領域）	25,26
生理的健康（NOCの領域）	22,23
セクシュアリティ（NANDA-I看護診断の領域）	6,7,12,112
摂取	4
セリエ（ハンス）	28
セルフ・アウェアネス強化（NIC）	47,49
セルフケア	5
全体像	18
──の描写	18,44,62,79,100,121,143,153
選定（NANDA-I看護診断の）	19
全米看護診断研究会	3
全米看護診断分類会議	2
喪失体験	110
測定尺度	22,27
尊厳ある生の終焉（NOC）	82,84
尊重（自己）	6

た

ダイイング・ケア（NIC）	24
体温調節	8
代謝	4
対処（ラザルスらの）	28,54
対処機制	111
多軸構造	16,17
他者監査	159
地域社会（NICの領域）	25,26
地域社会介入	26
地域の健康（NOCの領域）	22,23
知覚	5,6
自己──	6
──／認知（NANDA-I看護診断の領域）	5,11,87
注意	5
注察妄想	89
中範囲理論	12
超自我	91
超低出生体重児	109
直接ケア介入	26
治療（看護介入による）	24
治療行動：疾病または損傷（NOC）	64,66
提案（看護診断の）	163
帝王切開ケア	123,125
定義（看護診断の）	13
データベース	163,164
適応看護モデル	114
適応段階	35
適応と変化（フィンクの危機の段階）	34
出来事の知覚	110
展開（看護過程の）	18
電子カルテシステム	151
凍結胚移植後妊娠	106,107
統合失調症	85,95
特定状況	28,54,55
特発性間質性肺炎	50
徒手筋力テスト	40
トラウマ	6

な

内因性精神病	85
内的統制	116
内発的動機づけ	91
日本看護診断学会	9
──用語検討委員会	165
日本看護診断研究会	9
入院時初期情報	152
乳がん	67
乳児期	89,131
乳児突然死症候群リスク状態	16
認知	5
──的評価	28,54
妊婦	106
年齢（多軸構造の）	17

は

排泄	4
──と交換（NANDA-I看護診断の領域）	4,11

ハイリスク妊婦	106
パッケージ	151
発達	8
──理論	89,93,129,144
母親／胎児二者関係混乱リスク状態	123,124
パブメド	164
バランス保持要因（危機理論）	109,110
ハンス・セリエ	28
判断（多軸構造の）	17
反応	5
呼吸──	5
循環──	5
非効果的コーピング	16
被毒妄想	88
泌尿器系機能	4
否認（自我の防御機制）	74
不安軽減（NIC）	103,105
部位（多軸構造の）	17
フィンク	34
──の危機モデル	34
フォルクマン（スーザン）	28,54
フロイト	68,70,72,74
文献検索	163
分離（自我の防御機制）	74
分類会議（看護診断）	2
分類法Ⅱ	16
ペアレンティング	112
ヘルスケアの意思決定への参加（NOC）	123,124
ヘルスシステム（NICの領域）	25,26
ヘルスプロモーション（NANDA-I看護診断の領域）	3,12
ヘルスプロモーション型看護診断	11,12,15
ベンダ企業	151
防御	7
防御機制	35
自我の──	68,70,72,74
防御機能	8
防御的コーピング	81,82
防御的退行（フィンクの危機の段階）	34
暴力	8
ボウルビィ（ジョン）	107
北米看護診断協会	3,9
──インターナショナル	3
保険診療における監査	157
保護因子	32
ボディイメージ	6

ま

マジョリー・ゴードン	2,18
マスタ	151
慢性期	50

無害─肯定的（1次評価）	28,54
無関係（1次評価）	28,54
メアリー・エインワース	107
妄想管理（NIC）	103,105
問題中心コーピング	54,56

や

役割関係（NANDA-I看護診断の領域）	6,12,114,135
役割遂行	6,7
有能感	92
要因	56
環境的──	56
個人的──	56
幼児	90,91,131,132
──後期	91,132
──前期	90,131
陽性症状	85
予期ガイダンス	125,126
抑圧（自我の防御機制）	74

ら

ラザルス（リチャード）	28,54
リスク型看護診断	11,12,15
リスク傾斜健康行動	64,66
理想自己	40
リチャード・ラザルス	28,54
立案（看護計画の）	18
領域	3,11,22,23,24,25,26
NANDA-I看護診断の──	3,11
NICの──	24,25,26
NOCの──	22,23
倫理的配慮（監査の）	158
類	3,11,22,23,25,26
NANDA-I看護診断の──	3,11
NICの──	25,26
NOCの──	22,23
レジリエンス	31,32,48
──障害	31
──低下リスク状態	46,48
──の過程	32,33
レセプト	157
ロイ	114
ローカス・オブ・コントロール	107,116
ロッター（ジュリアン）	107

0～9

1次評価（認知的評価）	28,54,55
2次評価（認知的評価）	28,54,56
11の機能的健康パターン	18
13領域	3,11,18,152

A

ACOG	109
──ガイドライン	109
actual nursing diagnosis	15
Aguilera, D.C.	107,109,111
Ainsworth, M.	107

C

Center for Nursing Classification and Clinical Effectiveness	20
CINAHL	163,164
CiNii	163,164

D

DDC	163
Diagnosis Development Committee	163

E・F

external control	116
Folkman, S.	28,54
Freud	68,70,72,74

G

generalized expectancies	116
Gordon, M.	2,18

H

Hans H.B.Selye	28
health-promotion nursing diagnosis	15

I・J・K

internal control	116
Julian Rotter	107
Kübler-Ross	67

L

Lazarus, R.S.	28,54
locus of control	107

M

Marjory Gordon	2,18
Mary Ainsworth	107
MD twins	107
MEDLINE	31
MMT	40
monochorionic daimniotic twins	107

N

NA	22
NANDA-I	3
──看護診断	10,13,19
──看護診断提案ガイドライン	165
──看護診断の選定	19
National Conference Group	3
NIC	10,19,20,24,25
──の分類構造	24,25
NIC-NOCセンター	20
NNN監査	158
no applicable	22
NOC	10,19,20,22,23
──の分類構造	22,23
North American Nursing Diagnosis Association	3,9
── International	3
Nursing Interventions Classification	10,19,20
Nursing Outcomes Classification	10,19,20
nursing-sensitive patient outcome	21

O・P

outcome	21
patient outcome	21
PMX療法	55,62
posttraumatic growth	32
posttraumatic stress disorder	32
protective factor	32
PsycINFO	163,164
PTG	32
PTSD	32
PubMed	163,164

R

related factors	14
resilience	31,32
Richard S.Lazarus	28,54
risk nursing diagnosis	15
Rotter, J.	107

S

Selye, H.H.B.	28
sensitivity	114
Susan Folkman	28,54
syndrome nursing diagnosis	15

V

VAP	33
vulnerability factor	32

W

well-being	108
wellness nursing diagnosis	15

【編者略歴】

黒田 裕子
（くろだ ゆうこ）

1977年徳島大学教育学部看護教員養成課程卒業，北里大学病院脳神経外科病棟勤務，聖カタリナ女子高等学校衛生看護科・専攻科専任教員，日本赤十字社医療センター脳神経外科病棟勤務を経て，聖路加看護大学修士課程修了（看護学修士号取得）．修了後，日本赤十字中央女子短期大学講師を務め，1988年聖路加看護大学大学院看護学研究科博士後期課程に入学，1991年同大学大学院修了（看護学学術博士号取得）．同年より，東京医科歯科大学医学部保健衛生学科看護学専攻・助手（学内講師）として勤務．1993年より日本赤十字看護大学助教授，1995年同大学教授として勤務．2003年4月より北里大学看護学部教授および大学院修士課程・博士後期課程に2004年4月より新設したクリティカルケア看護学教授として勤務．2015年4月より徳島文理大学大学院看護学研究科教授として勤務，現在に至る．

著書：「わかりやすい看護過程（1994年）」（著　照林社刊）．「理論を生かした看護ケア（1995年）」（編著　照林社刊）．「看護診断を実践に活かす（1997年）」（著　看護の科学社刊）．「看護過程の教え方（2000年）」（著　医学書院刊）．「看護診断の使い方：事例でわかる看護診断・看護アウトカム・看護介入分類法（2002年）」（著　看護の科学社刊）．「川島みどりと黒田裕子の考える看護のエビデンス（2005年）」（共著　中山書店刊）．「黒田裕子の看護研究 step by step　第3版（2006年）」（著　学習研究社刊）．「NANDA-I看護診断の基本的理解　第2版（2008年）」（著　医学書院刊）．「NANDA－NOC－NICを事例に適用する　第2版（2008年）」（著 医学書院刊）．「やさしく学ぶ看護理論：ケースを通して　改訂3版（2008年）」（監修　日総研出版刊）．「成人看護学（2008年）」（著　医学書院刊）．「改訂版　入門看護診断－看護診断を使った看護計画の立て方（2009年）」（著　照林社刊）．「看護介入分類（NIC）原著第5版（2009年）」（共訳　南江堂刊）．「NANDA-NIC-NOCの理解：看護記録の電子カルテ化に向けて　第4版（2010年）」（著　医学書院刊）ほか．

事例展開でわかる
看護診断をアセスメント　　ISBN978-4-263-23553-9

2011年8月10日　第1版第1刷発行
2015年4月10日　第1版第3刷発行

編　者　黒　田　裕　子
発行者　大　畑　秀　穂
発行所　医歯薬出版株式会社

〒113-8612　東京都文京区本駒込1-7-10
TEL. (03)5395-7618（編集）・7616（販売）
FAX. (03)5395-7609（編集）・8563（販売）
http://www.ishiyaku.co.jp/
郵便振替番号　00190-5-13816

乱丁，落丁の際はお取り替えいたします　　印刷・教文堂／製本・皆川製本所
© Ishiyaku Publishers, Inc., 2011. Printed in Japan

本書の複製権・翻訳権・翻案権・上映権・譲渡権・貸与権・公衆送信権（送信可能化権を含む）・口述権は，医歯薬出版㈱が保有します．

本書を無断で複製する行為（コピー，スキャン，デジタルデータ化など）は，「私的使用のための複製」などの著作権法上の限られた例外を除き禁じられています．また私的使用に該当する場合であっても，請負業者等の第三者に依頼し上記の行為を行うことは違法となります．

JCOPY ＜㈳出版者著作権管理機構　委託出版物＞

本書をコピーやスキャン等により複製される場合は，そのつど事前に㈳出版者著作権管理機構（電話 03-3513-6969, FAX 03-3513-6979, e-mail：info@jcopy.or.jp）の許諾を得てください．

◆根拠がわかることで技術の応用力と発展力が身につく，画期的なテキスト改訂版!

学ぶ・試す・調べる
看護ケアの根拠と技術
第2版

◆**村中陽子**（順天堂大学大学院医療看護学研究科教授）
　玉木ミヨ子（埼玉医科大学短期大学看護学科教授）
　川西千恵美（国立看護大学校看護学部教授）編著

◆B5判　240頁　定価(本体2,800円＋税)

◆本書の主な内容

- 看護の基本技術について，その根拠と技術の応用や発展のさせ方に重点をおき，臨床への適応の助けとなること，今後の臨床看護実践と看護研究の発展に役立つことを目指してまとめたテキスト．
- ひとつひとつの看護技術の根拠を全面的に見直し詳解した改訂版．
- "学び""試し""調べる"という学習が，EBMの実践に必要な根拠を"探し出すこと"，"つくり出すこと"，"使うこと"という態度の習得に繋がるよう，基本技術(安全／安楽／動作経済の面で効果的な方法，臨床における禁忌事項)を根拠を示しながら解説し，実践に役立つ応用技術と臨床でのポイントを加えた．
- 技術を裏づける多くの実証報告を紹介，さらに追加検証が必要なケースの検証点，経験からの知の場合どのような観点で検証するとよいかについても解説した．

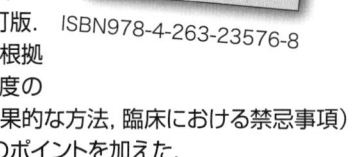

ISBN978-4-263-23576-8

◆本書の主要目次

1 環境調整
2 感染予防の技術
手指衛生　個人防護具(PPE)の使用：手袋　個人防護具(PPE)の使用：ガウン　個人防護具(PPE)の使用：マスク・ゴーグル・フェースシールド
3 活動の援助技術
廃用症候群(生活不活発病)の予防　関節可動域(ROM；Range of Motion)訓練　起き上がり・立ち上がり・移乗の介助　歩行介助　移送(ストレッチャー)の介助　体位変換
4 食行動の援助技術
食事介助　経腸栄養法を行っている患者の介助
5 排泄援助技術
排便促進のための援助　摘便　浣腸　導尿(一時的導尿　持続的導尿)　失禁への援助
6 清潔・衣生活援助技術
全身清拭　部分浴(足浴　手浴)　陰部洗浄　寝衣交換　洗髪　入浴介助　シャワー浴介助
7 口腔ケア
8 睡眠の援助
入眠の援助　環境を調整する
9 苦痛の緩和・リラクゼーションの技術
氷枕の貼用　電気毛布の使用　ゴム製湯たんぽ　リラクセーション：アロマテラピー　リラクセーション：指圧　リラクセーション：マッサージ
10 与薬の技術
与薬に関する基本的知識　経口・外用薬の与薬　皮下・皮内・筋肉内注射の方法　静脈内注射　点滴静脈内注射・中心静脈カテーテルの管理　輸血
11 創傷管理技術
ドレッシング　褥瘡のケア
12 症状・生体機能管理技術
体温測定　呼吸測定と診査　パルスオキシメトリー測定　脈拍測定と診査　血圧測定
13 呼吸を整える技術
酸素吸入　気道内加湿法　気管内吸引
14 救命救急処置技術
意識レベルの把握　心肺蘇生法　家族支援
15 死後のケア

医歯薬出版株式会社　〒113-8612 東京都文京区本駒込1-7-10　TEL.03-5395-7610　FAX.03-5395-7611　http://www.ishiyaku.co.jp/